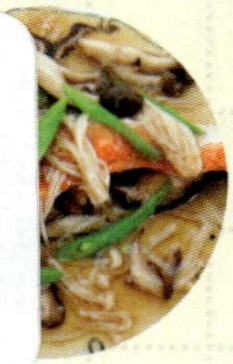

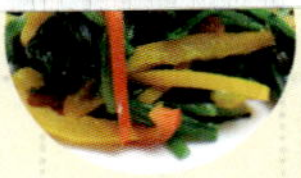

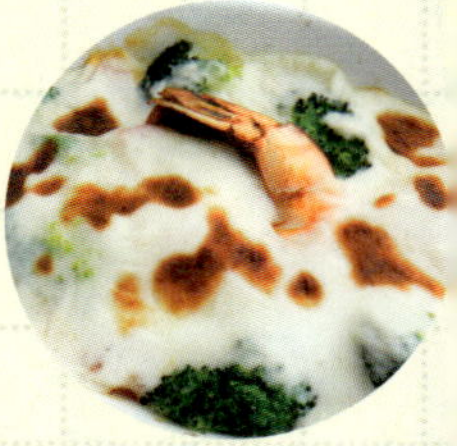

鹿屋体育大学スポーツ栄養学講師

が教える

なりたい体になれる
アスリートめし

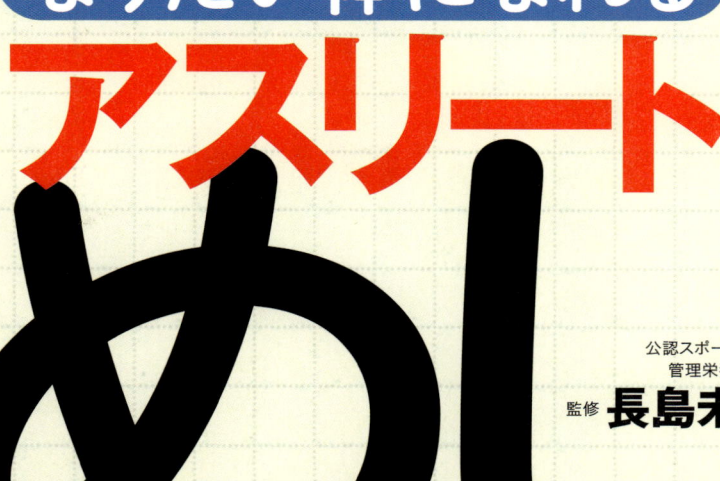

公認スポーツ栄養士
管理栄養士
監修 長島未央子

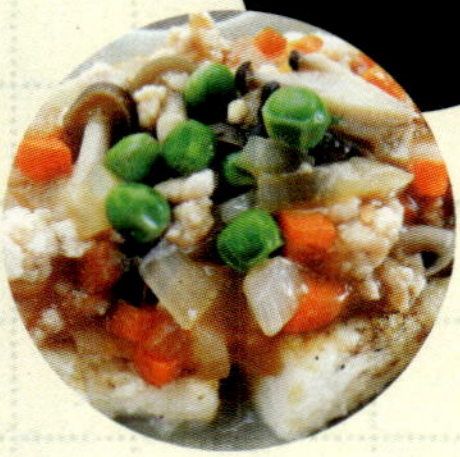

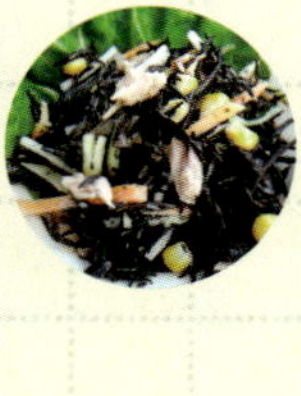

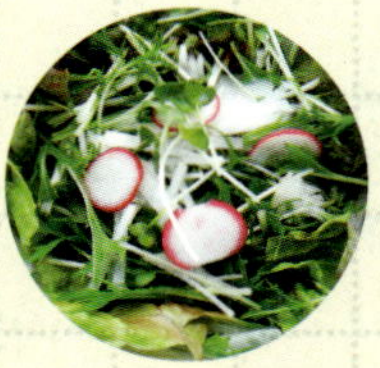

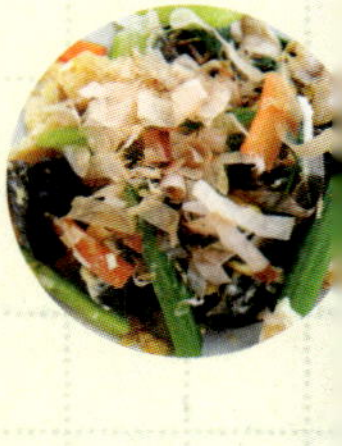

日東書院

はじめに

私がスポーツ栄養学に興味を持ったのは高校2年生の時でした。その時の友人とのやり取りを今でも鮮明に覚えています。

当時、私は陸上競技をしていたのですが…ある日、部室に入ってきた友人を見ると、スカートの下に伸びるふくらはぎが少し細くなっているように感じて「痩せた？」と彼女に聞いたのです。すると「今ダイエットしてるの！」と嬉しそうに彼女は答えました。私は内心「これはまずい痩せ方ではないか…？」と思いました。久々に会ったわけでもないのに、痩せていることがはっきりわかったからです。その後、彼女のタイムはどんどん落ちていき、悪い方に予感が的中してしまいました。そこから「運動と栄養を勉強したい」と思うようになったのです。

この出来事がきっかけで、私は短大の栄養学科に進みました。

高校時代からの陸上競技は継続していて、感覚的にもタイム的にも凄く気持ちよく走れている時期があったのですが、その時たまたま、体重も落ちていたので「もう少し痩せたらもっと速くなるかも！」と思い、減量を試みました。

朝はしっかり食べ、昼は自分でお弁当作り、夜のご飯は量を少し減らし、揚げ物の衣を全部はがす徹底ぶり。おかげで、体重は1カ月で3キロ落ちたのですが、練習後半になると目はカスミ、手先が冷たくなり走れない、気持ちいい状態だった時の感覚は崩れる…。栄養学科に入り、少しは知識があるつもりでしたが、競技をする上での減量には失敗していたのです。

私の勤務する国立鹿屋体育大学の学生さんに、食事が大事だと思うのはどのような時か尋ねると「朝練前にご飯食べなかったら練習で身体が動かなかった」と、専門家からすれば「それは当たり前！」という答えが返ってくるのですが、実はこの〝失敗〟や〝気づき〟こそが重要

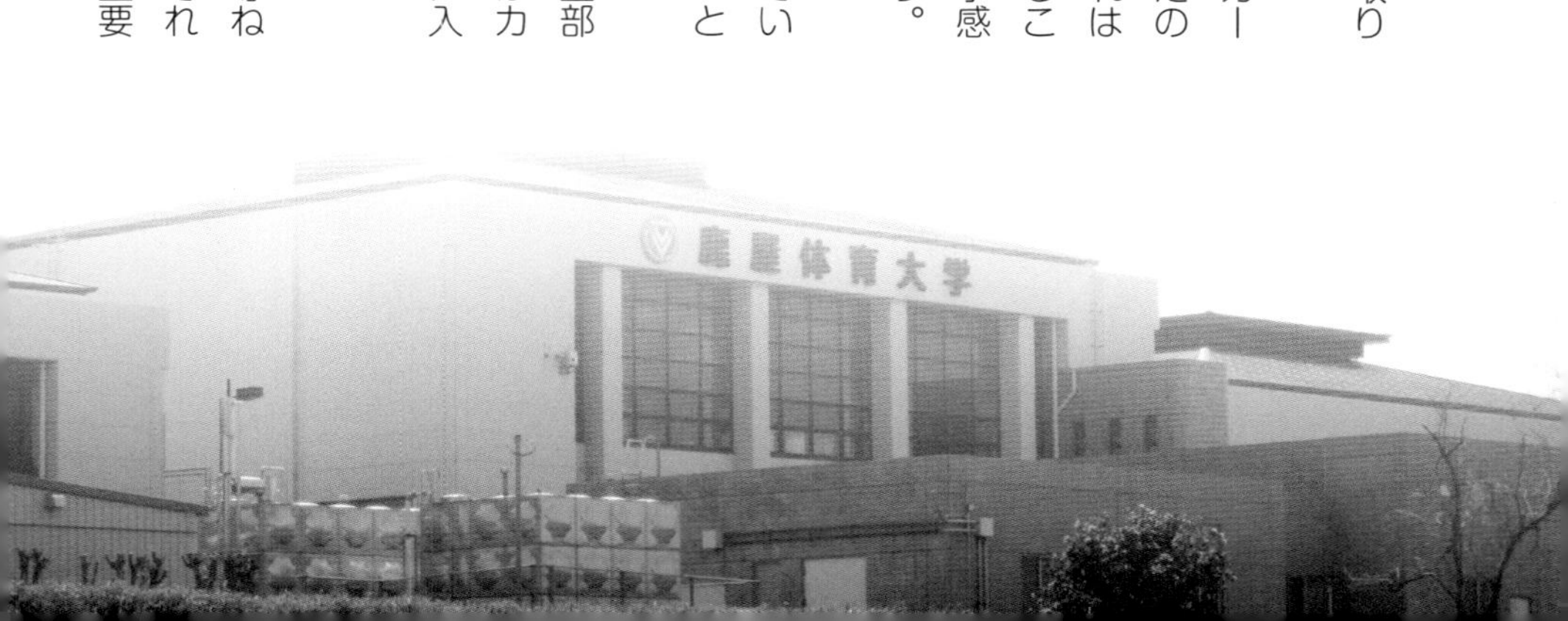

だと思っています。一度この体験をすると、何が何でも何かを食べていくようになるからです。

過去の自分の体験や失敗、大学で学生さんの現状を目の当たりにしていくうちに、「知識を持って、自分自身で食環境を改善してほしい」という思いを強くし、授業でも出来るだけ具体的な情報を盛り込むようにしました。しかし現実は、自主トレをしていて夕食時間が遅くなる、大学近くに開いているのはコンビニのみ、夜遅くまで開いている飲食店があっても非常にボリュームがあるメニューばかり…などさまざまなことが重なり、意図せず体重は増加して怪我や故障を招くという悪循環に陥っている学生さんが多い。体重コントロールに意識の高い学生さんももちろんいるのですが、食事写真を見させてもらうと、質は決して悪くはないけれどあまり美味しそうではない…食事に楽しさを見出せないような内容だったのです。

いくら授業で栄養の大切さや情報を伝えていたとしても、自己管理では限界があると思い、これらの問題を解決したくて食堂を作る企画を立ち上げました。それが産学官連携プロジェクトの『鹿屋アスリート食堂』という形で、鹿屋体育大学のほど近くに第一号店が誕生する運びに至ったのです。

アスリートも一般の方も同じ「人間」なので食事量こそ違っても食に対する考え方は同じ。スポーツ栄養学が浸透すれば、現代の食問題の解決も少し見えてくるのではないかと期待をしているところです。その第一歩として、この本で、スポーツ栄養学のことを少しだけでも知っていただければ幸いです。

国立鹿屋体育大学スポーツ栄養学講師　長島未央子

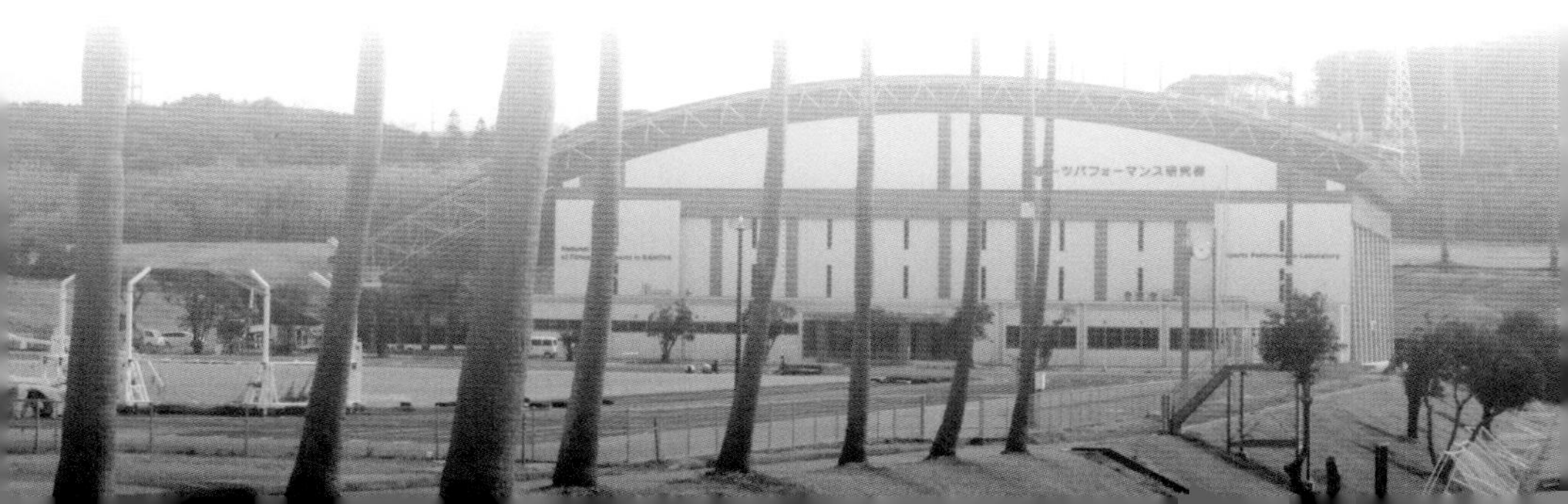

鹿屋体育大学スポーツ栄養学講師が教える

なりたい体になれるアスリートめし

CONTENTS

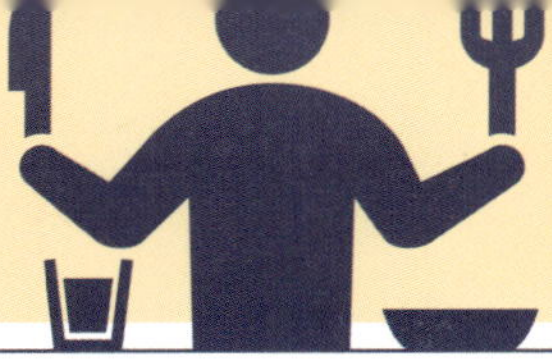

第6章 お悩み別 食アドバイス

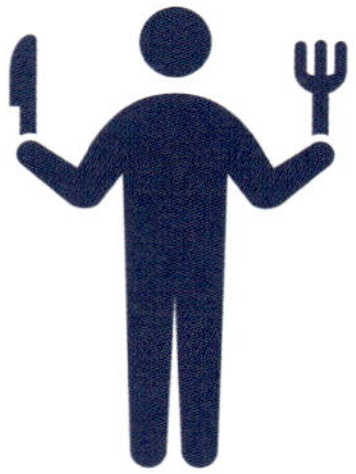

巻頭特集

目的別 & 食生活別 効くレシピ集

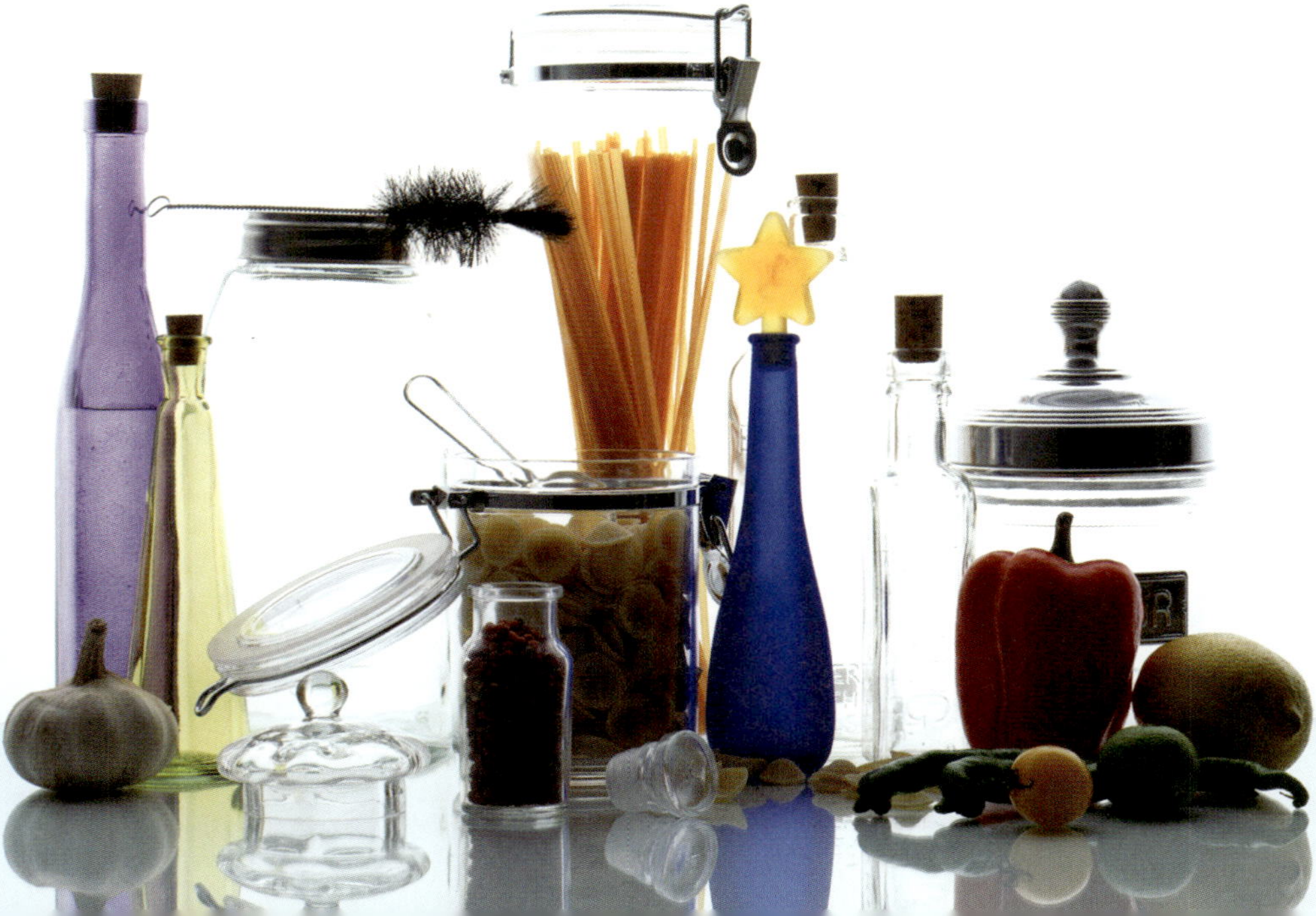

レシピの使い方と考え方

このレシピは大きく分けて3つのカテゴリに分かれます。自分の食生活に合わせて使い分けましょう。

切り取ってラクチン献立 (p.9 ~ 40)

- 各ページに切り取り線が入っているので、毎日の献立でもう悩まない！　点線にそって切り、組み合わせると各カテゴリで27パターンの献立ができます。
- 主食は白飯一膳（約200ｇ）を想定した上で、目的別のおかずレシピになっています。

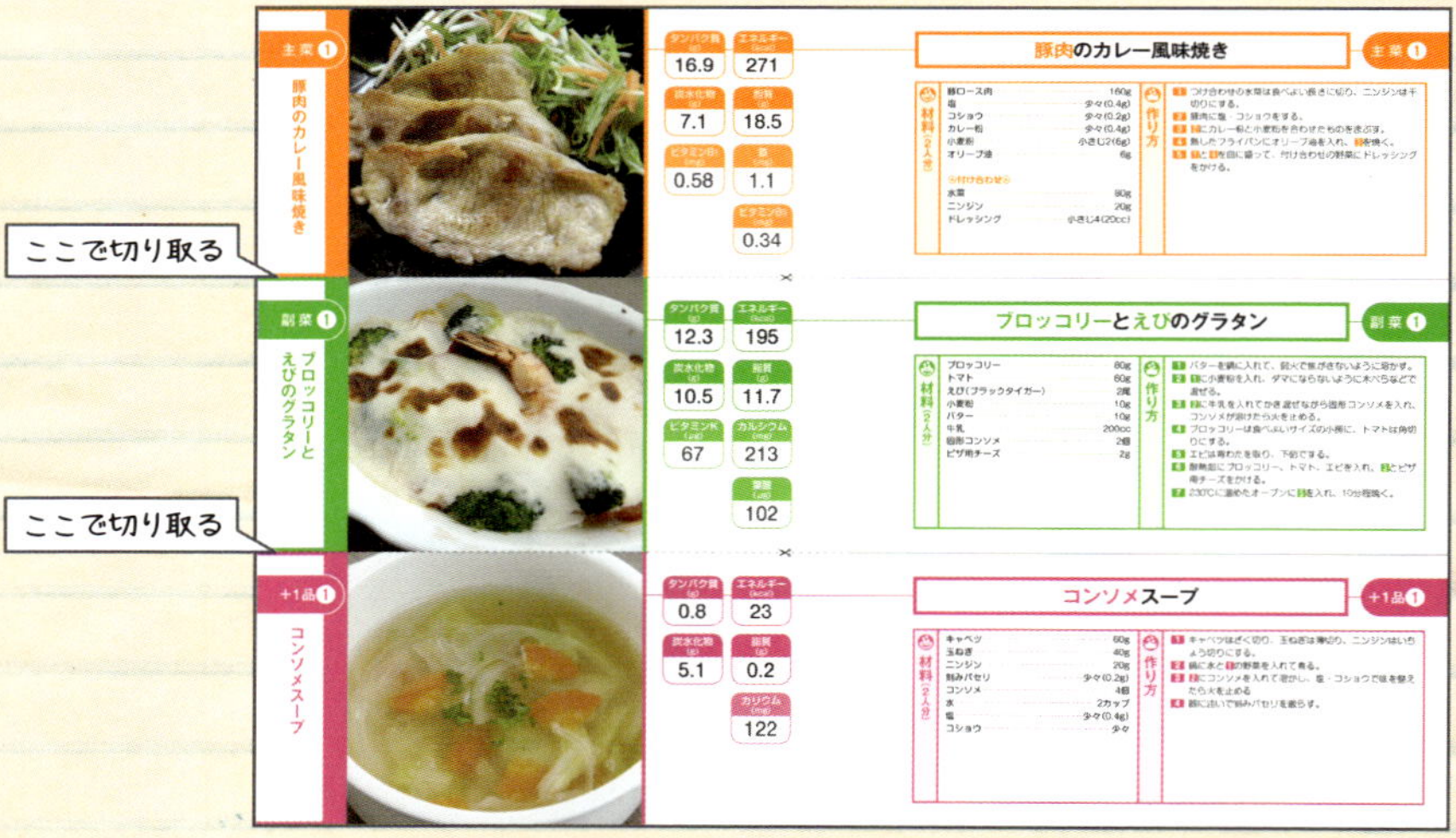

ここで切り取る
ここで切り取る
主菜1
豚肉のカレー風味焼き
タンパク質 16.9
エネルギー 271
炭水化物 7.1
脂質 18.5
0.58
1.1
0.34
副菜1
ブロッコリーとえびのグラタン
タンパク質 12.3
エネルギー 195
炭水化物 10.5
脂質 11.7
ビタミンK 67
カルシウム 213
102
+1品1
コンソメスープ
タンパク質 0.8
エネルギー 23
炭水化物 5.1
脂質 0.2
カリウム 122

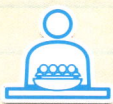

一品完結レシピ (p.41 ~ 44)

- 「何品も作るのは面倒！」という人のために、1つの器で栄養バランスが取れるレシピになっています。

外食・コンビニ食にプラス１品 (p.45 ~ 47)

- 家で作らない人のために、「これを食べるなら、もう1品これを一緒に食べると少しはバランスが取れる」という提案ページです。

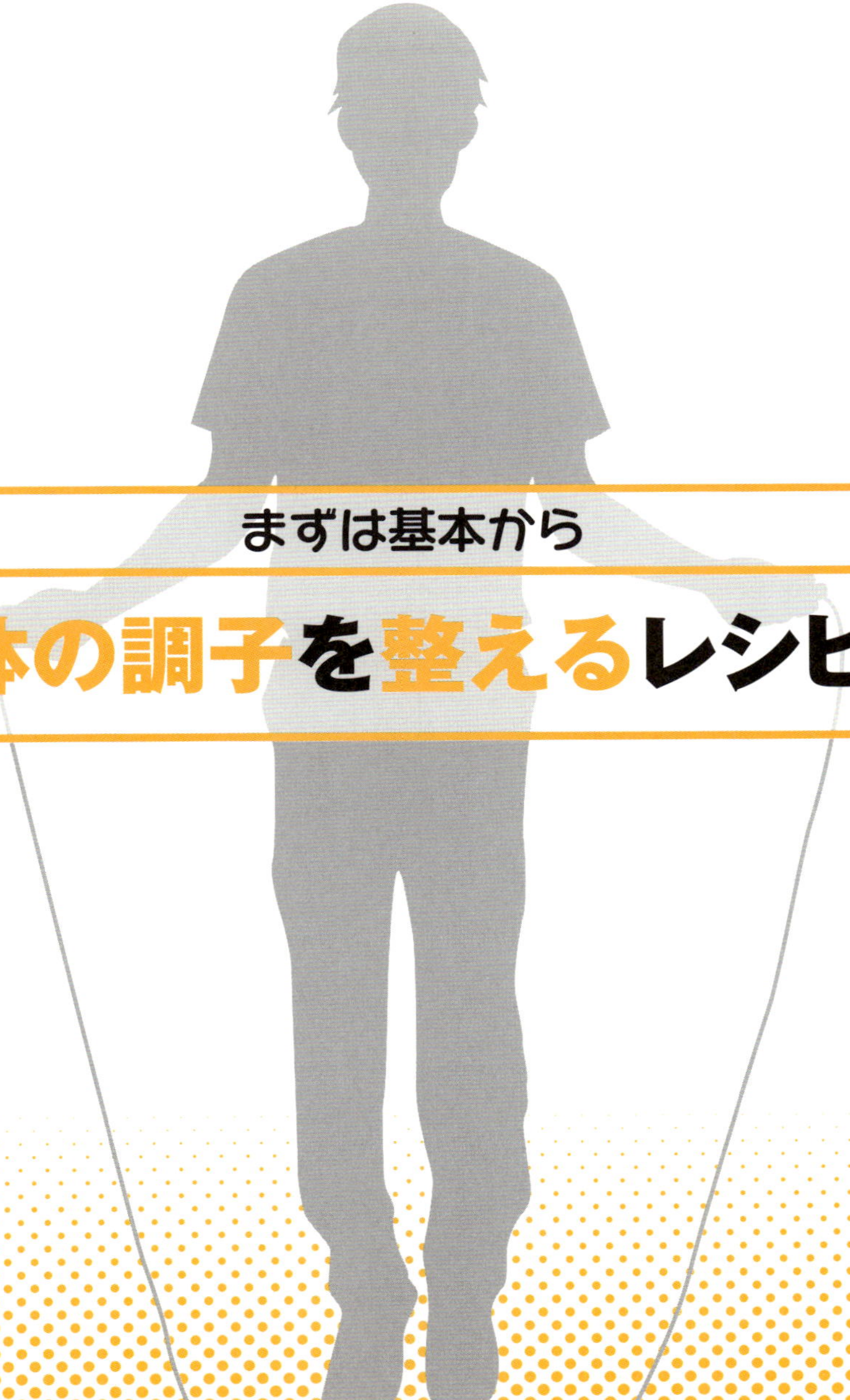

まずは基本から

体の調子を整えるレシピ

豚肉のカレー風味焼き

主菜 1

材料（2人分）

豚ロース肉	160g
塩	少々(0.4g)
コショウ	少々(0.2g)
カレー粉	少々(0.4g)
小麦粉	小さじ2(6g)
オリーブ油	6g

⦿付け合わせ⦿

水菜	80g
ニンジン	20g
ドレッシング	小さじ4(20cc)

作り方

1. つけ合わせの水菜は食べよい長さに切り、ニンジンは千切りにする。
2. 豚肉に塩・コショウをする。
3. 2にカレー粉と小麦粉を合わせたものをまぶす。
4. 熱したフライパンにオリーブ油を入れ、3を焼く。
5. 1と4を皿に盛って、付け合わせの野菜にドレッシングをかける。

ブロッコリーとえびのグラタン

副菜 1

材料（2人分）

ブロッコリー	80g
トマト	60g
えび(ブラックタイガー)	2尾
小麦粉	10g
バター	10g
牛乳	200cc
固形コンソメ	2個
ピザ用チーズ	2g

作り方

1. バターを鍋に入れて、弱火で焦がさないように溶かす。
2. 1に小麦粉を入れ、ダマにならないように木べらなどで混ぜる。
3. 2に牛乳を入れてかき混ぜながら固形コンソメを入れ、コンソメが溶けたら火を止める。
4. ブロッコリーは食べよいサイズの小房に、トマトは角切りにする。
5. エビは背わたを取り、下茹でする。
6. 耐熱皿にブロッコリー、トマト、エビを入れ、3とピザ用チーズをかける。
7. 230℃に温めたオーブンに5を入れ、10分程焼く。

コンソメスープ

+1品 1

材料（2人分）

キャベツ	60g
玉ねぎ	40g
ニンジン	20g
刻みパセリ	少々(0.2g)
コンソメ	4個
水	2カップ
塩	少々(0.4g)
コショウ	少々

作り方

1. キャベツはざく切り、玉ねぎは薄切り、ニンジンはいちょう切りにする。
2. 鍋に水と1の野菜を入れて煮る。
3. 2にコンソメを入れて溶かし、塩・コショウで味を整えたら火を止める
4. 器に注いで刻みパセリを散らす。

主菜1

豚肉のカレー風味焼き

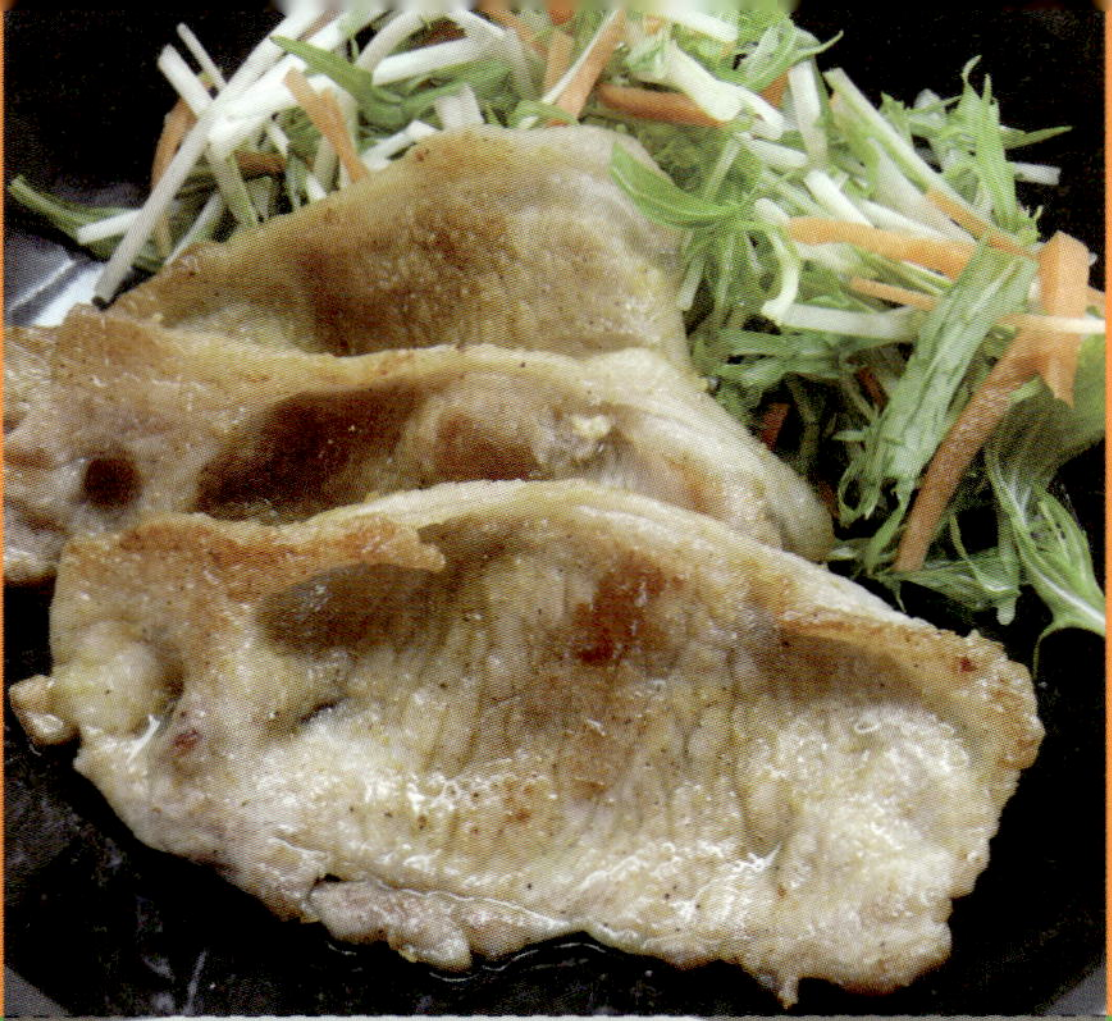

タンパク質 (g)	エネルギー (kcal)	炭水化物 (g)	脂質 (g)	ビタミンB1 (mg)	鉄 (mg)	ビタミンB6 (mg)
16.9	271	7.1	18.5	0.58	1.1	0.34

副菜1

ブロッコリーとえびのグラタン

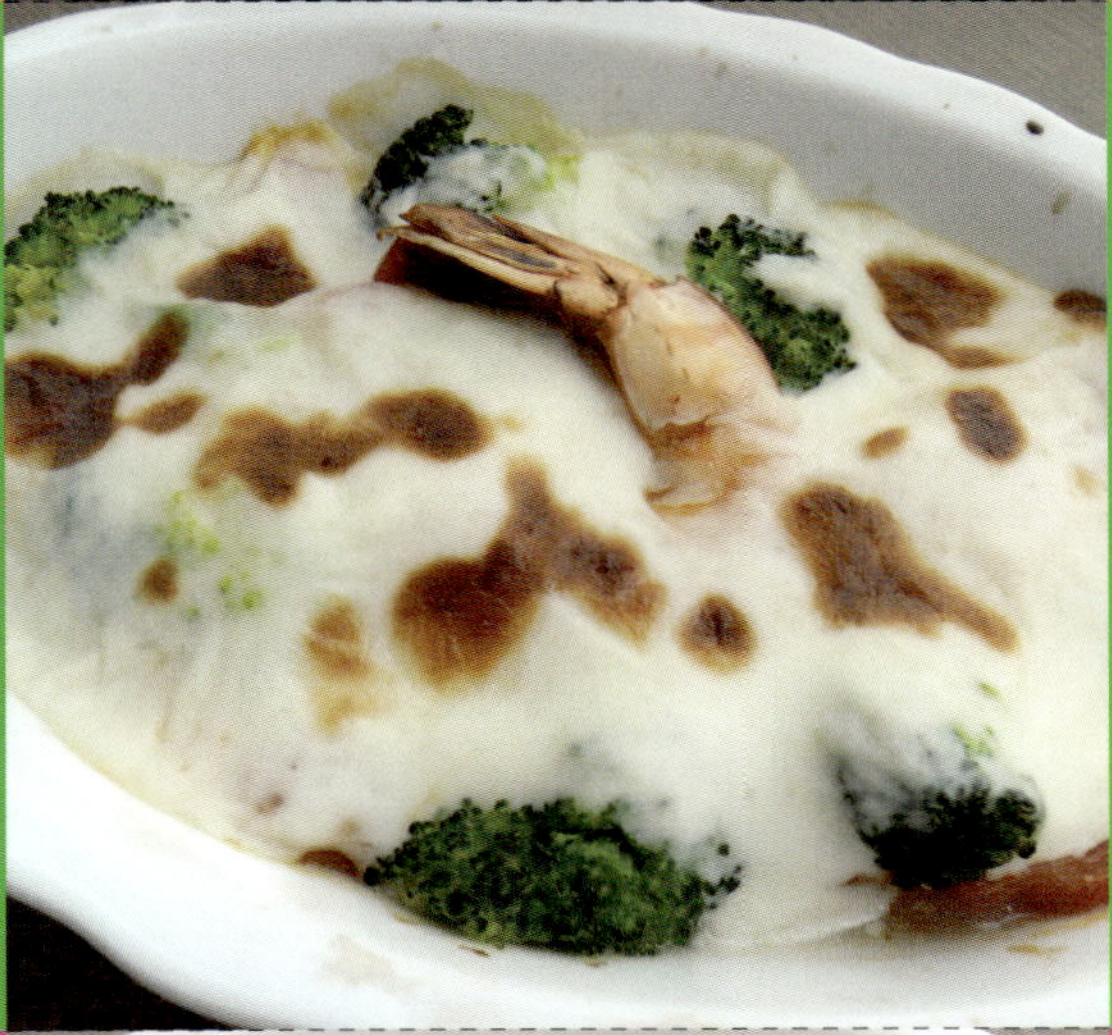

タンパク質 (g)	エネルギー (kcal)	炭水化物 (g)	脂質 (g)	ビタミンK (μg)	カルシウム (mg)	葉酸 (μg)
12.3	195	10.5	11.7	67	213	102

+1品1

コンソメスープ

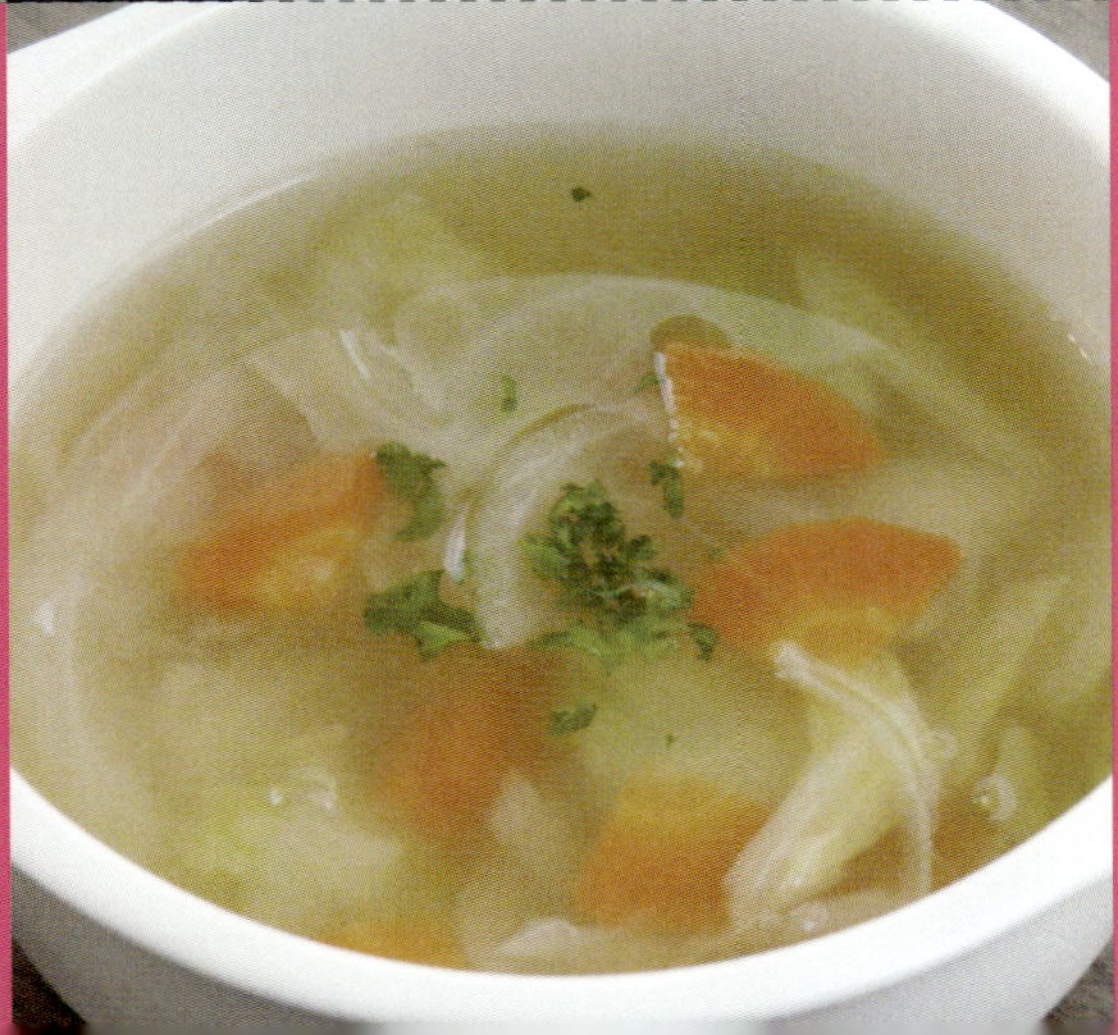

タンパク質 (g)	エネルギー (kcal)	炭水化物 (g)	脂質 (g)	カリウム (mg)
0.8	23	5.1	0.2	122

鮭のきのこあんかけ

主菜 2

材料（2人分）

鮭（切り身）	2切れ（200g）
塩	少々（0.4g）
油	小さじ1.5（6g）
しいたけ	30g
しめじ	30g
えのきたけ	30g
いんげん	20g
だし汁	160cc
しょうゆ	小さじ2（12g）
みりん	小さじ1（6g）
酒	小さじ1（6g）
片栗粉	大さじ2（18g）
水	大さじ4

作り方

1 鮭の切り身の両面に塩を振っておく。
2 しいたけといんげんは千切り、しめじとえのきはほぐす。
3 鍋にだし汁を入れて中火にかけ、煮立ってきたら2を入れて火を通す。
4 3にしょうゆ、みりん、酒を入れて調味し、沸騰したら火を止め、水で溶いた片栗粉を少しずつ入れてあんを作る。
5 フライパンに油を熱し、1を両面焼く。
6 器に5を盛り、4をかける。

ポテトサラダ

副菜 2

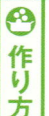

材料（2人分）

ジャガイモ	160g
ニンジン	20g
キュウリ	40g
ハム	40g
マヨネーズ	30g
塩	少々（0.6g）
コショウ	少々

作り方

1 ジャガイモの皮をむいて鍋に入れ、ひたひたの水（分量外）を加えて茹で、ジャガイモが柔らかくなったら火を止めてお湯を切り、粗熱を取って軽くつぶしておく。
2 ニンジン、キュウリはいちょう切りに。ハムは1cm角に切る。
3 1と2をボウルに入れ、マヨネーズ、塩、コショウで味を調える。

小松菜のからし和え

+1品 2

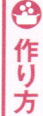

材料（2人分）

小松菜	160g
だし汁	小さじ2（10cc）
しょうゆ	14g
練りがらし	少々（0.4g）

作り方

1 小松菜は塩少々（分量外）を加えた熱湯でさっと茹でて、5cmの長さに切る。
2 ボウルにだし汁、しょうゆ、練りがらしを入れて混ぜ合わせる。
3 2に1を入れてよく和え、器に盛る。

主菜②

鮭のきのこあんかけ

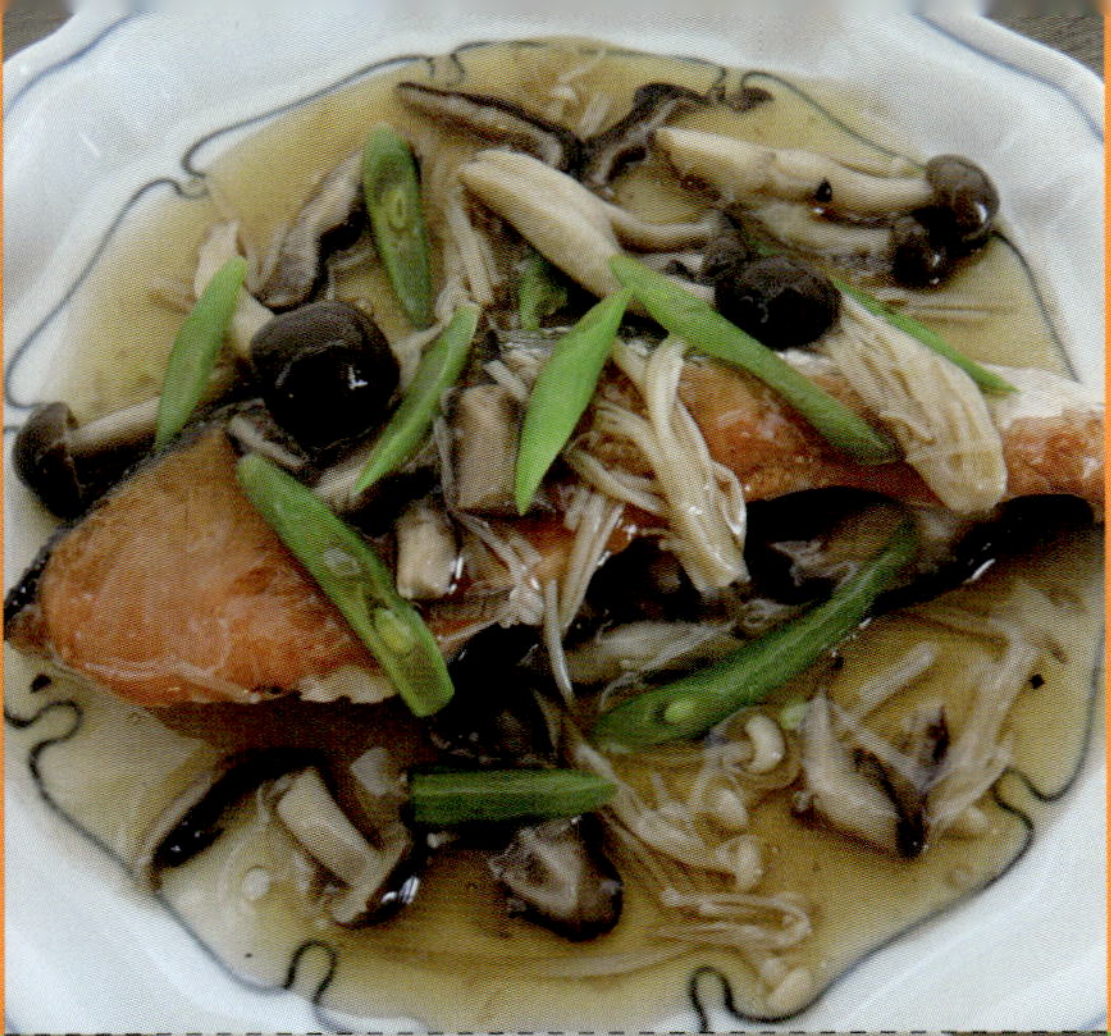

タンパク質 (g)	エネルギー (kcal)
23.9	212

炭水化物 (g)	脂質 (g)
11.5	7.2

ビタミンB_2 (mg)	ビタミンD (μg)
0.30	32.5

副菜②

ポテトサラダ

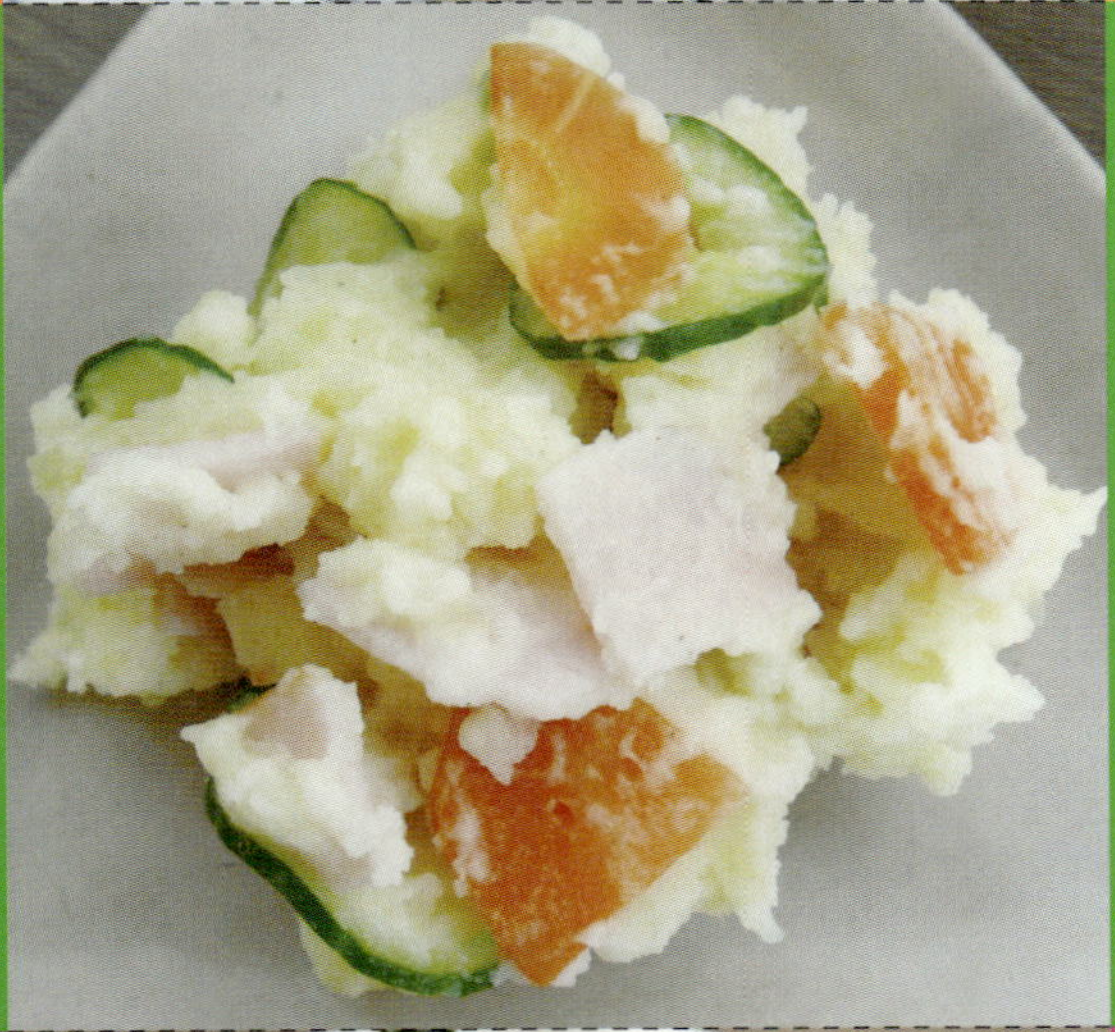

タンパク質 (g)	エネルギー (kcal)
5.1	212

炭水化物 (g)	脂質 (g)
16.6	14.2

ビタミンK (μg)	ビタミンC (mg)
25	41

食物繊維 (g)
1.5

＋1品②

小松菜のからし和え

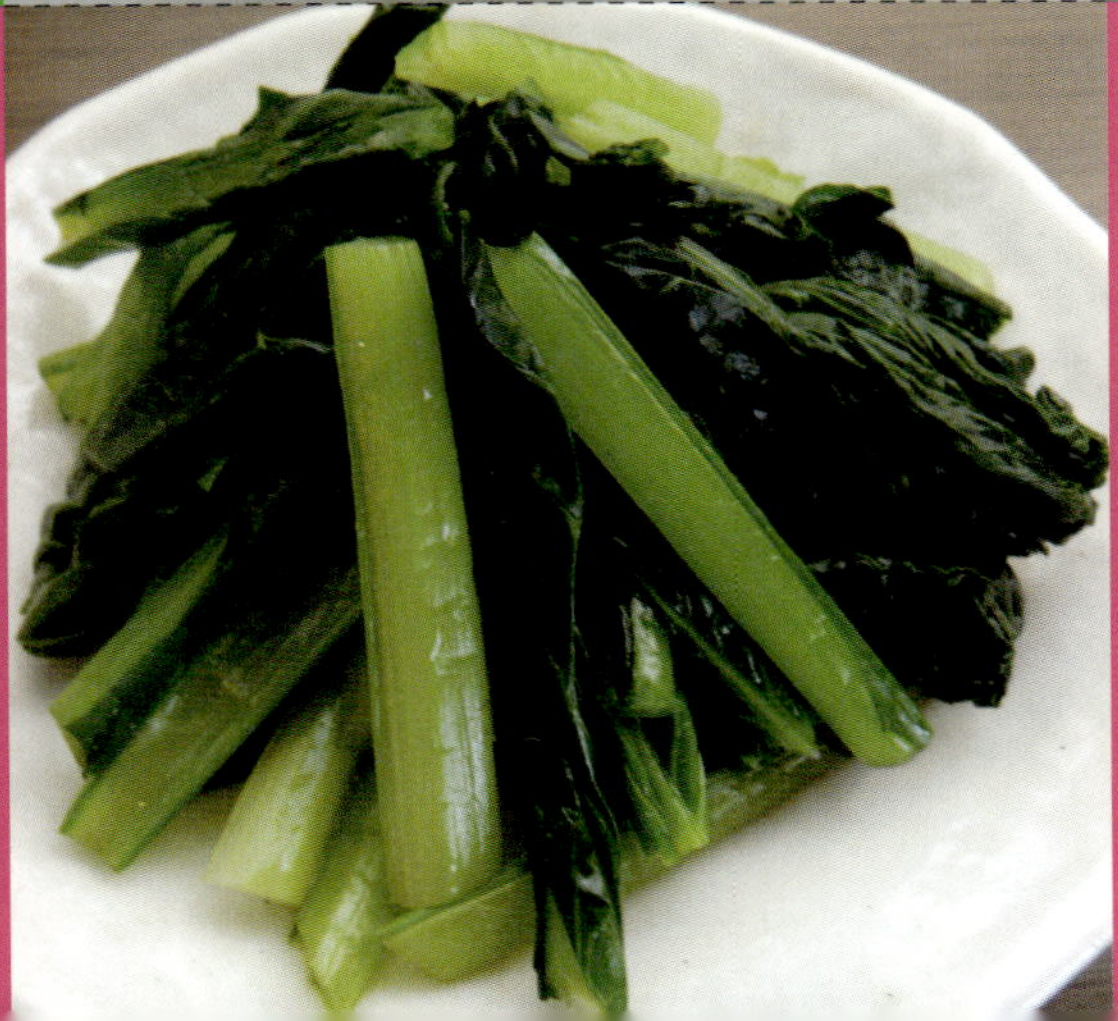

タンパク質 (g)	エネルギー (kcal)
1.6	16

炭水化物 (g)	脂質 (g)
2.5	0.2

葉酸 (μg)	鉄 (mg)
90	2.3

豆腐ハンバーグ

主菜 ③

材料（2人分）

- 木綿豆腐……160g
- 鶏ひき肉……100g
- 枝豆……20g
- 玉ねぎ……20g
- 乾燥ひじき……0.6g
- 卵(全卵)……20g
- パン粉……10g
- 塩……少々(0.6g)
- 油……小さじ1(4g)
- しょうゆ……大さじ2(30cc)
- みりん……大さじ2(30cc)
- 砂糖…大さじ1(12g)
- 酒…小さじ4(20cc)

⊙付け合わせ⊙

- ピーマン(青・黄)……各20g
- 赤ピーマン……40g
- 塩……少々(0.4g)
- コショウ……少々
- 油……小さじ1(4g)

作り方

1. 豆腐は水気をよく切っておく。
2. 玉ねぎはみじん切り、ひじきは水で戻し、戻ったらザルに上げて水切りしておく。
3. 付け合せのすべてのピーマンを千切りにする。
4. ボウルに1、2、鶏ひき肉、枝豆、卵、パン粉、塩を入れてよく混ぜ、小判型に成形する。
5. フライパンに油を熱し、4を焼く。
6. ボウルにしょうゆ、みりん、砂糖、酒を混ぜ合わせる。
7. 5に焼き色が付いたら6を回しかけて調味して火を止め、皿に盛る。
8. 7のフライパンをきれいにしたらそこにふたたび油を熱して3をさっと炒め、塩・コショウで調味する。
9. 7の皿に8を盛り付ける。

生春巻き

副菜 ③

材料（2人分）

- ライスペーパー(生春巻きの皮)……2枚
- 水菜……20g
- キュウリ……20g
- スモークサーモン……4切れ
- クリームチーズ……10g
- スイートチリソース……20g

作り方

1. 生春巻きの皮に合わせた長さ（10センチ程度）に水菜を切る。キュウリは水菜と同じ長さに細切りにする。クリームチーズも細切りにする。
2. 生春巻きの皮を、ぬるま湯で戻す。
3. 2の上に、スモークサーモン、キュウリ、水菜、クリームチーズを乗せて巻く。ライスペーパーの手前1／3くらいに具材を置き、手前からライスペーパーで具材を覆うようにしたら両端を折り、そのまま巻くと巻きやすい。
4. 3を三等分に切り、皿に盛りつける。食べる時にチリソースをつけて。

ほうれんそうの胡麻和え

+1品 ③

材料（2人分）

- ホウレンソウ……160g
- ゴマ……小さじ2(6g)
- しょうゆ……14g
- 砂糖……小さじ2(6g)

作り方

1. 1ホウレンソウは塩少々（分量外）を加えた熱湯で下茹でし、適当な長さに切る。
2. ボールにしょうゆ、砂糖、ごま、ほうれん草を入れよく和え、器に盛る。

主菜 3

豆腐ハンバーグ

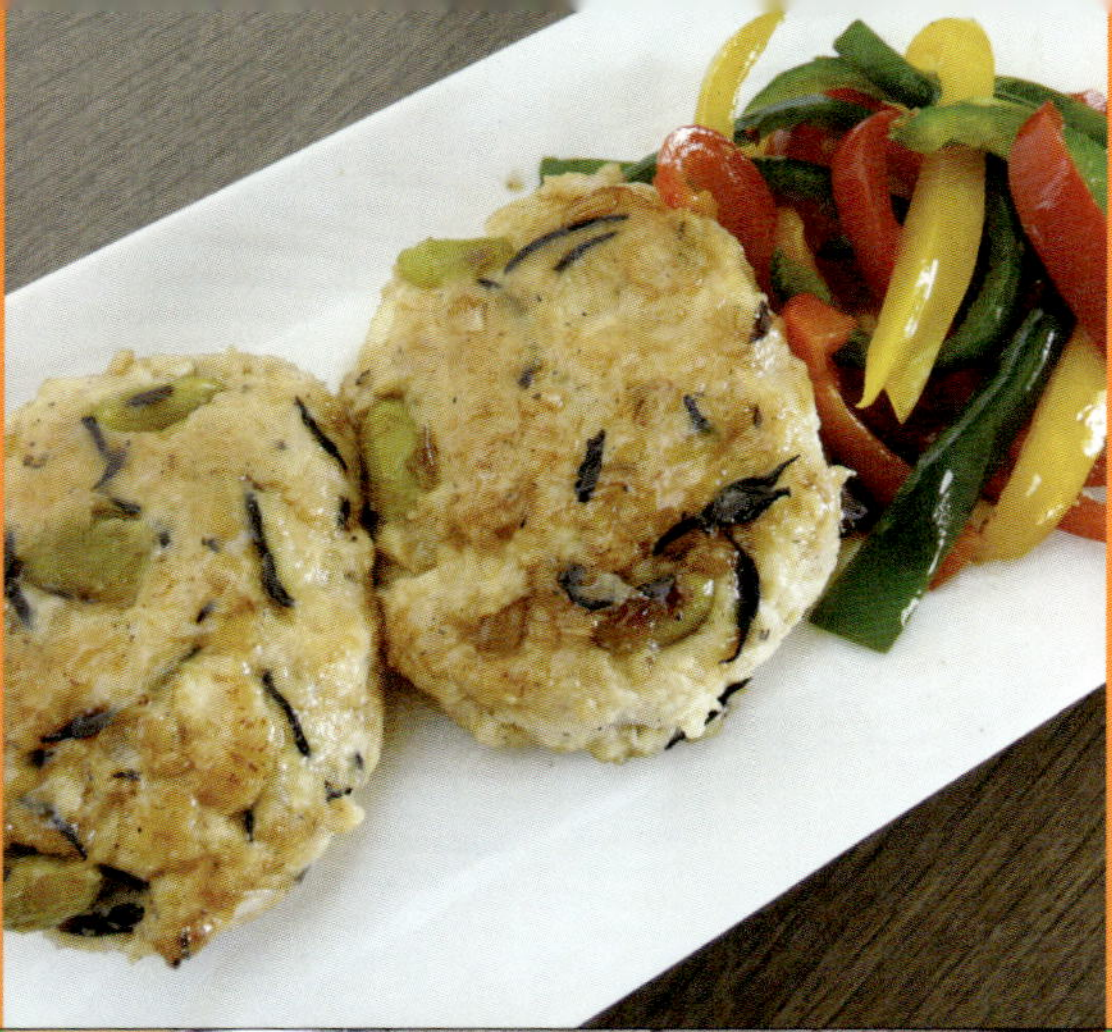

タンパク質 (g)	エネルギー (kcal)	炭水化物 (g)	脂質 (g)	ビタミンB_2 (mg)	カルシウム (mg)	ビタミンC (mg)
15.3	273	23.6	11.1	0.58	128	61

副菜 3

生春巻き

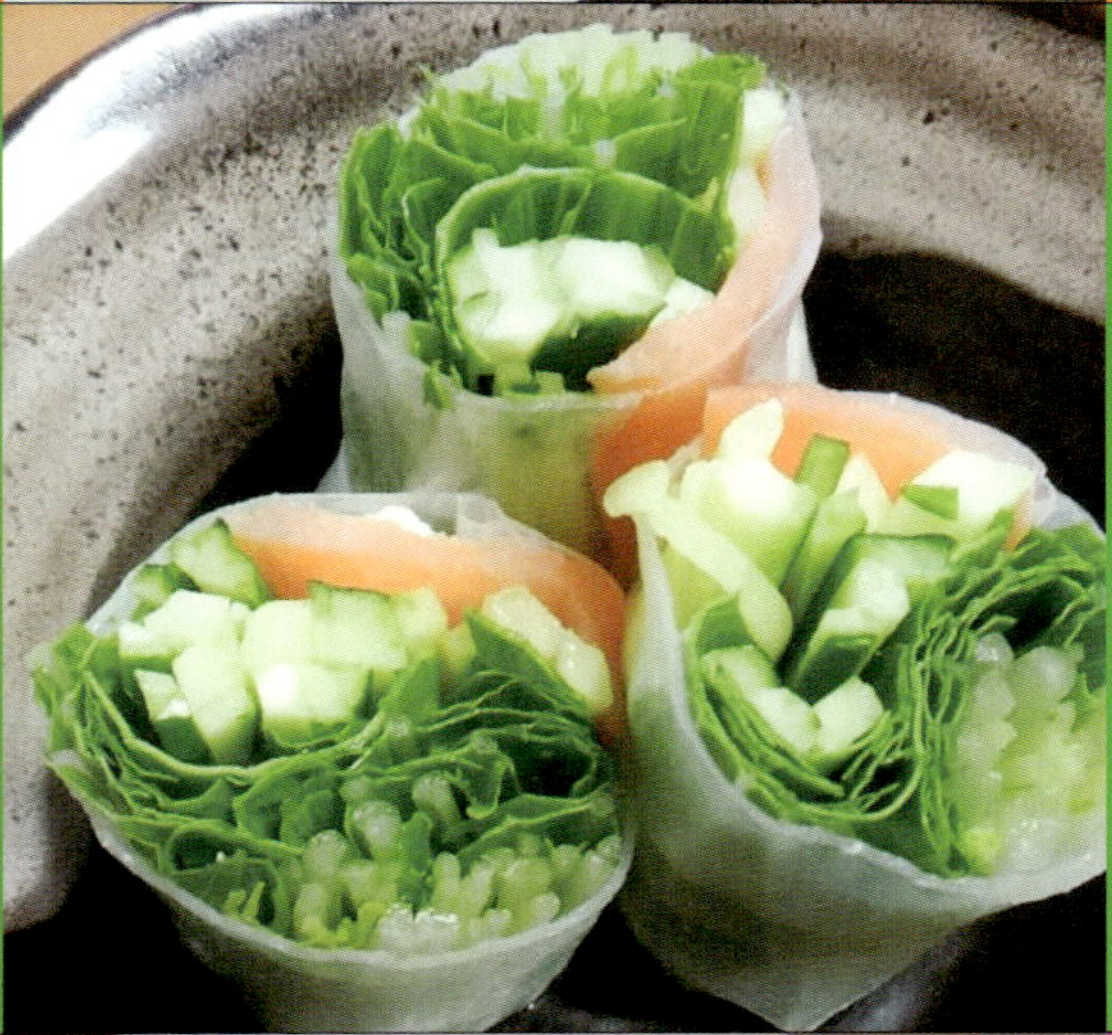

タンパク質 (g)	エネルギー (kcal)	炭水化物 (g)	脂質 (g)	ビタミンD (μg)
6.6	96	9.4	3.1	5.6

＋1品 3

ほうれんそうの胡麻和え

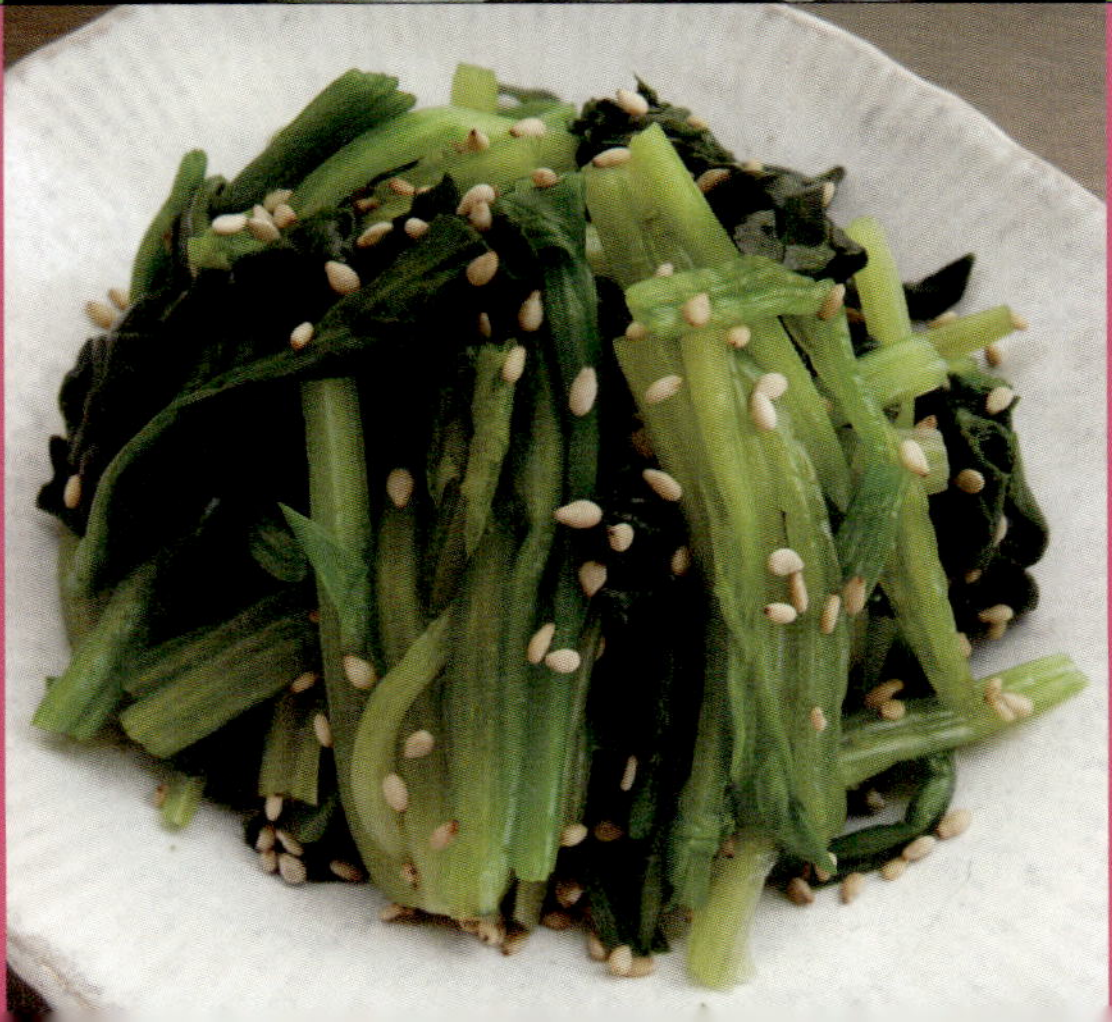

タンパク質 (g)	エネルギー (kcal)	炭水化物 (g)	脂質 (g)	カリウム (mg)	鉄 (mg)	葉酸 (μg)
2.8	50	6.6	1.9	586	2.0	175

体の調子を整えるレシピに必要なことは…

体の調子を整えるには、ビタミンやミネラルの力が必要になります。「野菜不足にならないように」と言われる真意は、「体の調子が崩れるから野菜を食べなさい」ということ。

健康的な体を目指すにも、アスリートの体を得るにも、まずは体の調子を整えてから。他のカテゴリのレシピを実践する時も、この『体の調子を整えるレシピ』も並行して取り入れるようにしましょう。

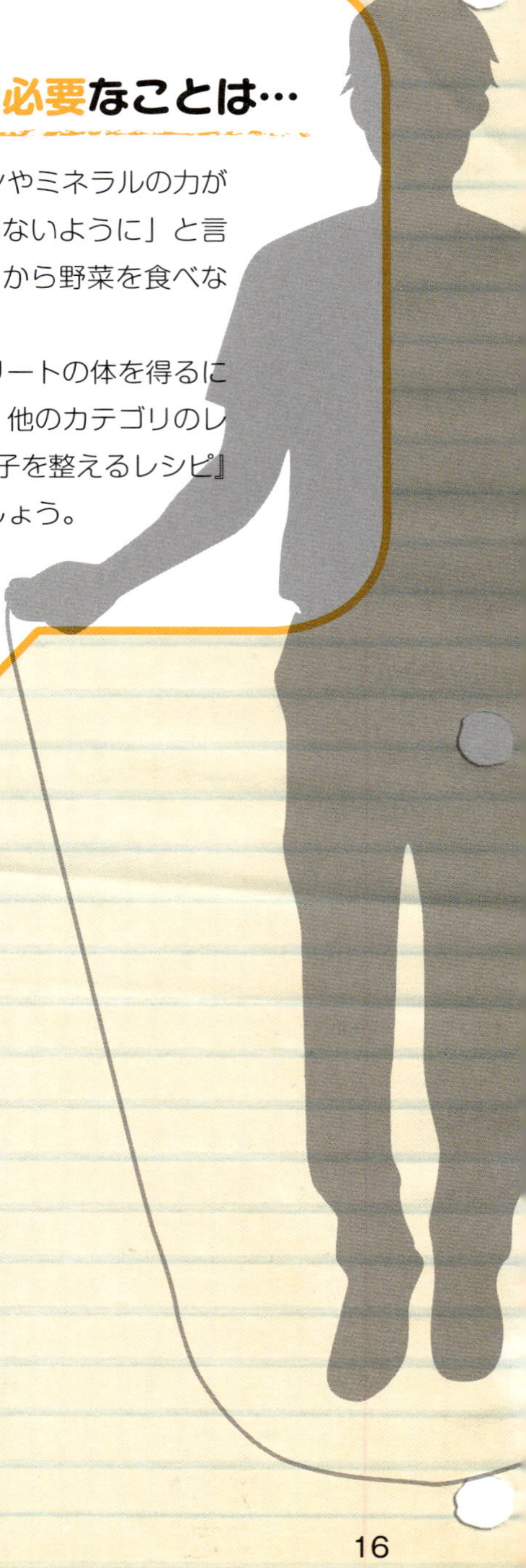

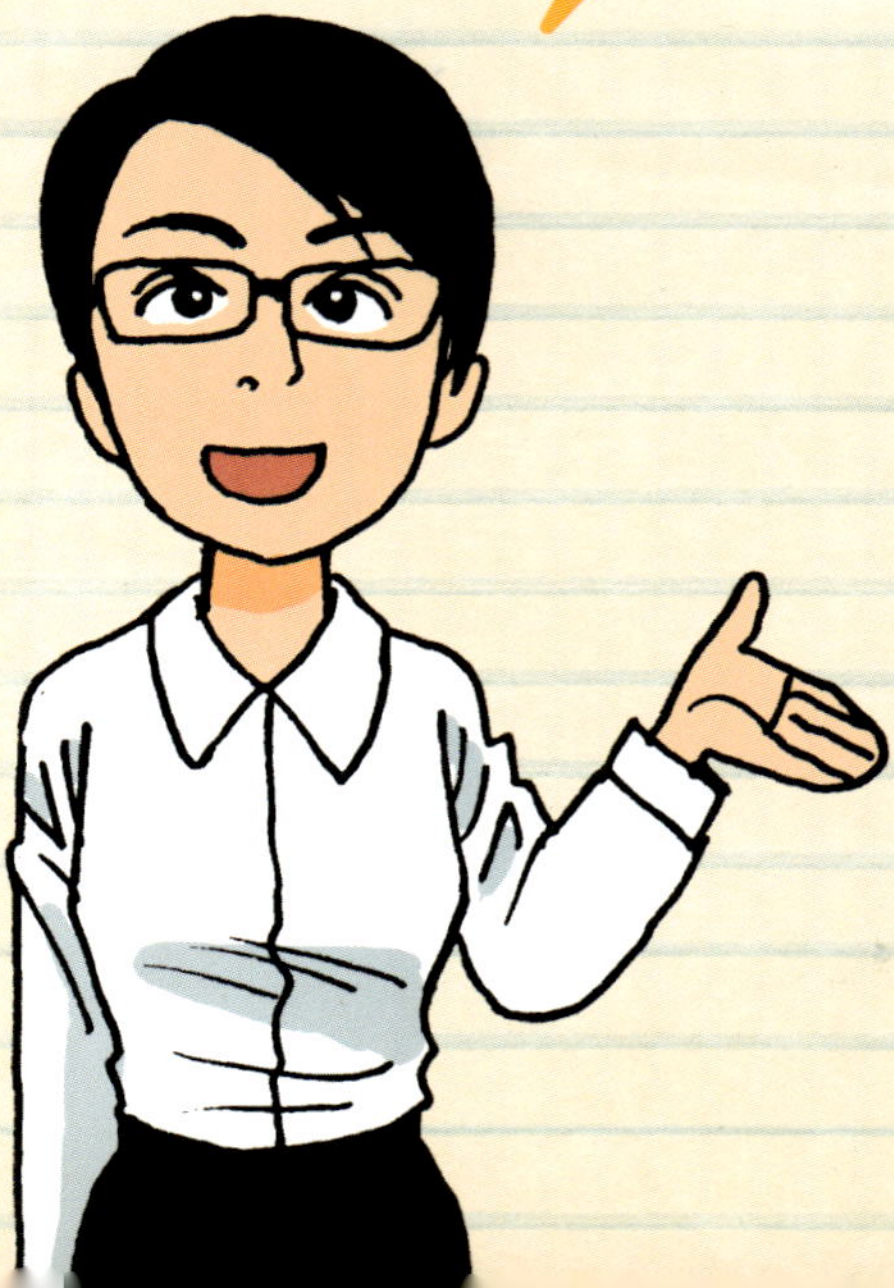

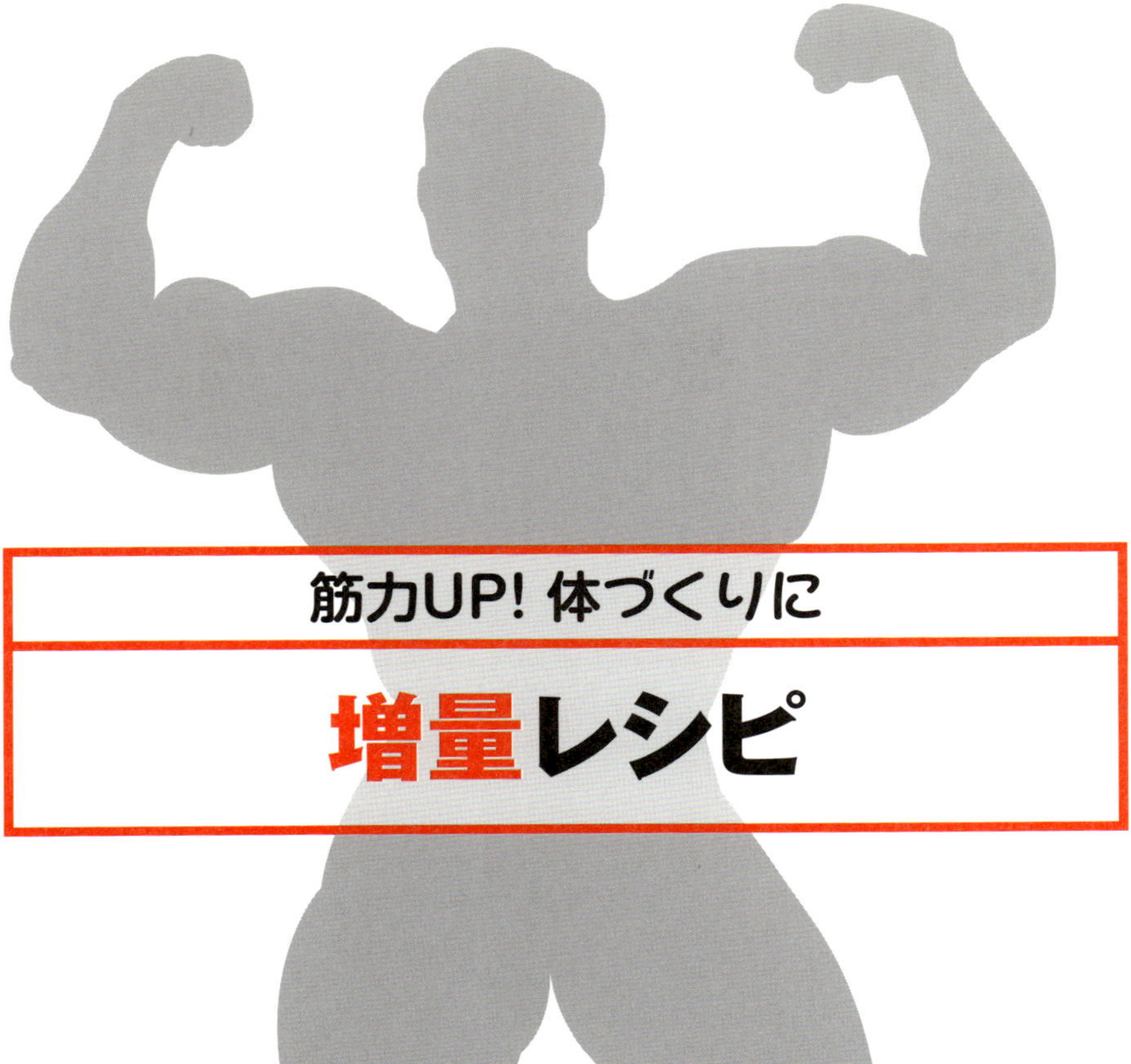

筋力UP! 体づくりに

増量レシピ

豚肉のソテーきのこあんかけ

主菜 4

材料（2人分）

- 豚ロース肉……240g
- 片栗粉……小さじ2（4g）
- 油……小さじ2（6g）
- 塩……少々（0.4g）
- コショウ……少々（0.2g）

⦿つけ合わせ⦿

- キャベツ……120g
- トマト……40g

⦿あん⦿

- えのきたけ……20g
- 干ししいたけ……7g
- しめじ……20g
- だし汁……60g
- 塩……少々（0.6g）
- コショウ……少々（0.4g）
- しょうゆ……小さじ1（6g）
- 酒……小さじ1（4g）
- 片栗粉……適量

作り方

1. 干ししいたけは戻しておき、薄くスライスする。
2. えのきたけは長さを半分に切る。
3. しめじは、石づきをとってほぐす。
4. だし汁に干ししいたけの戻し汁を入れ、干ししいたけ、えのきたけ、しめじを入れて煮る。
5. 4を塩、コショウ、しょうゆ、酒で味を整え、水溶き片栗粉でとろみをつける。
6. 豚肉に塩・コショウをして、片栗粉をまぶし、油を熱したフライパンで焼く。
7. キャベツを千切りに、トマトはくし形に切る。
8. 皿に6をのせて5を上からかけ、7を盛る。

ささみと青菜の炒め煮

副菜 4

材料（2人分）

- 小松菜……100g
- 切り干し大根……20g
- ニンジン……60g
- 鶏ささみ……60g
- 油……小さじ2（8g）
- しょうゆ……小さじ2（12g）
- 酒……大さじ1（15cc）
- 砂糖……小さじ2（6g）
- だし汁……140cc

作り方

1. 小松菜は5㎝の長さに切り、ニンジンは細めの短冊切りにする。
2. 鶏ささみはすじを取って小さく手でちぎる。
3. 鍋に油を熱し、ニンジンと戻していない切り干し大根を入れて炒める。
4. 2と、小松菜を加えてさらに炒める。
5. 4にだし汁を加え、砂糖、酒、しょうゆで味を整える。

いか納豆

＋1品 4

材料（2人分）

- いかそうめん……160g
- オクラ……40g
- 塩……少々
- 納豆……100g
- しょうゆ……小さじ1（2.5g）
- かつおぶし……ひとつまみ

作り方

1. オクラは塩を振って板ずりをし、熱湯で茹でたら5㎜幅に切る。
2. 納豆にしょうゆを入れ、よくかき混ぜる。
3. 2に1といかそうめんを加えて、かつおぶしをかける。

主菜 4

豚肉のソテー きのこあんかけ

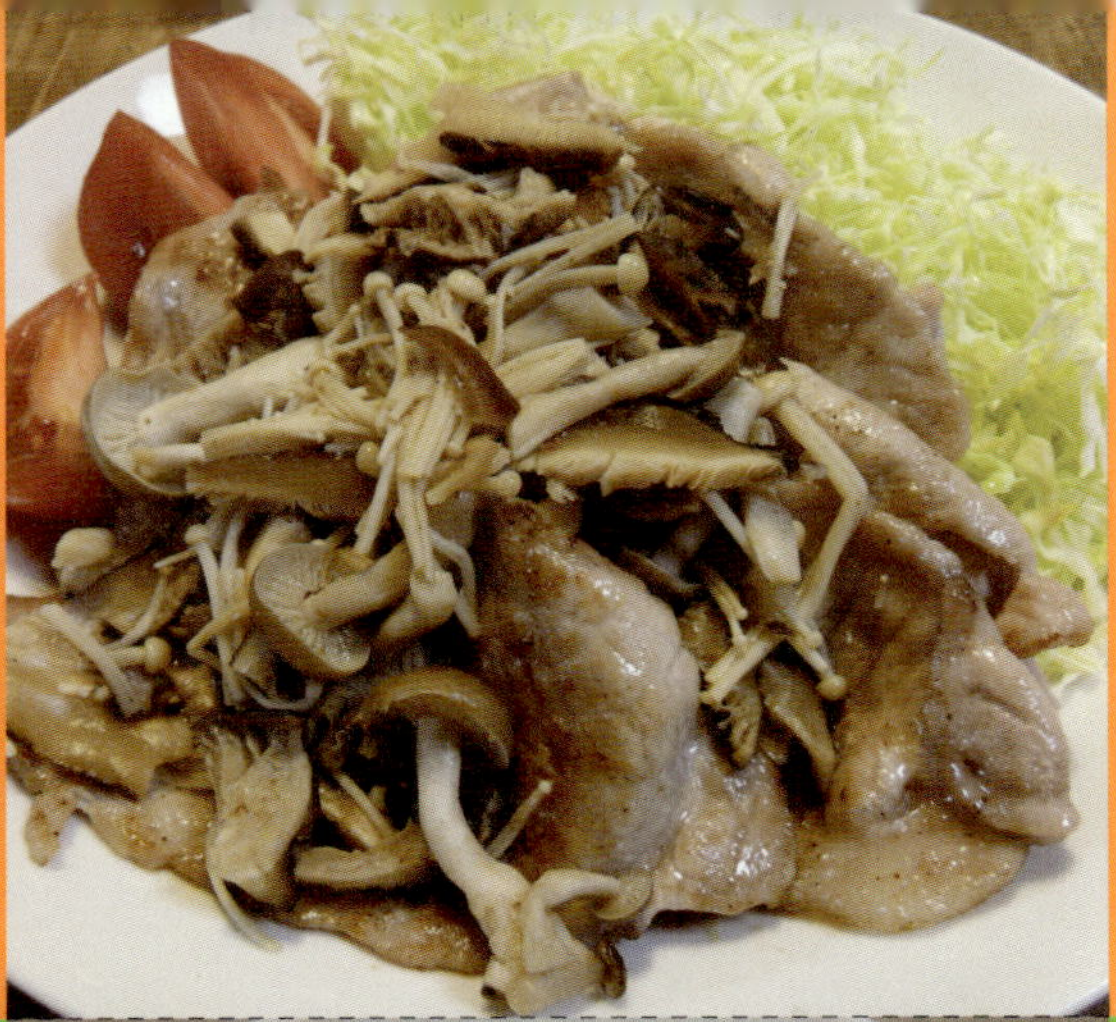

タンパク質 (g)	エネルギー (kcal)
23.9	384

炭水化物 (g)	脂質 (g)
11.1	26.5

ビタミンC (mg)	葉酸 (μg)
46	102

副菜 4

ささみと青菜の炒め煮

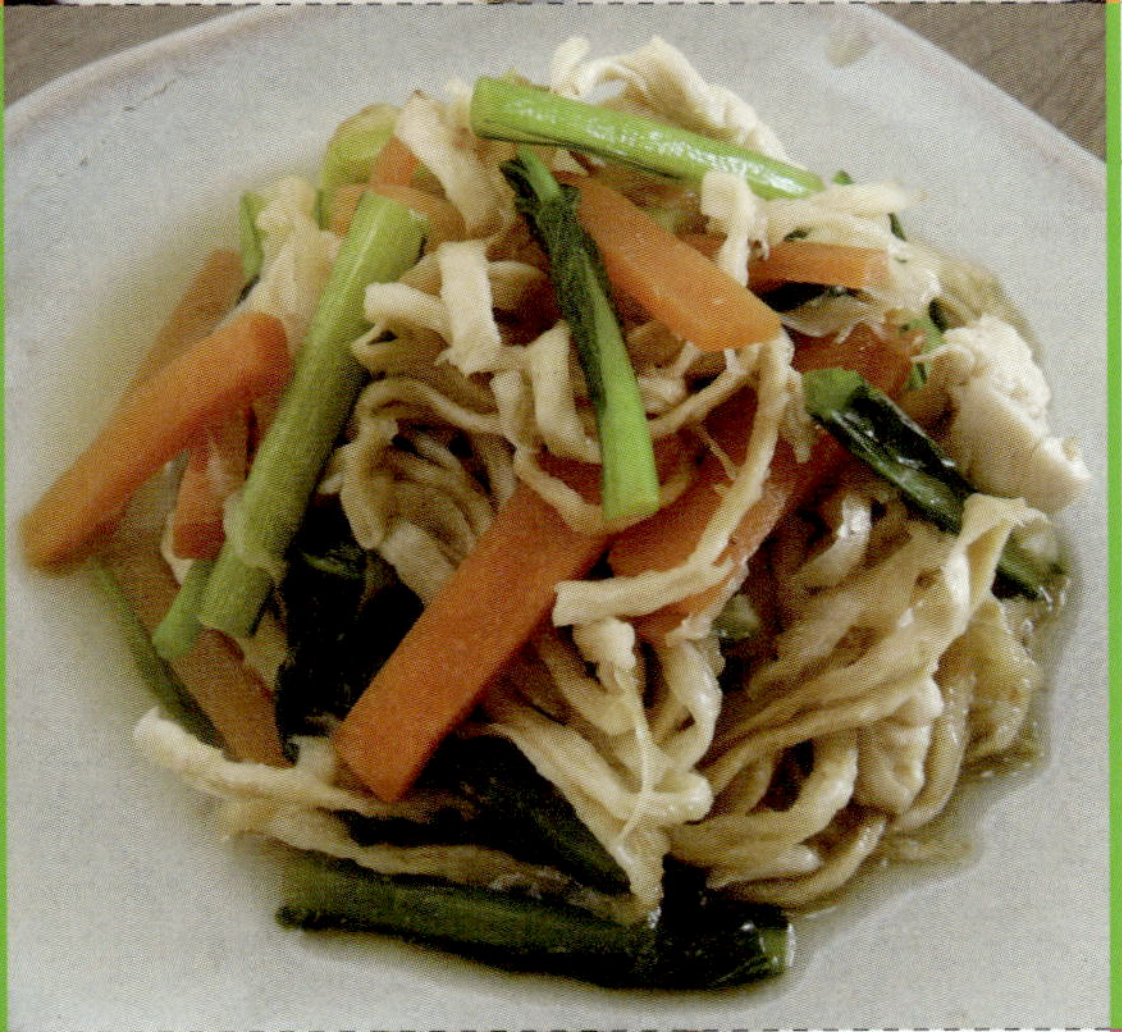

タンパク質 (g)	エネルギー (kcal)
9.6	142

炭水化物 (g)	脂質 (g)
14.8	4.5

鉄 (mg)	カルシウム (mg)
2.7	154

+1品 4

いか納豆

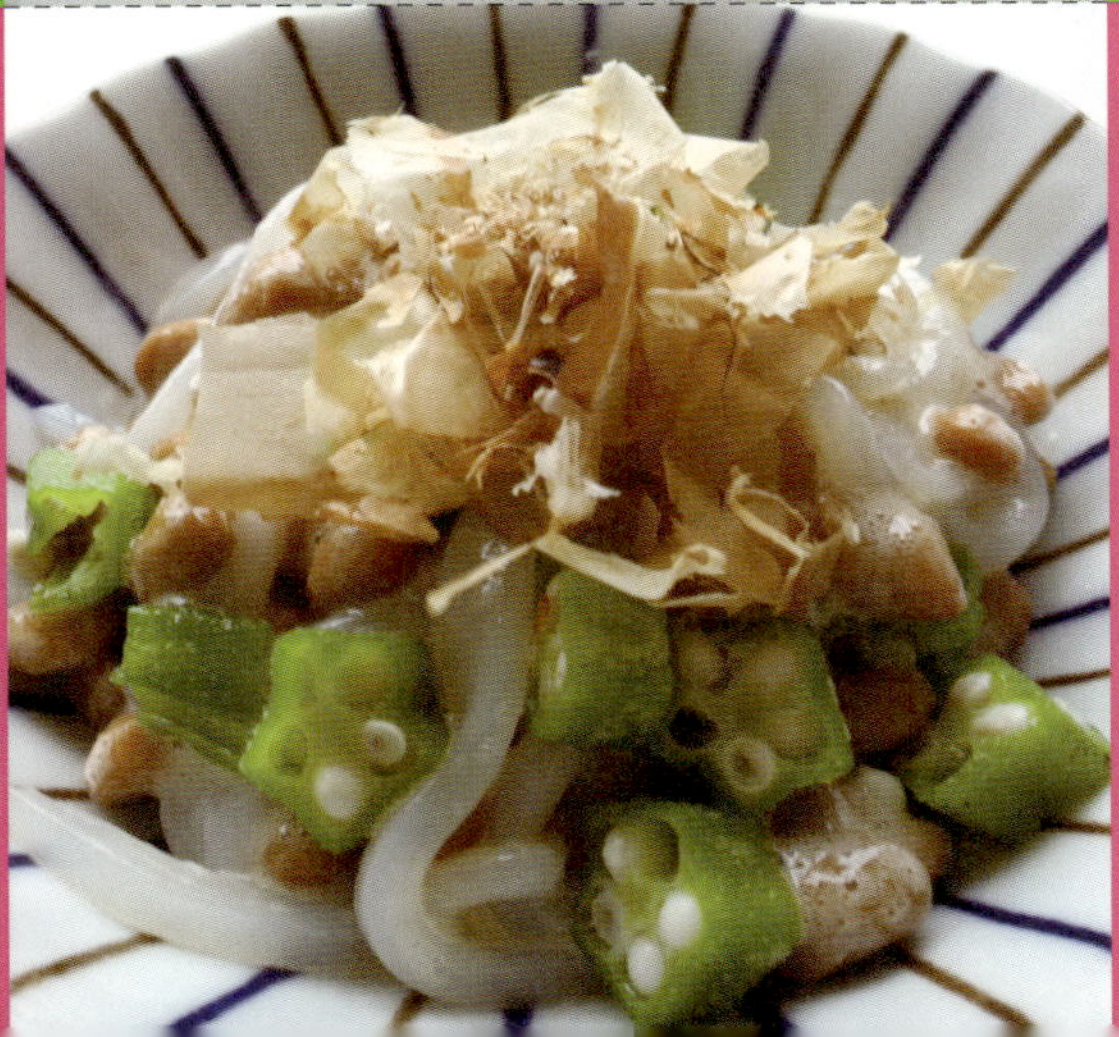

タンパク質 (g)	エネルギー (kcal)
20.1	162

炭水化物 (g)	脂質 (g)
7.7	5.8

ビタミンK (μg)
314

グリルチキンの野菜ソース

主菜 5

材料（2人分）

鶏もも肉(皮つき)	240g
塩	少々(0.4g)
コショウ	少々(0.4g)
ピーマン(赤・黄)	各70g
玉ねぎ	60g
油	大さじ1(14g)
しょうゆ	小さじ2(12g)
酢	小さじ4(20g)
砂糖	小さじ2(6g)
リーフレタス	20g

作り方

1. 鶏もも肉は皮面にフォークで穴を開け、塩・コショウをしてから、天板に皮目を上にして置き、オーブン（250度）で20分程度焼く。
2. ピーマン（赤・黄）、玉ねぎはみじん切りにする。
3. 鍋に油を熱し、2を炒め、しょうゆ、酢、砂糖で味を整える。
4. 皿にリーフレタスを敷いた上に1をのせ、3をかける。

ブロッコリーとホタテのスープ煮

副菜 5

材料（2人分）

ブロッコリー	120g
桜えび	16g
ホタテ(缶詰)	60g

作り方

1. 鍋に、ホタテ缶の汁と水（分量外）で150mlになるようにいれ、中火にかける。
2. ブロッコリーは小房に切り、沸騰した1に入れる。
3. 仕上げに桜えびを入れたら火を止め、器に盛る。

そら豆と玉ねぎのチーズ焼き

+1品 5

材料（2人分）

そら豆	160g
玉ねぎ	40g
マヨネーズ	小さじ2(10g)
塩	少々(0.4g)
コショウ	少々(0.2g)
とけるチーズ	60g

作り方

1. そら豆は、茹でて皮をむき、玉ねぎはくし切りにする。
2. フライパンを火にかけてマヨネーズを入れ、玉ねぎを炒め、塩、コショウで味を整えておく。
3. 耐熱容器にそら豆と2を入れ、とけるチーズをかける。
4. オーブントースターでチーズに焼き色がつくまで焼く。

主菜 5

グリルチキンの野菜ソース

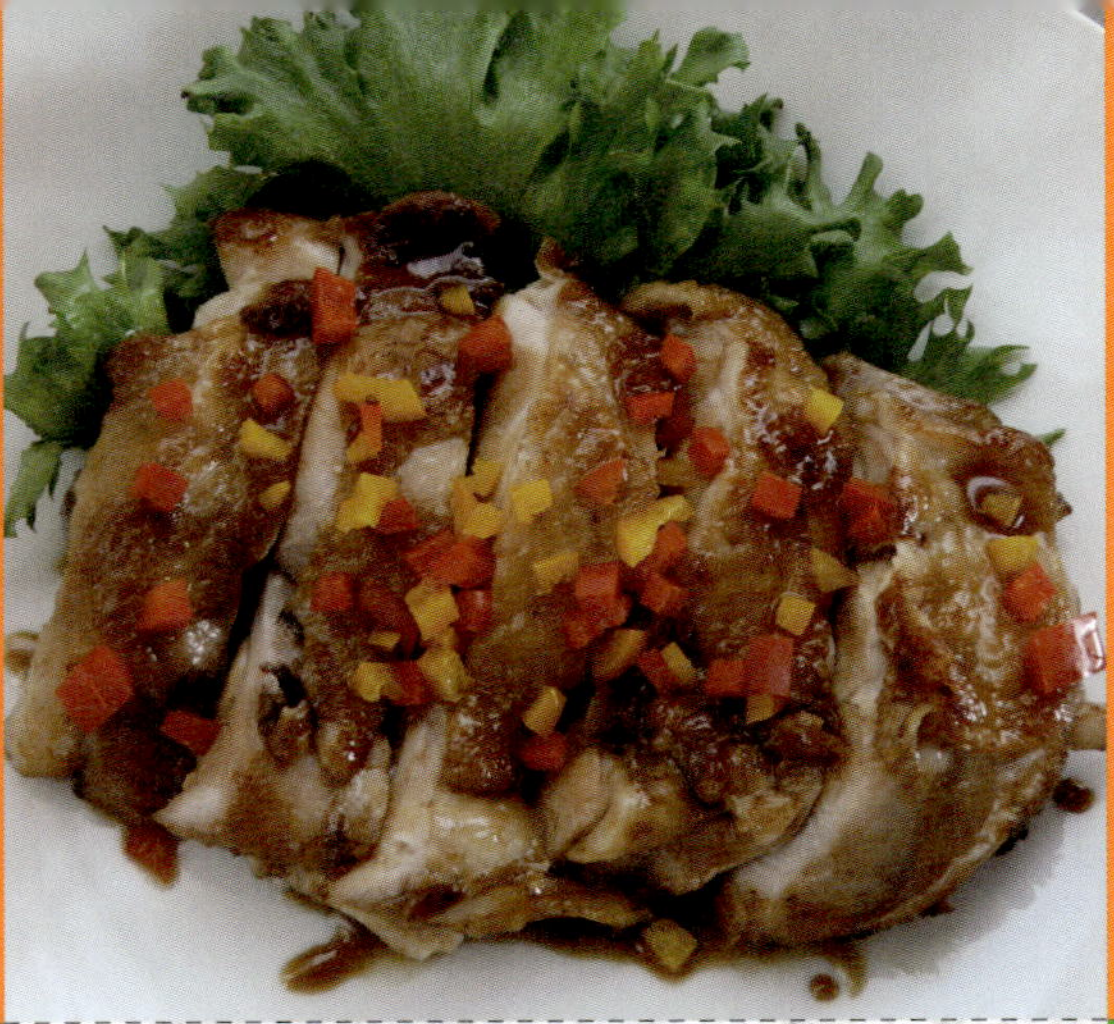

タンパク質 (g)	19.6
エネルギー (kcal)	369
炭水化物 (g)	15.9
脂質 (g)	24.4
ビタミンC (mg)	206
カリウム (mg)	547
ビタミンB2 (mg)	0.37

副菜 5

ブロッコリーとホタテのスープ煮

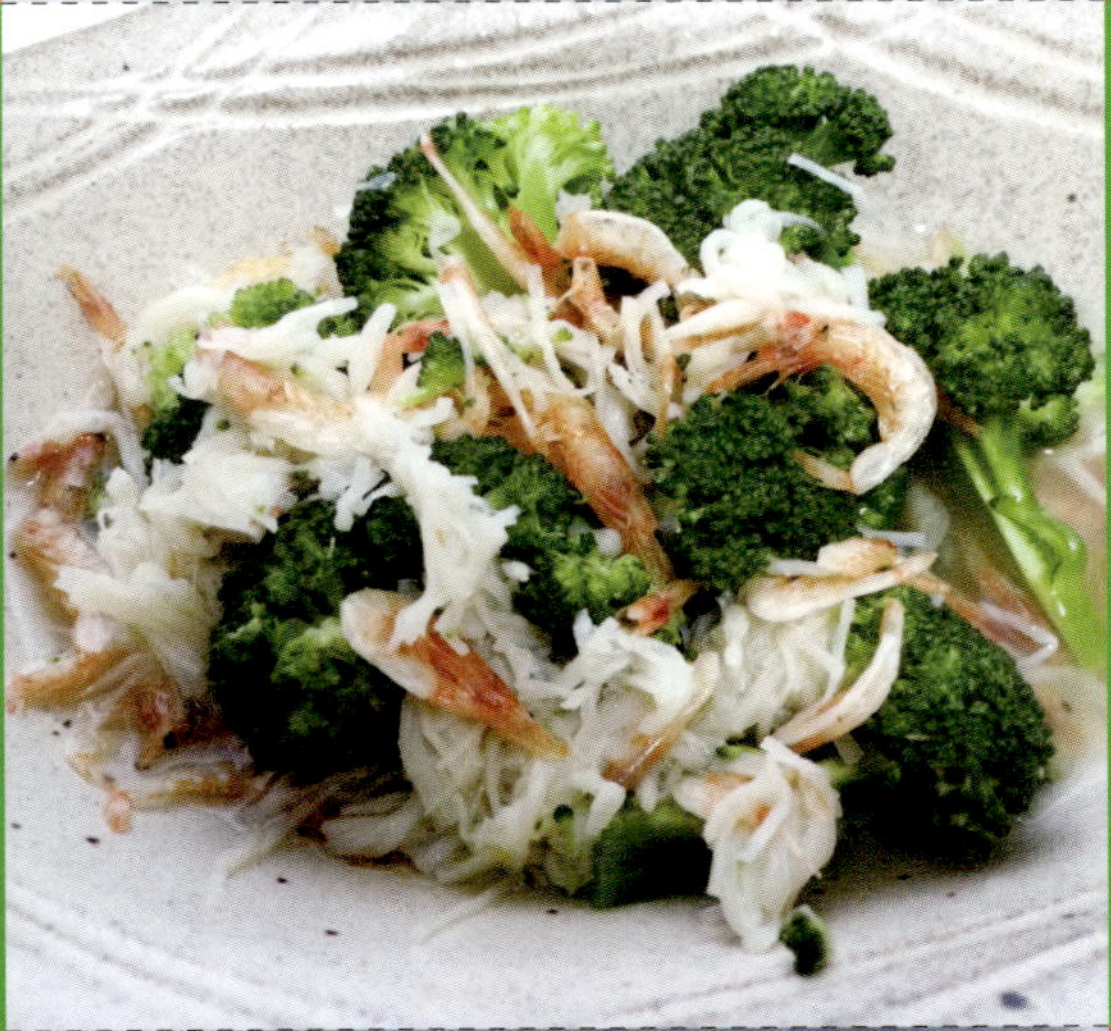

タンパク質 (g)	13.2
エネルギー (kcal)	70
炭水化物 (g)	3.1
脂質 (g)	0.7
ビタミンB12 (mg)	1.7
ビタミンK (μg)	90

+1品 5

そら豆と玉ねぎのチーズ焼き

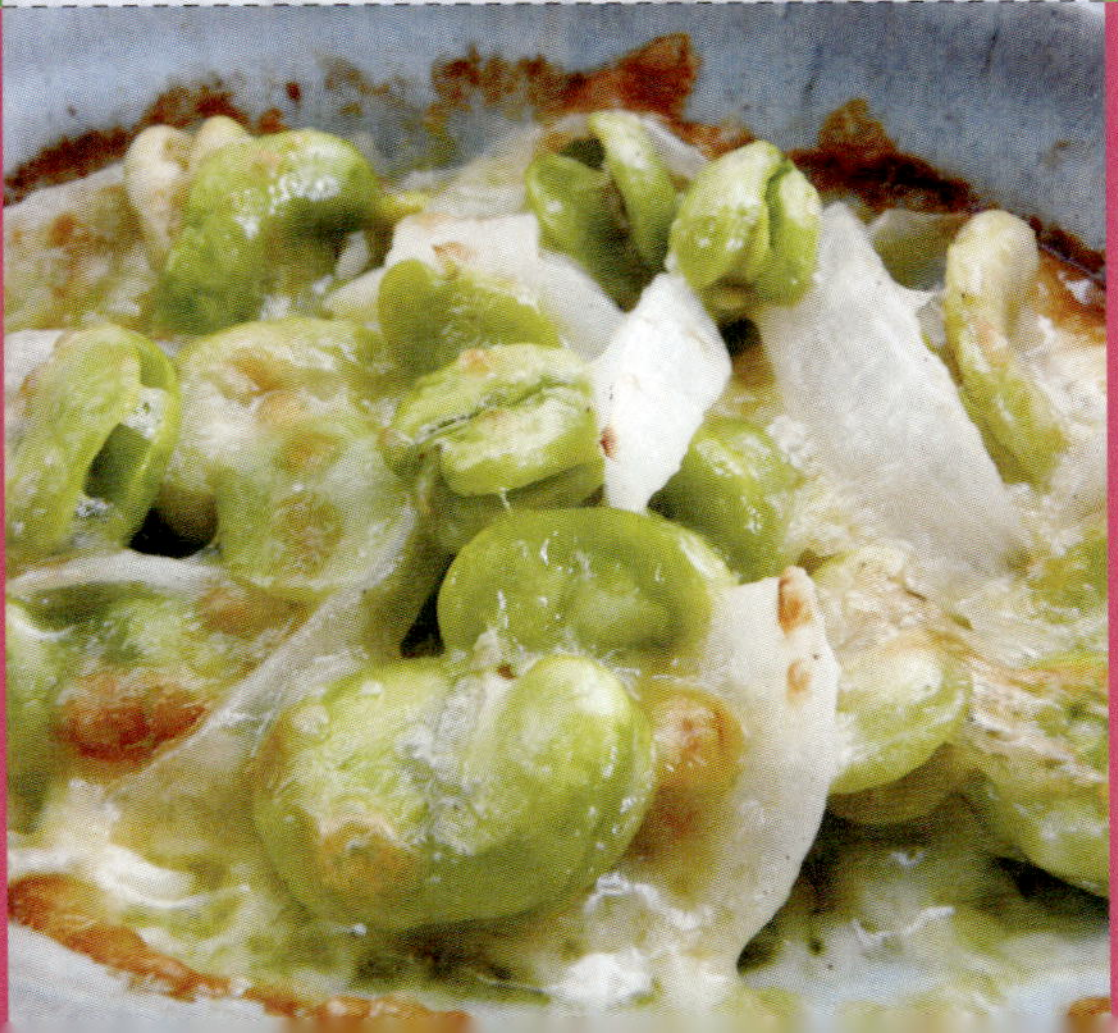

タンパク質 (g)	17.4
エネルギー (kcal)	276
炭水化物 (g)	21.2
脂質 (g)	13.4
葉酸 (μg)	116
カルシウム (mg)	265
食物繊維 (g)	3.6

アジの南蛮漬け

主菜 6

材料（2人分）

アジ	2尾(300g)
小麦粉	小さじ5(15g)
油	大さじ2(30g)

◎付け合わせ◎

玉ねぎ	100g
ニンジン	60g
ピーマン	60g
しょうゆ	小さじ4(24g)
酢	大さじ2(30g)
砂糖	小さじ2(10g)
酒	小さじ2(10g)

作り方

1 アジはえらとわた、ぜいごを取り、水洗いして水気をふいておく。

2 玉ねぎは薄切り、ニンジンとピーマンは細切りにし、しょうゆ、酢、砂糖、酒と合わせておく。

3 1に小麦粉をまぶし、170度の揚げ油で10分程度揚げ、油をきって2に漬けこみ味をなじませる。

豆腐入り卵焼き

副菜 6

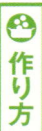

材料（2人分）

木綿豆腐	80g
グリーンピース(缶詰)	40g
桜えび	10g
卵	2個(100g)
砂糖	小さじ2(4g)
塩	少々(0.2g)
油	小さじ2(4g)

作り方

1 豆腐はキッチンペーパーなどで水気を切っておく。

2 ボウルに1を入れてよくつぶし、卵、砂糖、塩を加えてよく混ぜる。

3 2にグリーンピースと桜えびを加えて、さらに混ぜる。

4 鍋に油を熱し、3を卵焼きを焼く要領で数回に分けて巻いていく。

5 4食べよい大きさに切って器に盛る。

スナップえんどうのサバ味噌和え

+1品 6

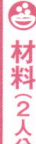

材料（2人分）

スナップえんどう	150g
さば味噌煮缶	100g

作り方

1 スナップエンドウは筋を取って塩少々（分量外）を加えた熱湯で色よく茹で、半分の長さに切る。

2 1にさば味噌煮缶を加えてよく混ぜ合わせ、器に盛る。

主菜 6

アジの南蛮漬け

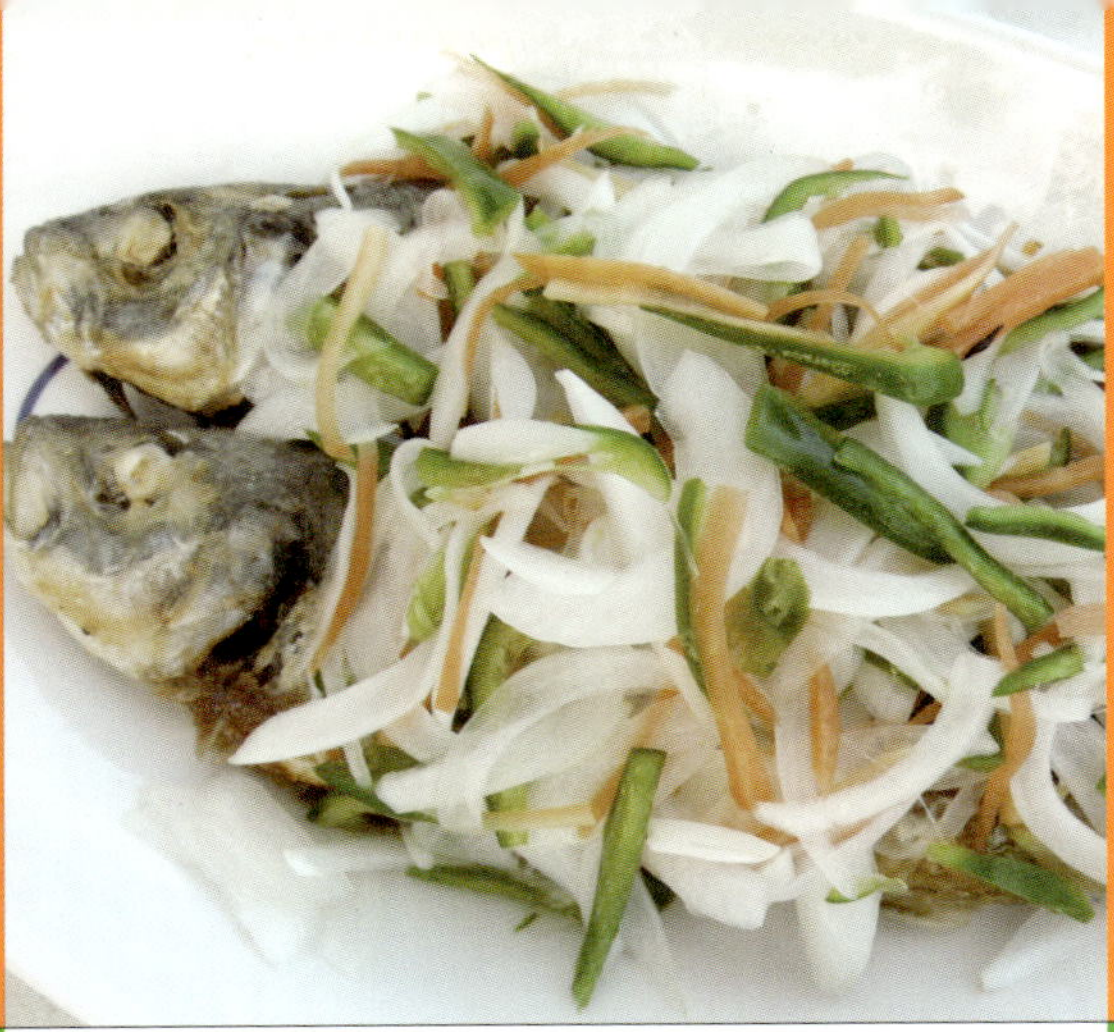

タンパク質 (g)	エネルギー (kcal)
27.8	377
炭水化物 (g)	**脂質 (g)**
25	16.5
ビタミンB6 (mg)	**マグネシウム (mg)**
0.77	66
	食物繊維 (g)
	3.4

副菜 6

豆腐入り卵焼き

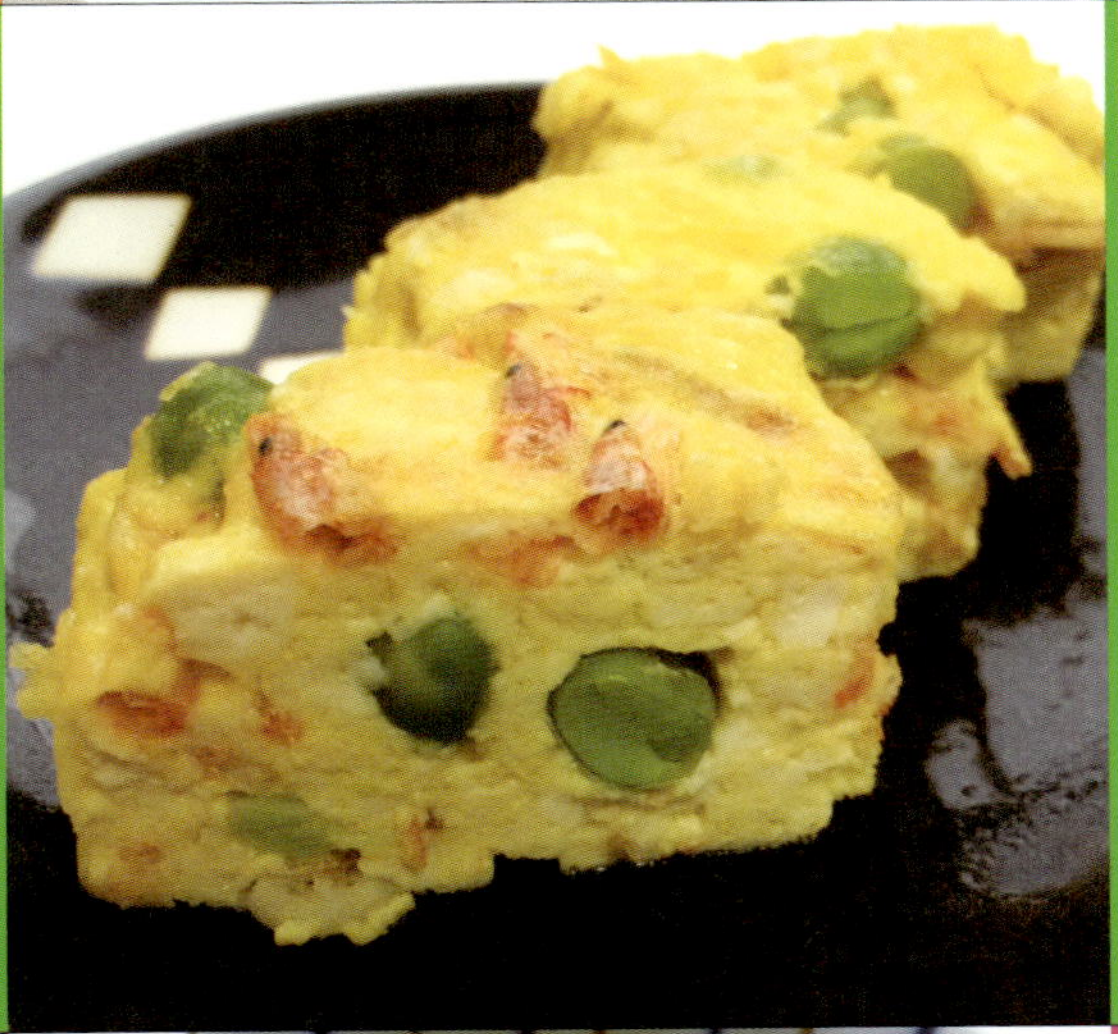

タンパク質 (g)	エネルギー (kcal)
14.8	179
炭水化物 (g)	**脂質 (g)**
7.5	9.3
鉄 (mg)	**カルシウム (mg)**
1.9	245

+1品 6

スナップえんどうのサバ味噌和え

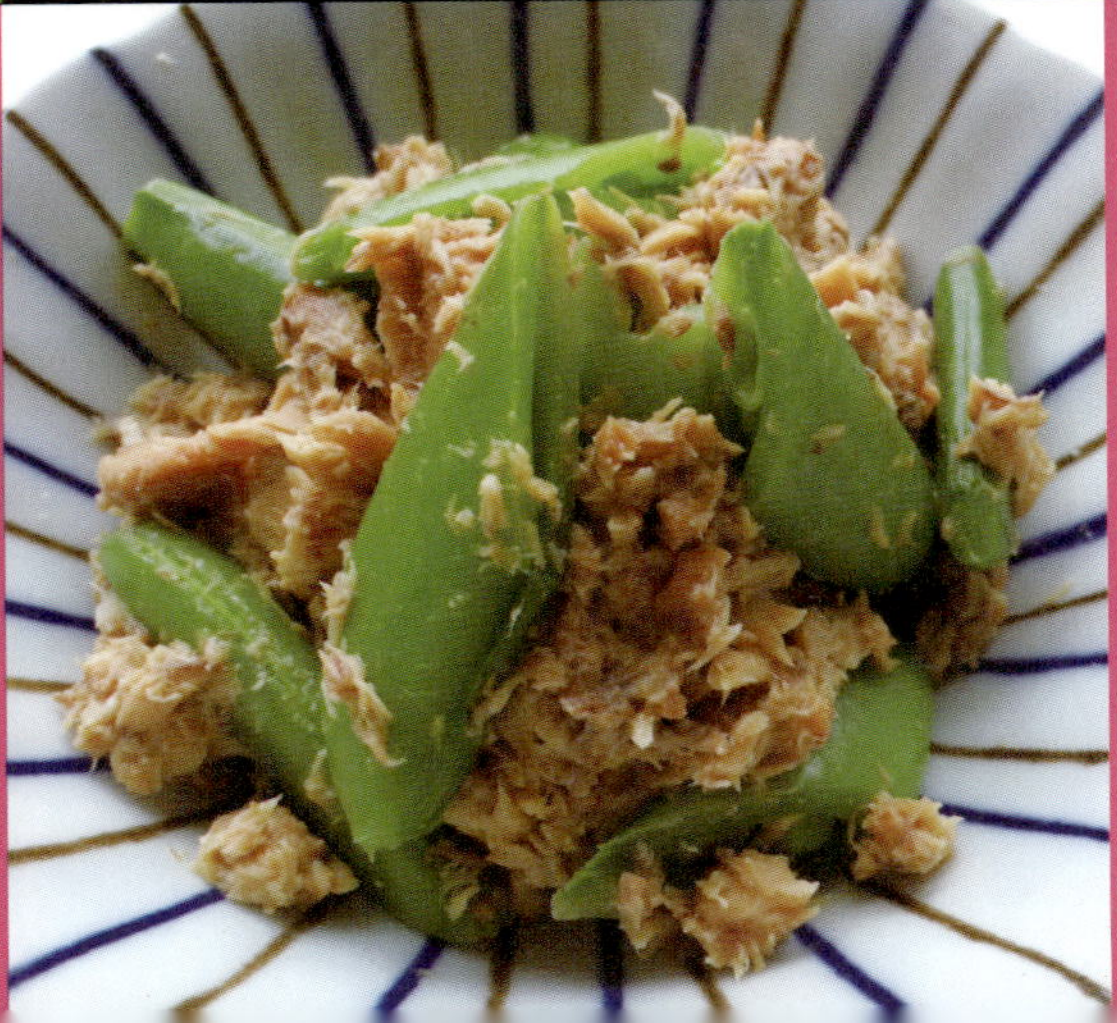

タンパク質 (g)	エネルギー (kcal)
10.6	146
炭水化物 (g)	**脂質 (g)**
11.9	7.1
ビタミンB12 (μg)	**ビタミンK (μg)**
4.8	47
	ビタミンC (mg)
	43

増量レシピに必要なことは…

『増量レシピ』といっても太ってしまうレシピということではありません。体をつくるレシピと捉えてもらえばいいでしょう。たんぱく質が強化してあり、エネルギー、ビタミン、ミネラルをしっかり摂ることができる体づくりのためのメニューです。

また、筋肉をつくるためにはたんぱく質だけを十分に摂ればいいというものではありません。主食であるお米もしっかり食べましょう。体重を増やしたい人はもちろん、育ち盛りのお子さんにも◎です。

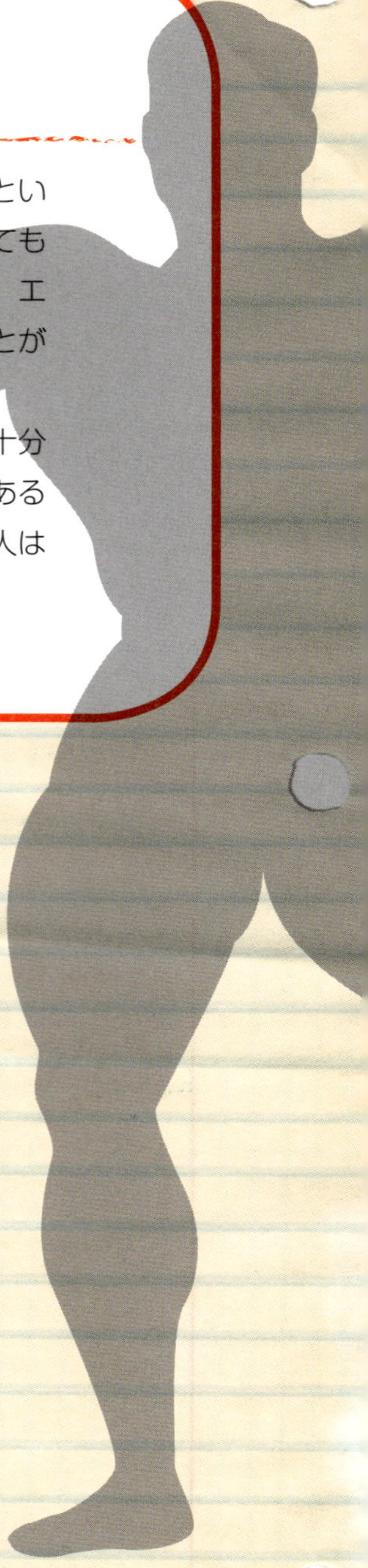

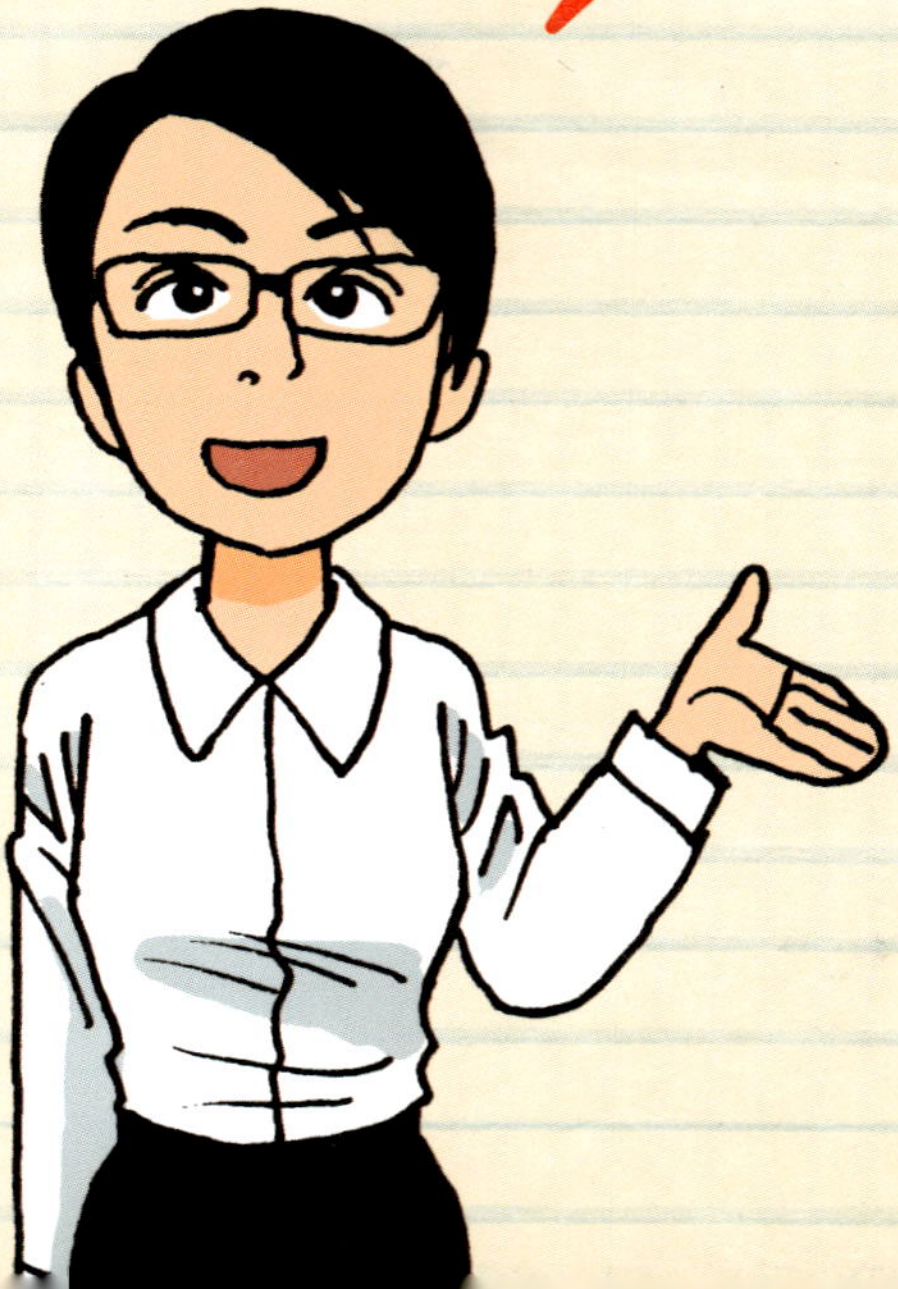

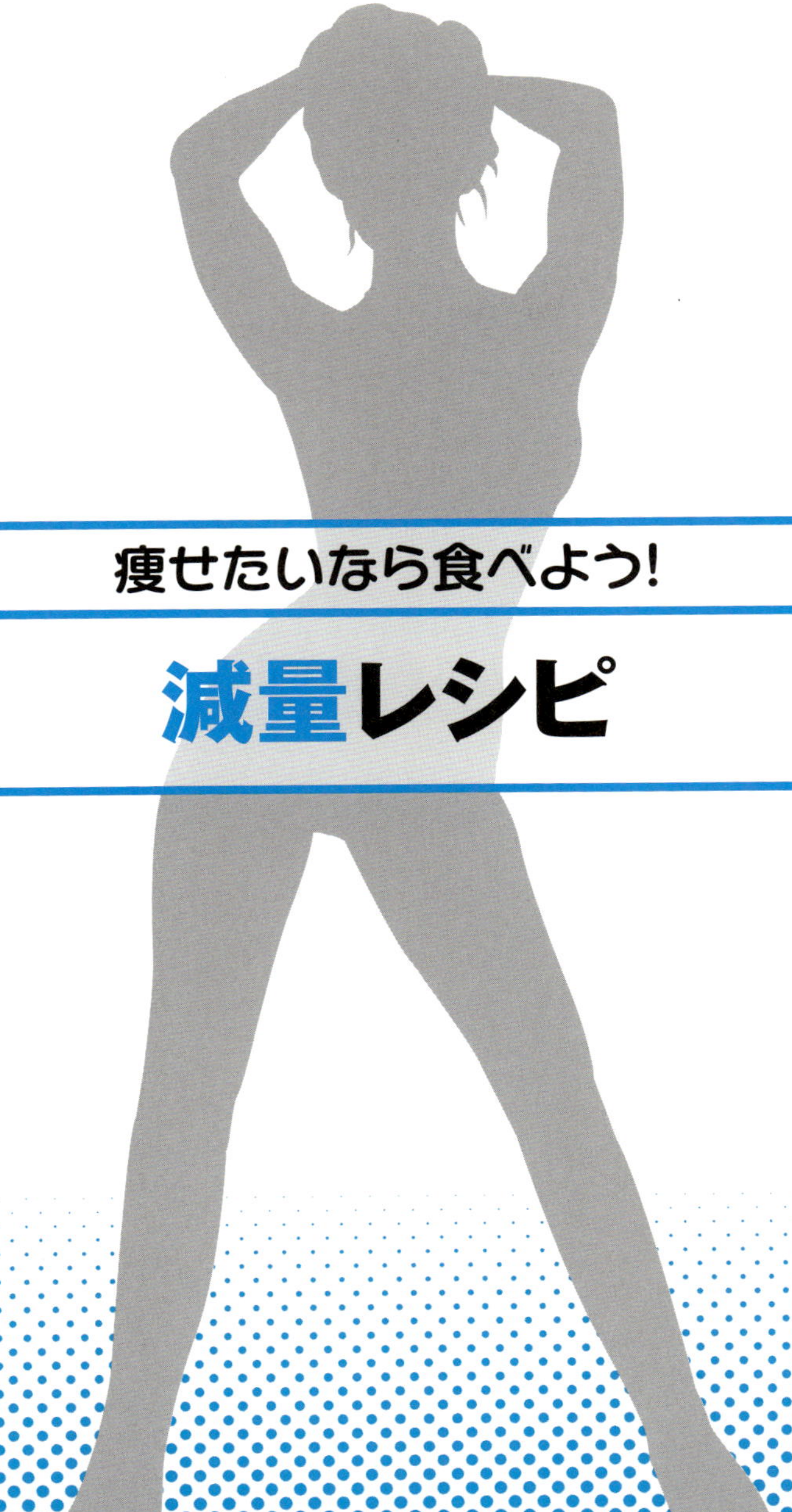

痩せたいなら食べよう!

減量レシピ

豆腐ステーキ

主菜 7

材料（2人分）

木綿豆腐	200g
薄力粉	適量
油	適量

⦿あん⦿

鶏ひき肉	40g
玉ねぎ	60g
ニンジン	20g
しめじ	20g
油	少々
だし汁	100cc
グリンピース	適量
片栗粉	適量

A

みそ	小さじ2
砂糖	小さじ2
みりん	小さじ1
しょうゆ	小さじ1

作り方

1. 木綿豆腐はクッキングペーパーに包んで水気を切っておき、水気が切れたら4等分に切る。
2. 玉ねぎとニンジンは5mm角に、しめじは半分の長さに切る。
3. グリーンピースはさっと茹でておく。
4. 1に薄力粉をつけ、フライパンに油を熱して焼き色がつく程度に両面を焼き、皿に盛っておく。
5. 鍋に油を熱し、玉ねぎを入れて炒めたらバットなどにあげておく。
6. 5のフライパンに油を加えて熱し、鶏ひき肉を炒める。
7. 6に5→ニンジン→しめじの順に入れて炒める。
8. 7にだし汁を入れて煮立たせ、Aを入れて味付けし、具材に火が通ったら水溶き片栗粉でとろみをつけてあんにする。
9. 4の上にあんをかけ、上に3を飾る。

ささみの青椒肉絲

副菜 7

材料（2人分）

鶏ささみ	40g
片栗粉	適量
ピーマン	2個（80g）
たけのこ	60g
ニンジン	20g
ごま油	小さじ2

A

オイスターソース	小さじ2
みりん	小さじ2
しょうゆ	小さじ1

作り方

1. ささみはそぎ切りして5mm幅に切り、片栗粉をまぶして沸騰したお湯でさっと茹で、表面が白くなったら火を止め、そのまま1分くらい予熱を通したら鍋から取り出す。
2. ピーマン・たけのこ・ニンジンは千切りする。
3. Aを合わせておく。
4. フライパンにごま油を熱し、ニンジン・たけのこ・ピーマンの順に炒める。
5. 4にAを入れて味を全体にからめたら皿に盛りつける。

もずくと玉ねぎのサラダ

+1品 7

材料（2人分）

もずく	100g
玉ねぎ	60g
カニ風味かまぼこ	30g
かいわれ大根	20g

A

酢	小さじ3
砂糖	小さじ3
しょうゆ	小さじ2

作り方

1. もずくは洗って水気を切っておく。
2. 玉ねぎは薄くスライスしてしばらく水にさらしておき、ザルにあげて水気を切る。
3. カニ風味かまぼこは食べやすいように割いておく。
4. かいわれ大根は根元を切って洗い、1/2の長さに切る。
5. Aを混ぜ合わせる。
6. ボウルに1～5を入れてよく和え、皿に盛る。

主菜 7

豆腐ステーキ

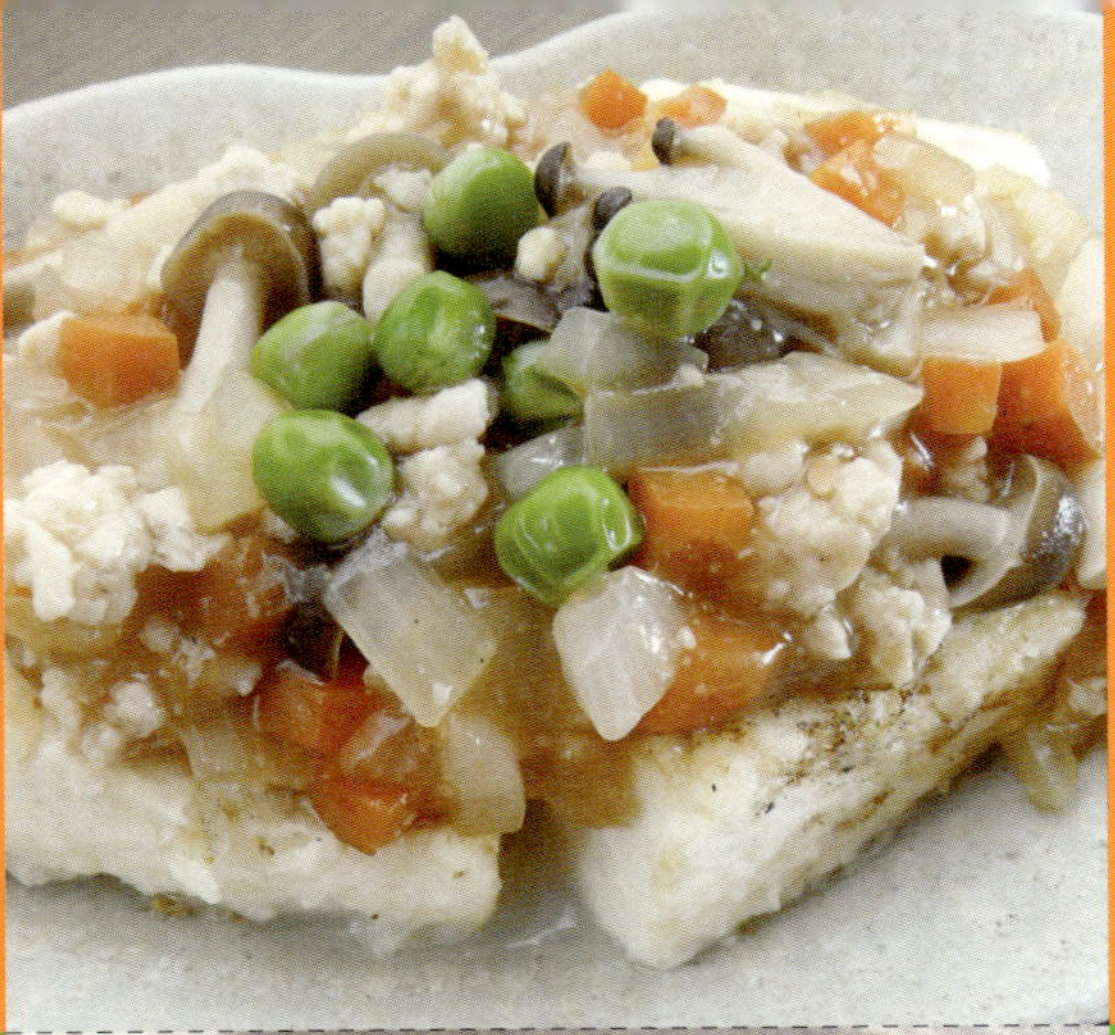

タンパク質 (g)	エネルギー (kcal)
13	194

炭水化物 (g)	脂質 (g)
15.8	8.4

鉄 (mg)	カルシウム (mg)
1.6	140

副菜 7

ささみの青椒肉絲

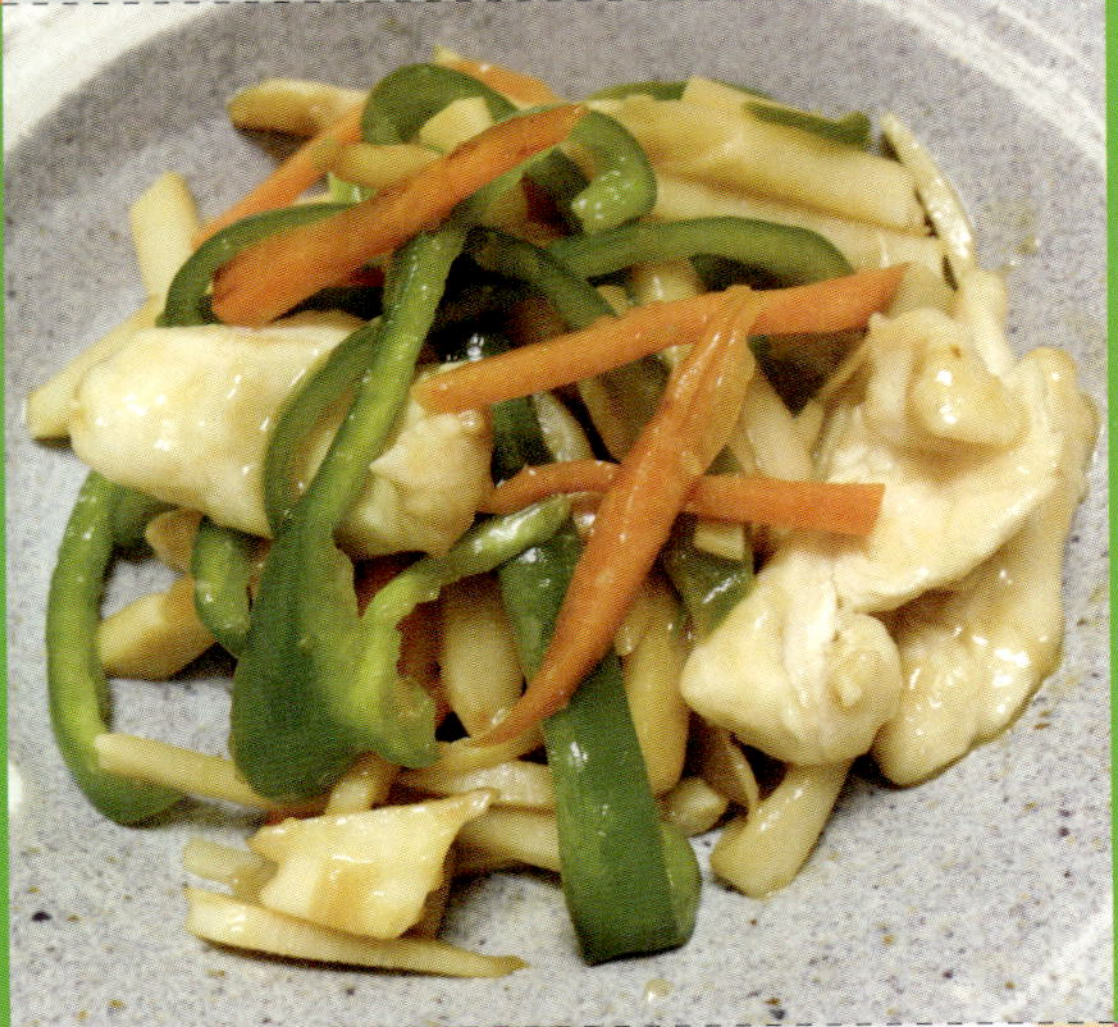

タンパク質 (g)	エネルギー (kcal)
6.8	87

炭水化物 (g)	脂質 (g)
9.4	2.3

ビタミンC (mg)
34

+1品 7

もずくと玉ねぎのサラダ

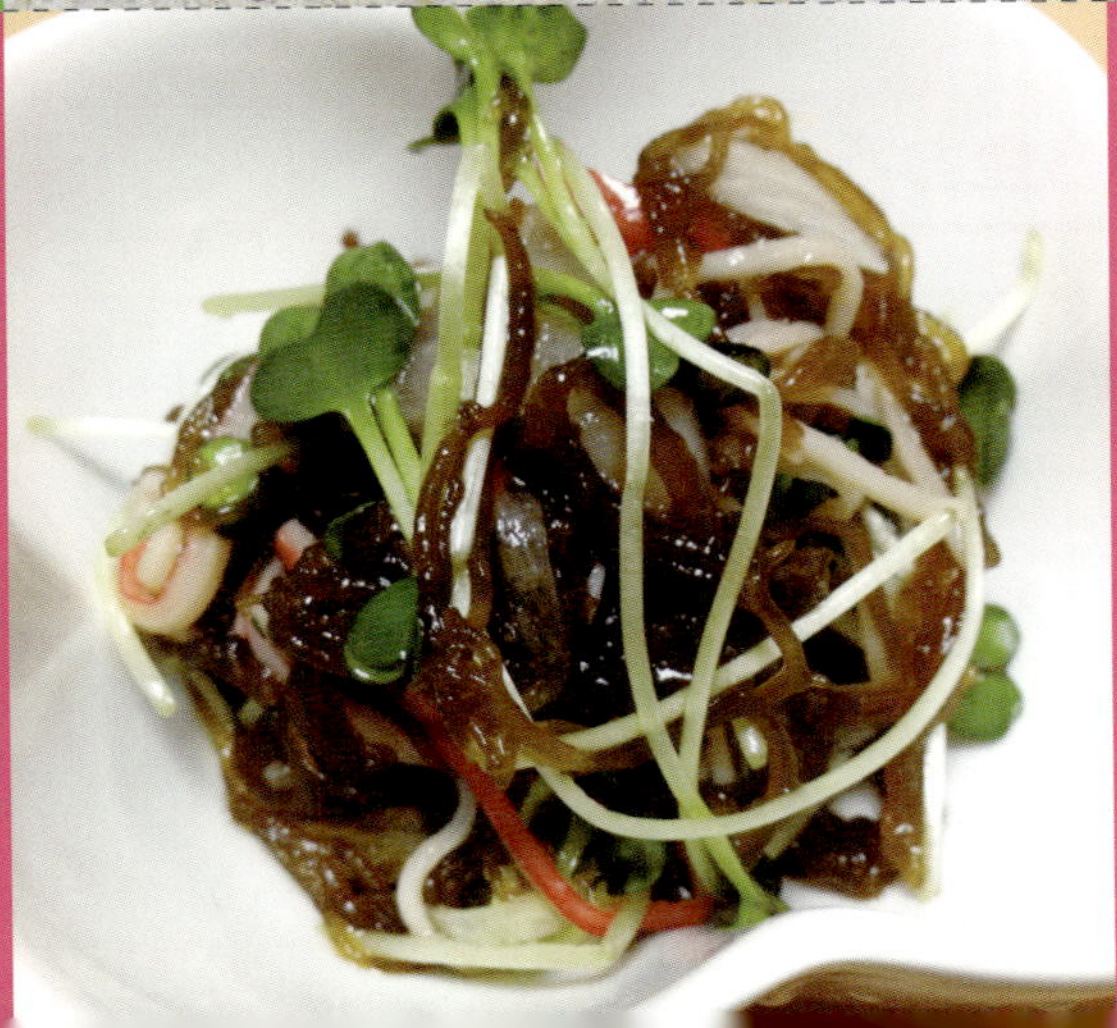

タンパク質 (g)	エネルギー (kcal)
2.7	52

炭水化物 (g)	脂質 (g)
10.5	0.2

ビタミンK (μg)
27

蒸し鶏のトマトオニオンソース

主菜 8

材料（2人分）

鶏むね肉	240g
塩	1g(2つまみ)
玉ねぎ	60g
トマト缶	60g
にんにく	2g
オリーブオイル	小さじ2
塩	1g(2つまみ)
コショウ	少々
春菊	飾り

作り方

1. 鶏むね肉は皮をはいで塩をまぶしておき、蒸し器で７分蒸す（ラップをしてレンジで5分加熱してもよい）。
2. 玉ねぎ・にんにくはスライスする。
3. 春菊は塩少々（分量外）を加えた熱湯でさっと茹でて3ｃｍの長さに切っておく。
4. 鍋にオリーブオイルとスライスしたニンニクを入れて火をつけ、油に香りが出たらにんにくを取り出し、玉ねぎを入れて炒める。
5. 玉ねぎが色づいたらトマト缶を入れて軽く煮込む。
6. 5に塩、コショウを入れて味を調える。
7. 1を薄く斜めにカットし、皿に盛りつける。
8. 7に6のソースをかけて、上に春菊を飾る。

ひじきの五目煮

副菜 8

材料（2人分）

乾燥ひじき	16g
干ししいたけ	中2枚(2g)
ニンジン	20g
レンコン(水煮)	20g
大豆(水煮)	40g
だし汁	100cc
砂糖	大さじ1/2弱
みりん	小さじ1
しょうゆ	小さじ2

作り方

1. ひじきと干ししいたけはそれぞれ水で戻し、戻ったらひじきは水を切り、干ししいたけは薄切りにする。
2. ニンジンは太めの千切りに、レンコンはいちょう切りにする。
3. 鍋にだし汁を入れて、ニンジン→ひじき→干ししいたけの順に入れて煮る。
4. 具材が柔らかくなったら､レンコンと大豆を入れて砂糖･みりん・しょうゆを加え、汁気がなくなるまで煮込む。

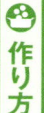

3色おろし和え

+1品 8

材料（2人分）

大根	200g
しめじ	20g
えのき	20g
冷凍枝豆	20g
トマト	50g

A

酢	小さじ3
砂糖	小さじ3
塩	小さじ1/2

作り方

1. 大根をすりおろし、水気を切っておく。
2. しめじ・えのきは石づきを切り落とし、えのきは半分に切る。
3. 2を沸騰したお湯でさっと茹で、水気を切って冷ましておく。
4. 冷凍枝豆は流水で解凍し、殻から取り出しておく。
5. トマトは種の部分を取り除き1cm角に切る。
6. Aを合わせておく。
7. ボウルに全ての食材と6を入れて和え､皿に盛りつける。

主菜 8

蒸し鶏のトマトオニオンソース

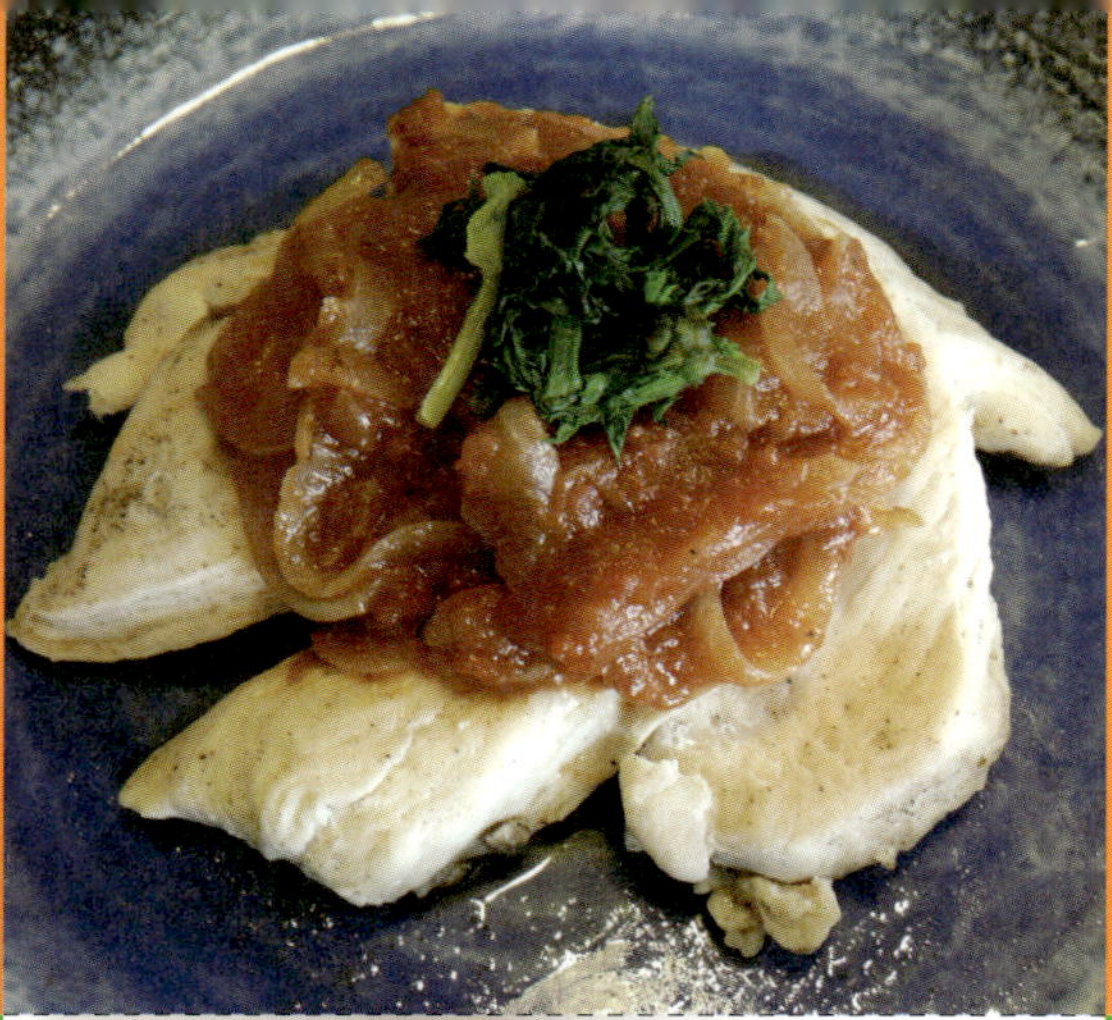

タンパク質(g)	エネルギー(kcal)	炭水化物(g)	脂質(g)	ビタミンB1(mg)
23.4	159	5.0	4.7	0.13

副菜 8

ひじきの五目煮

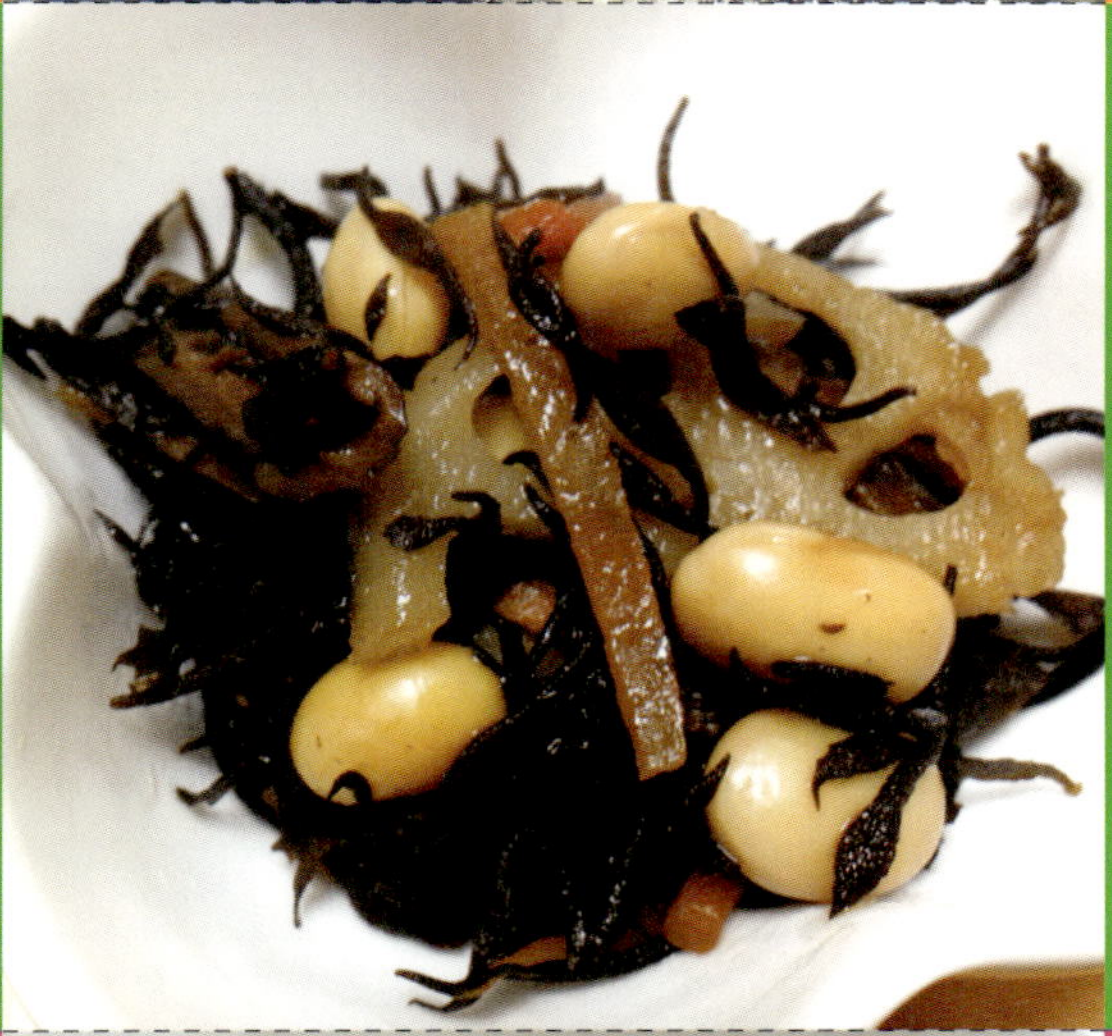

タンパク質(g)	エネルギー(kcal)	炭水化物(g)	脂質(g)	食物繊維(g)	カルシウム(mg)
4.5	72	13.3	1.5	5.7	140

＋1品 8

3色おろし和え

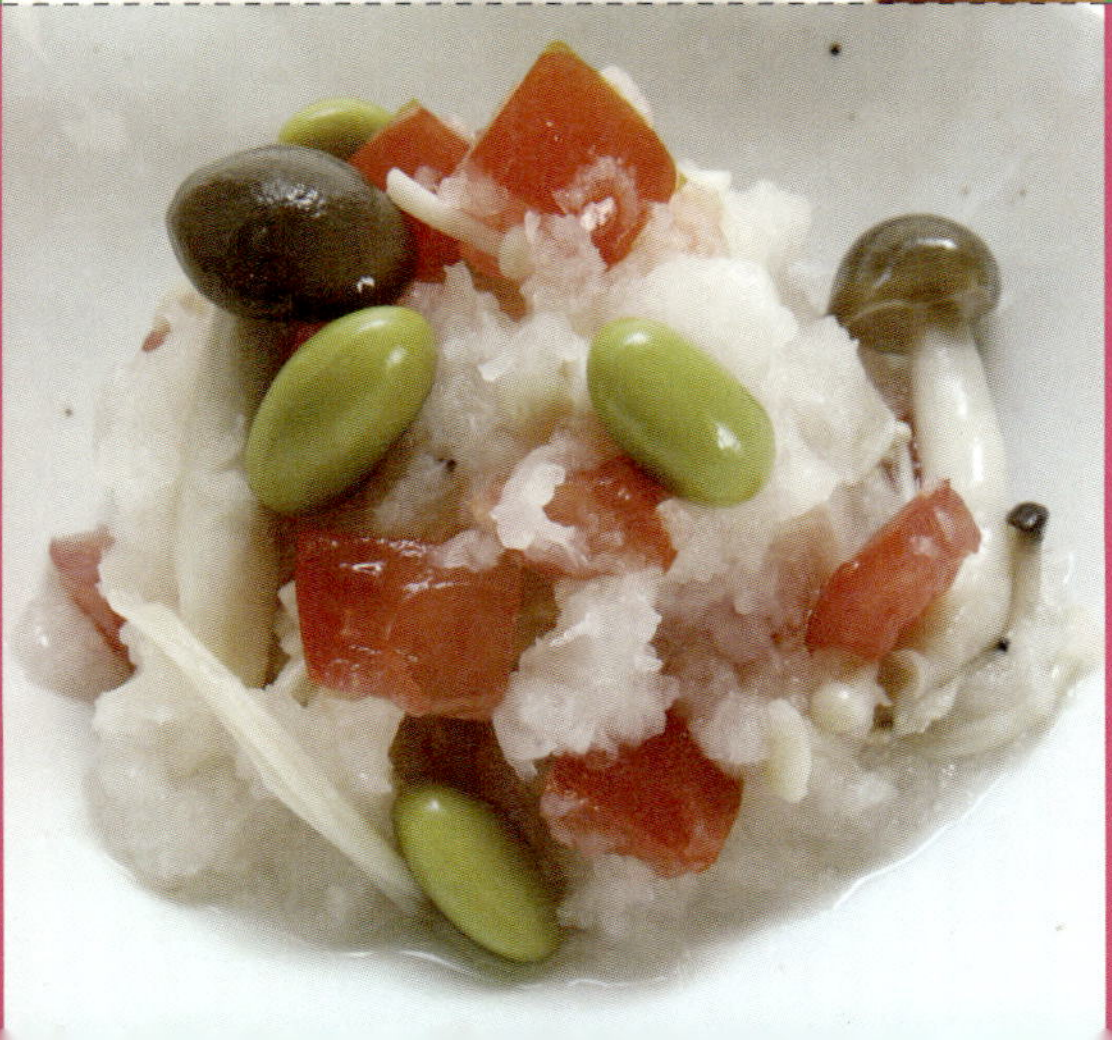

タンパク質(g)	エネルギー(kcal)	炭水化物(g)	脂質(g)	葉酸(μg)
2.2	59	11.9	0.8	75

豚しゃぶサラダ ジュレぽん酢

主菜 9

材料（2人分）

豚ロース（しゃぶしゃぶ用）	120g
レタス	60g
赤玉ねぎ	20g
ミニトマト	6個
ぽん酢	大さじ2
水	大さじ4
ゼラチン	小さじ2/3
大葉	少々
みょうが	少々

作り方

1. ぽん酢と水を鍋に入れて沸かし、ゼラチンを溶かしたらバットに移し、粗熱が取れたら冷蔵庫で冷やし固める。
2. レタスは洗って適当な大きさにちぎり、ミニトマトは縦半分に、大葉とみょうがは千切りにする。
3. 赤玉ねぎは薄くスライスし軽く水にさらして水気を切っておく。
4. 鍋にお湯を沸かし、豚肉を表面が白くなる程度にさっと茹でる。
5. レタスと赤玉ねぎを軽く混ぜ合わせ皿に盛り、上に4をのせる。
6. 1をスプーンやフォークでくずしてジュレ状にし、5の上にかける。
7. 大葉とみょうがを上に飾り、周りにミニトマトを飾る。

スペイン風オムレツ

副菜 9

材料（2人分）

カボチャ	80g
玉ねぎ	30g
ホウレンソウ	40g
ロースハム	16g（2枚）
卵	3個
牛乳	小さじ2
コンソメ（顆粒）	小さじ1
ケチャップ	小さじ1

作り方

1. カボチャは種を取り除いて1.5cm角に切り、耐熱皿にのせてラップをしたらレンジで5分加熱する。
2. 玉ねぎは2mm幅にスライス、ホウレンソウは3cmの長さに切る。
3. ロースハムは、1cm幅の短冊切りにする。
4. ボウルに卵を割りほぐし、牛乳・コンソメと1～3を入れてよく混ぜ合わせる。
5. フライパンにクッキングペーパーを敷いて4を流し入れ、蓋をして中火で10分程焼く。
6. 5が固まったらいったん皿（またはフライパンの蓋）に移し、裏面が下になるようにもう一度フライパンに戻し、焼き色がつく程度に焼く。
7. 食べやすいサイズにカットして皿に盛り、お好みでケチャップを添える。

焼きなすのとろろかけ柚子胡椒風味

+1品 9

材料（2人分）

ナス	120g
長いも	60g
めんつゆ	20g
柚子胡椒	20g
万能ネギ	小さじ2弱

作り方

1. ナスはヘタまわりと縦に4，5箇所に切込みを入れる。長いもはすりおろし、万能ネギは刻んでおく。
2. ナスが柔らかくなるまでグリルで焼く(10～15分程度)。
3. 長いもにめんつゆと柚子胡椒を合わせる。
4. 2を一度氷水に落とし、氷水内で手早く皮をはいで食べやすい大きさに切る。
5. 皿に4を盛り、上から3をかけて万能ネギを散らす。

主菜 9

豚しゃぶサラダ ジュレぽん酢

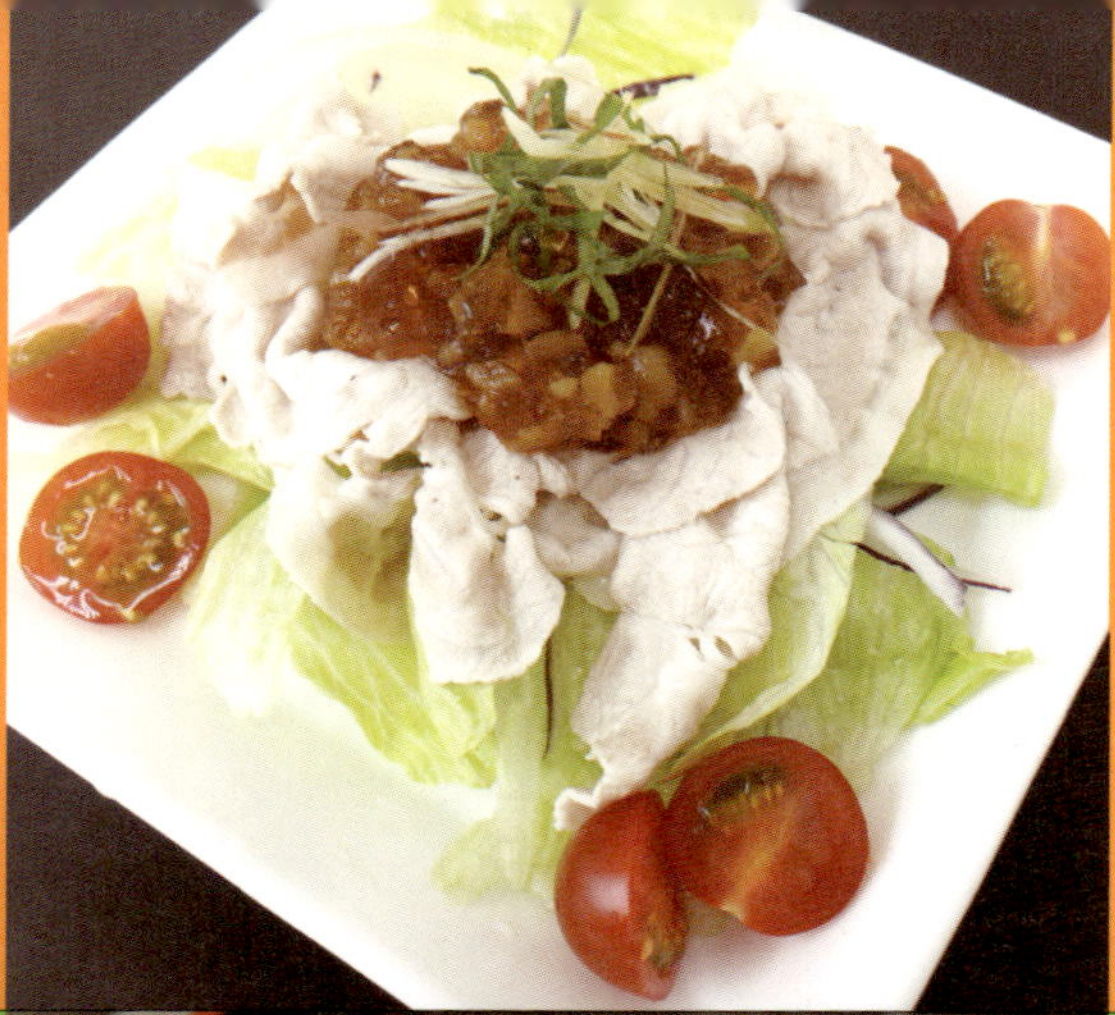

タンパク質 (g)	エネルギー (kcal)	炭水化物 (g)	脂質 (g)	ビタミンB1 (mg)
10.8	161	6.3	9.7	0.25

副菜 9

スペイン風オムレツ

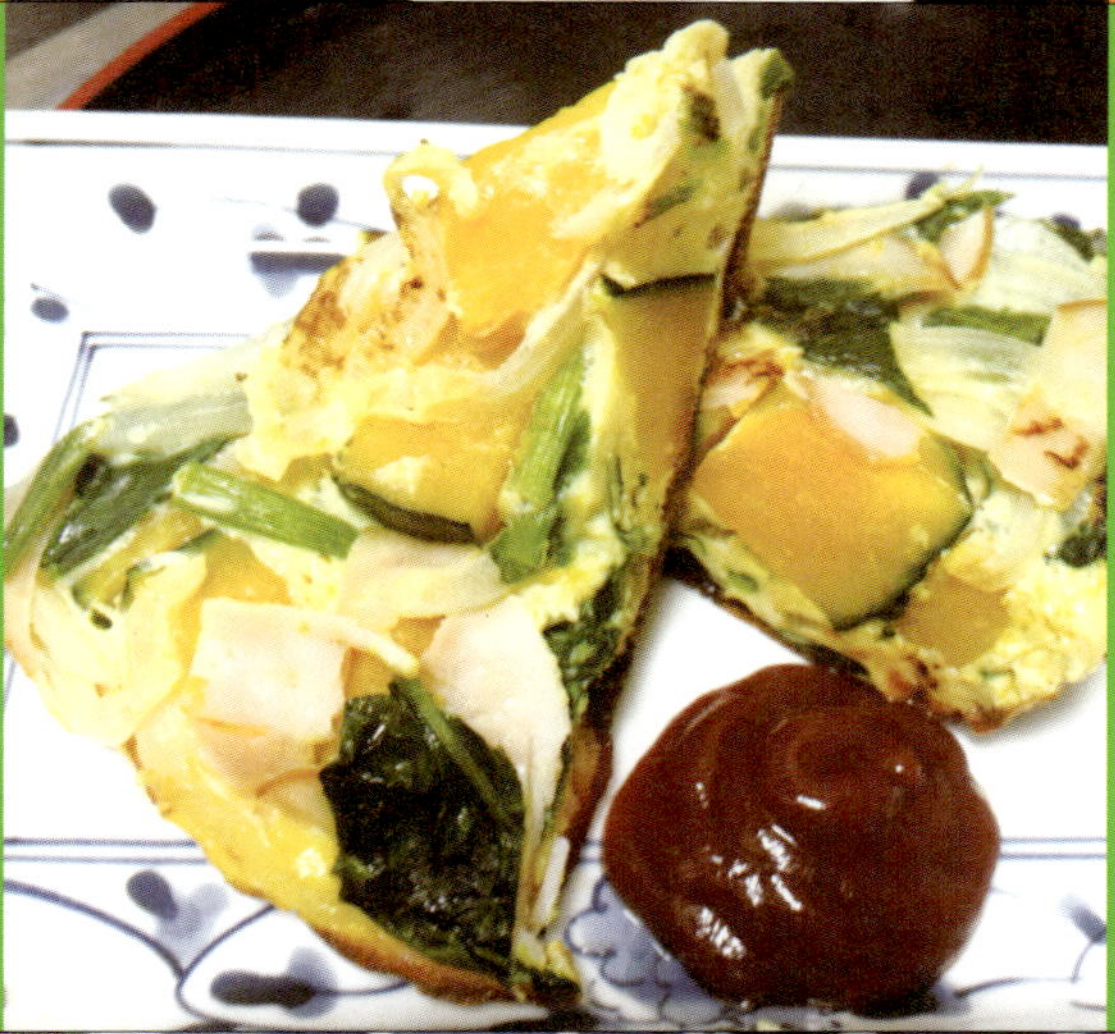

タンパク質 (g)	エネルギー (kcal)	炭水化物 (g)	脂質 (g)	ビタミンC (mg)	カルシウム (mg)
7.6	114	8.2	5.6	16	44

+1品 9

焼きなすのとろろかけ 柚子胡椒風味

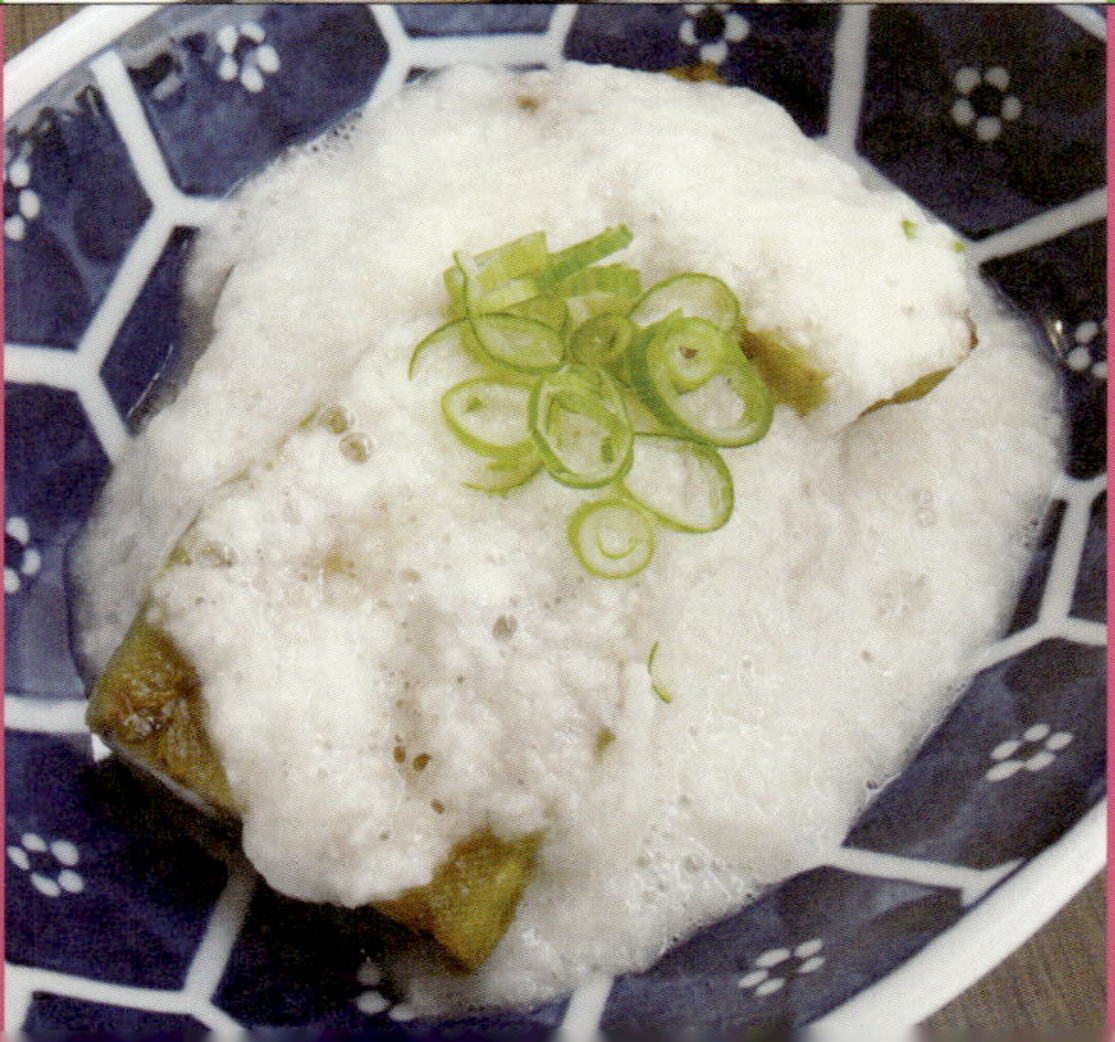

タンパク質 (g)	エネルギー (kcal)	炭水化物 (g)	脂質 (g)	食物繊維 (g)
1.5	33	7.3	0.1	2.0

減量レシピに必要なことは…

　痩せたいという理由で炭水化物など何かを抜いたり、「野菜しか食べない」など食べる食品を限定したり…いろいろな食事制限を耳にしますが、それで痩せたとして、欠食や偏った食事による減量は、果たして美しい体の獲得や競技力の向上につながっているでしょうか？　筋力や体力の衰えに加え、皮膚に潤いもなく、何より「活動したい！」という意欲が湧きません。筋力などの活動に必要な機能を維持しながら、長く体脂肪を減らすには、“量（カロリー）は減らし、質（バランス）は落とさない”ことが重要。理想的な体を得るには“急がば回れ”なのです。

　このカテゴリでは、野菜だけでなくたんぱく質も充実させ、調理を工夫することで低カロリーになるような、「食べながら痩せる」を目指す献立となっています。

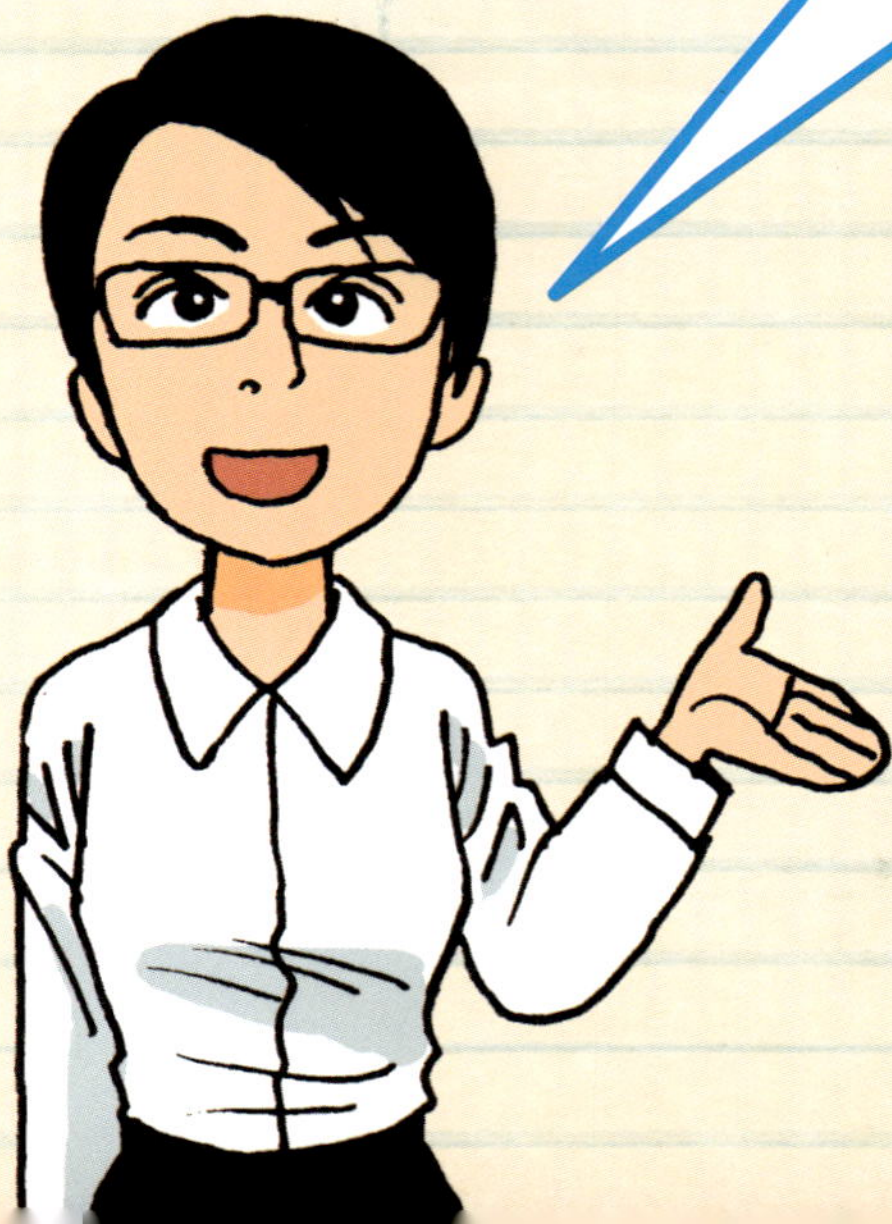

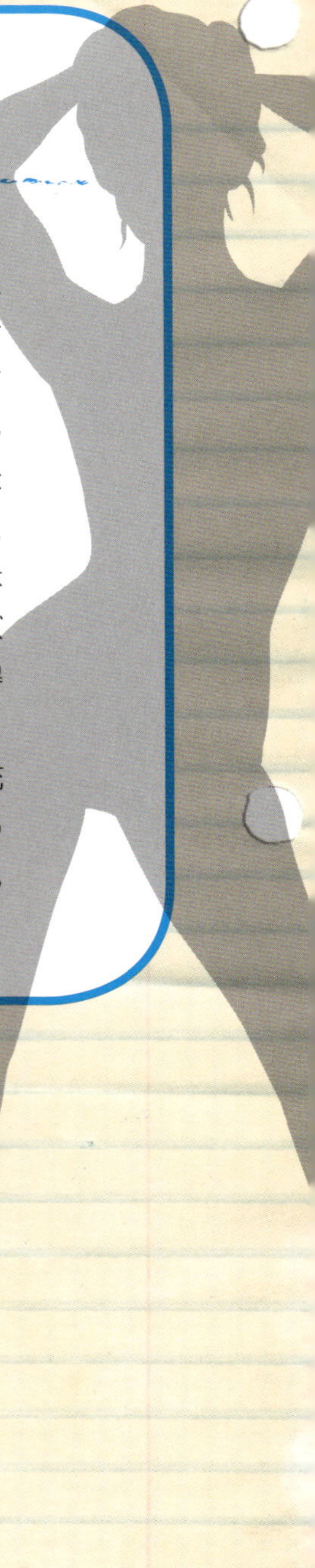

貧血にならないためにも食事はきちんと

貧血予防レシピ

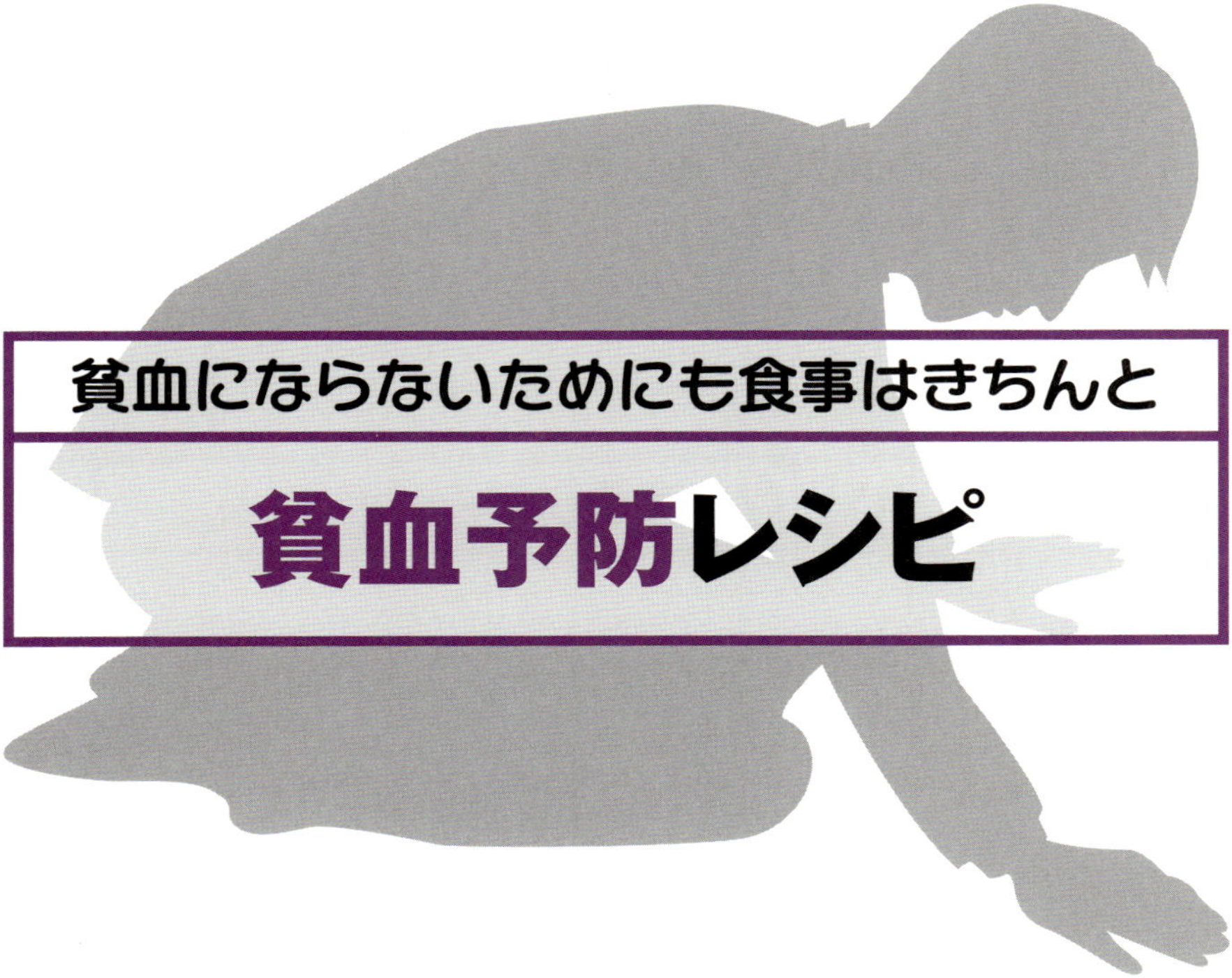

かつお漬けフライ

主菜 10

材料（2人分）

カツオ（さく）	140g
しょうゆ	小さじ2強（14g）
みりん	小さじ2強（14g）
黒ごま	大さじ1弱（14g）
薄力粉	小さじ2（10g）
パン粉	大さじ2（6g）
油	大さじ2弱（20g）
レモン	20g
ブロッコリー	80g

作り方

1. ブロッコリーは小房に分け、食べよい大きさに切って塩少々（分量外）を加えた熱湯で下茹でしておく。
2. カツオを食べやすい大きさに切り、しょうゆとみりんに漬ける。
3. 黒ごまをパン粉に混ぜる。
4. 2を薄力粉・卵・パン粉の順につけ、180℃の油で7分揚げる。
5. 4を皿に盛り、1とくし切りにしたレモンを添える。

ほうれん草のソテー

副菜 10

材料（2人分）

ホウレンソウ	120g
パプリカ（赤・黄）	各20g
バター	小さじ4（16g）
塩	小さじ1/3（2g）
コショウ	少々

作り方

1. ホウレンソウを塩少々（分量外）を加えた熱湯で茹で、水気をしぼったら食べやすい大きさに切る。
2. フライパンにバターを熱して細切りにしたパプリカを炒める。
3. 2に1を加える。
4. 塩、こしょうをして味を調える。

あさりと小松菜の煮びたし

+1品 10

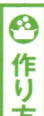

材料（2人分）

小松菜	80g
生揚げ	40g
ニンジン	20g
あさり缶詰	30g
しょうゆ	小さじ1（6g）
みりん	小さじ1（6g）
だし汁	40cc

作り方

1. 小松菜は食べやすい大きさに切る。
2. ニンジン・生揚げは短冊切りにし、だし汁で煮る。
3. 2のニンジンが柔らかくなってきたら小松菜とあさり缶を加えて煮る。
4. しょうゆ・みりんを入れ、さっと煮たら器に盛る。

主菜 10

かつお漬けフライ

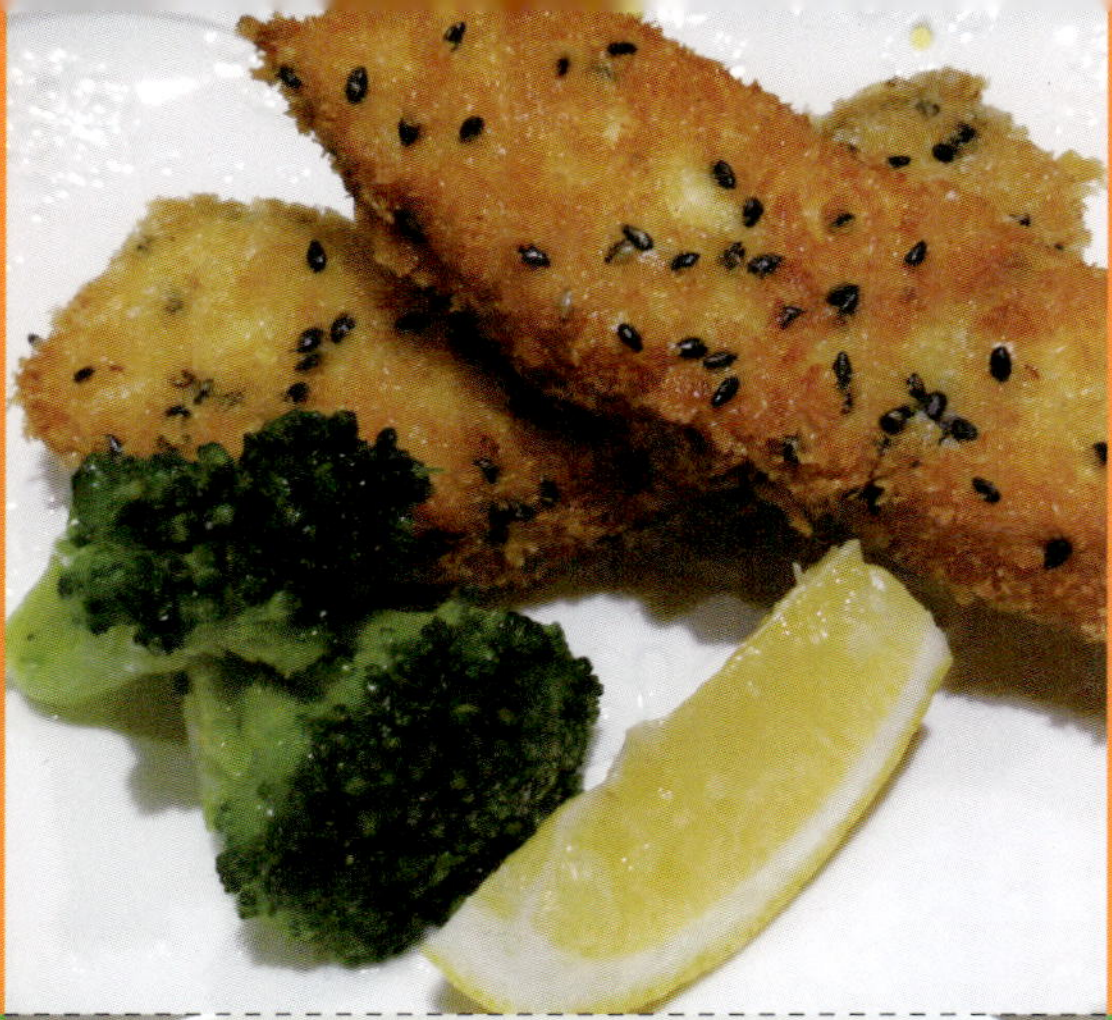

タンパク質 (g)	エネルギー (kcal)	炭水化物 (g)	脂質 (g)	ビタミンB_1 (mg)	カリウム (mg)	ビタミンC (mg)
22.6	278	15.0	13.6	0.22	519	58

副菜 10

ほうれん草のソテー

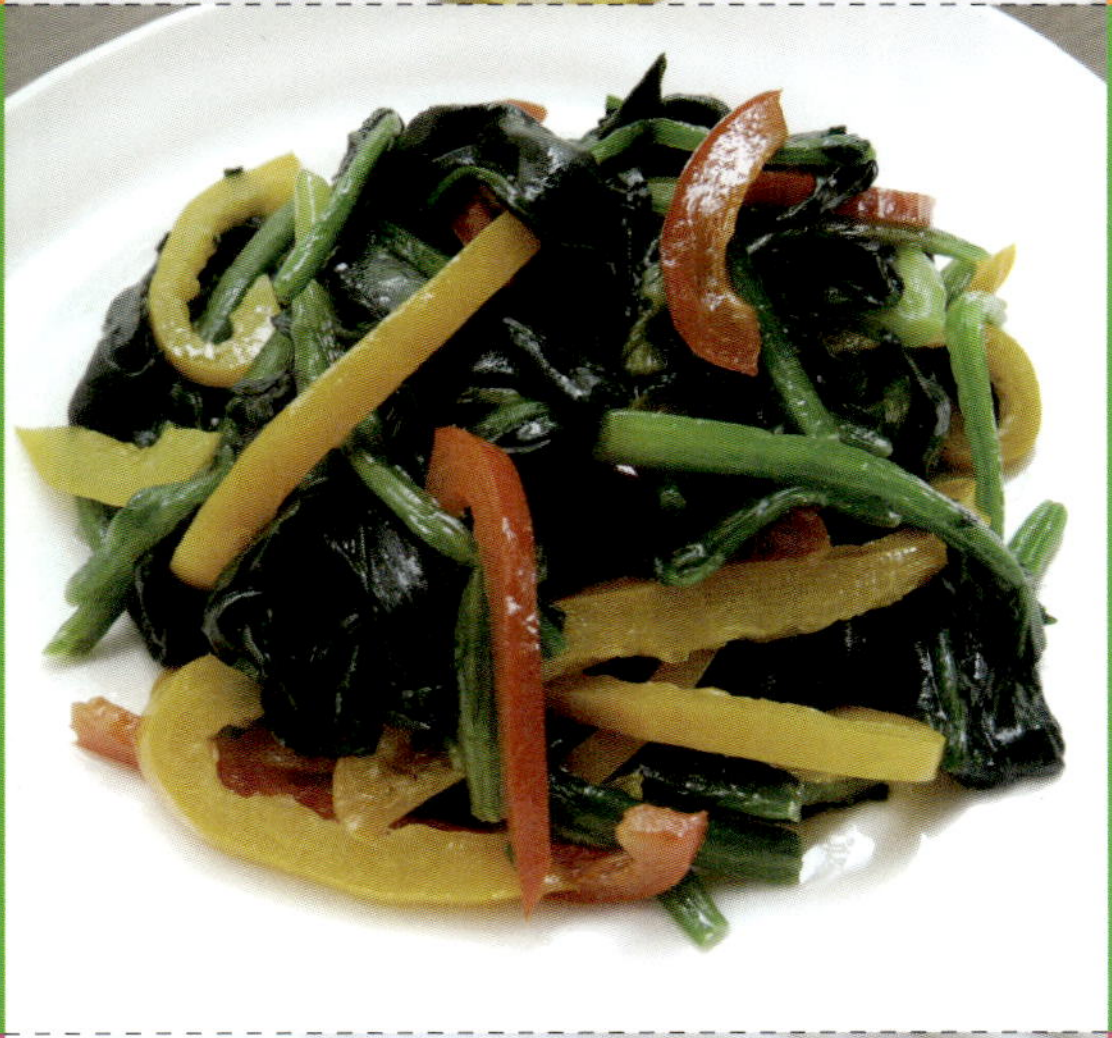

タンパク質 (g)	エネルギー (kcal)	炭水化物 (g)	脂質 (g)	葉酸 (μg)	ビタミンK (μg)
1.5	77	3.3	6.8	138	164

+1品 10

あさりと小松菜の煮びたし

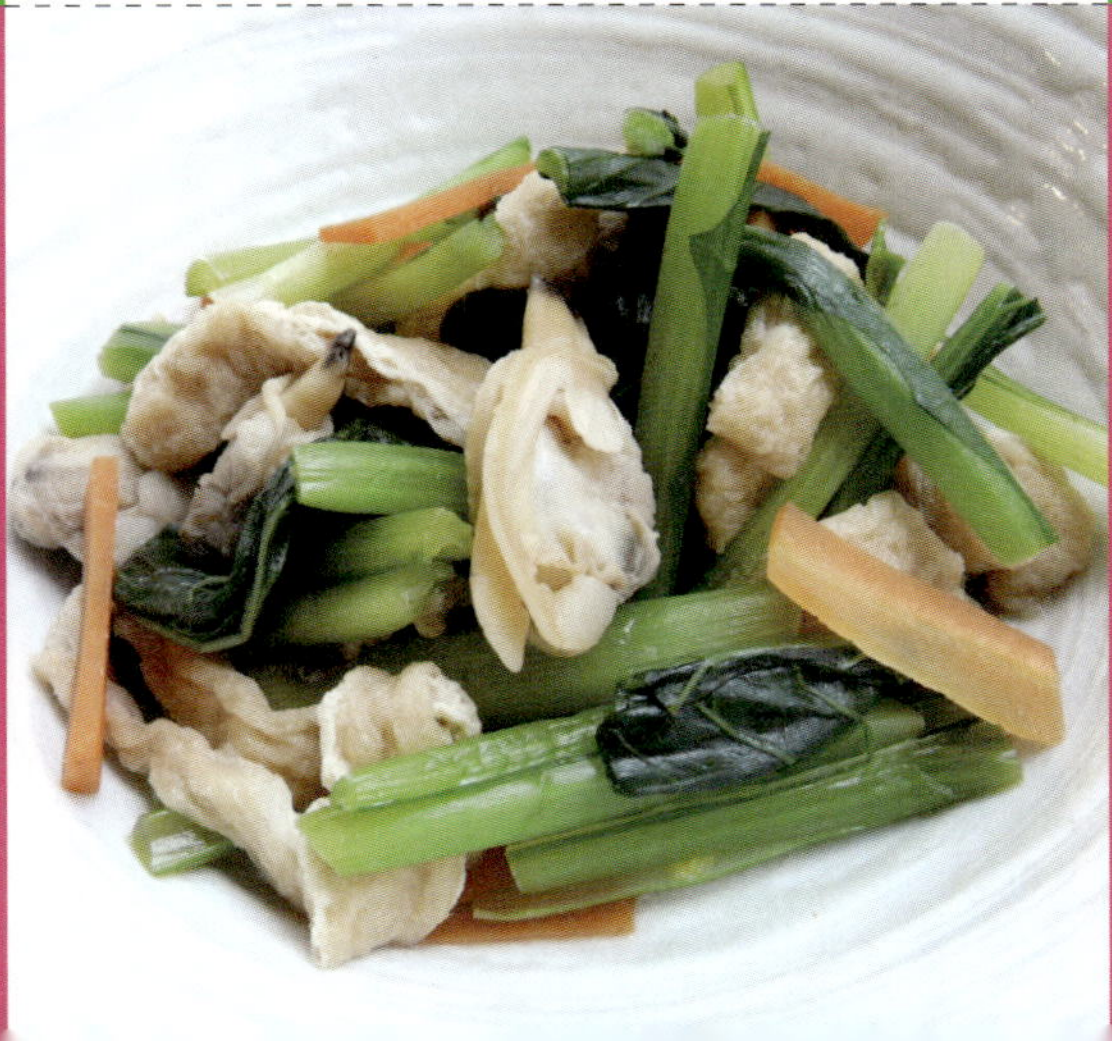

タンパク質 (g)	エネルギー (kcal)	炭水化物 (g)	脂質 (g)	カルシウム (mg)	ビタミンB_{12} (mg)
6.0	65	3.9	2.7	136	9.6

豚レバー竜田揚げ

主菜 11

材料（2人分）

豚レバー	120g
片栗粉	大さじ3強（20g）
しょうゆ	小さじ2弱（10g）
みりん	小さじ1（6g）
油	小さじ4（16g）
ミニトマト	20g
パセリ	4g
レモン	20g

作り方

1. 豚レバーは良く洗い、しょうゆとみりんに漬けこむ。
2. 調味料をキッチンペーパーでふき取って片栗粉をまぶし、180℃の油で揚げる。
3. ミニトマトとパセリ、くし切りにしたレモンを飾る。

厚揚げのチャンプルー

副菜 11

材料（2人分）

小松菜	60g
乾燥きくらげ	1g
ニンジン	10g
生揚げ	40g
豚小間切れ肉	20g
卵	1個
ごま油	大さじ1/2（6g）
塩	少々（1g）
しょうゆ	小さじ2弱（10g）
かつお節	2g

作り方

1. ニンジンは短冊切りに、生揚げは一口大に切る。きくらげは水で戻して千切りにする。
2. フライパンにごま油を熱したら豚肉を炒める。
3. 2にニンジンを加えて火が通ったら他の材料を加え、塩としょうゆで味を調えて溶き卵を回し入れる。
4. 3を皿に盛り、上からかつお節をかける。

京菜サラダ

+1品 11

材料（2人分）

水菜	60g
大根	30g
かいわれ大根	6g
ラディッシュ	6g
サニーレタス	20g
市販の青じそドレッシング	20cc

作り方

1. 水菜は4cm程度の長さに、大根はスライスして千切り、ラディッシュは輪切りにし、かいわれ大根は根の部分を切り落とす。
2. 野菜をすべて器に盛り合わせたらドレッシングを回しかける。

主菜 11

豚レバー竜田揚げ

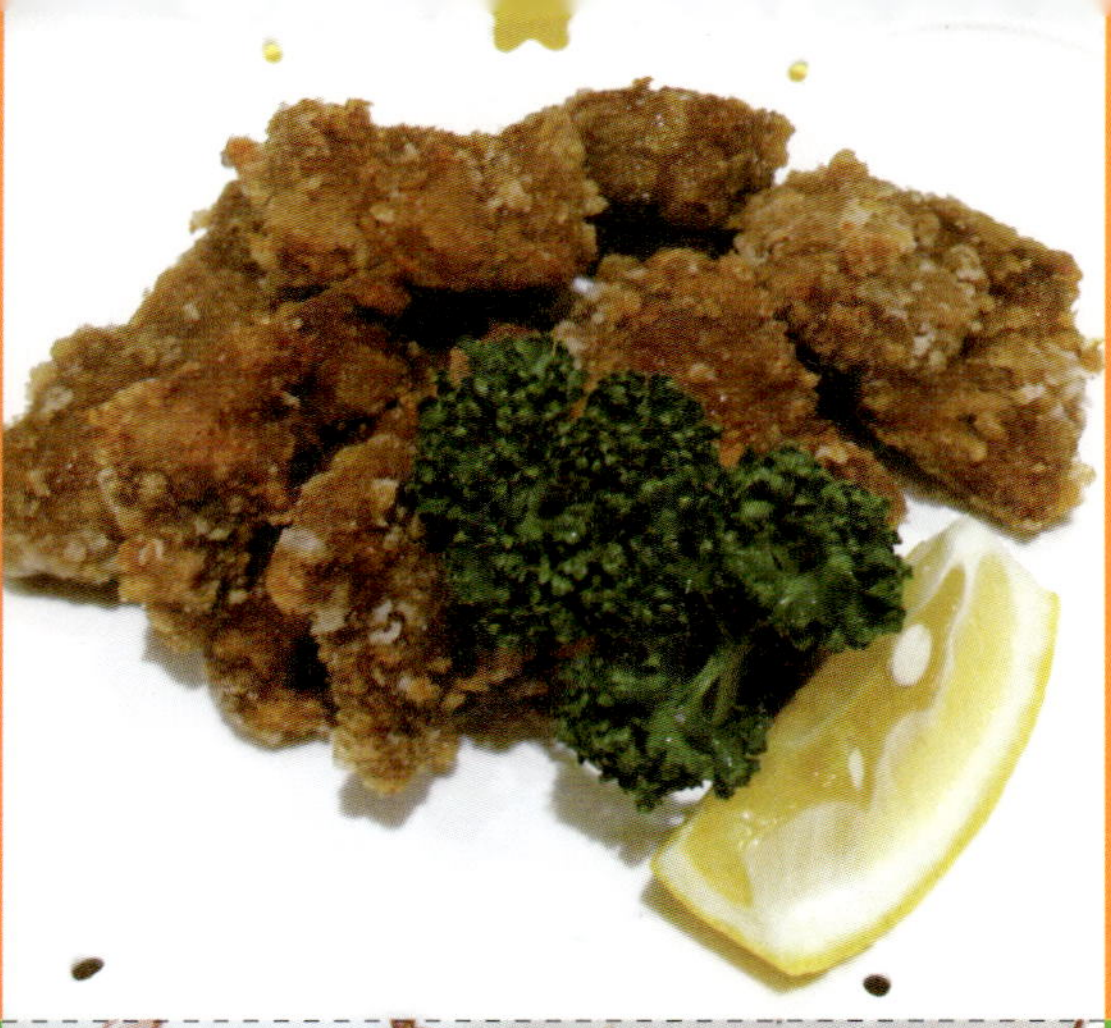

タンパク質 (g)	エネルギー (kcal)
12.9	222

炭水化物 (g)	脂質 (g)
13.6	12.1

葉酸 (μg)	鉄 (mg)
499	8.2

副菜 11

厚揚げのチャンプルー

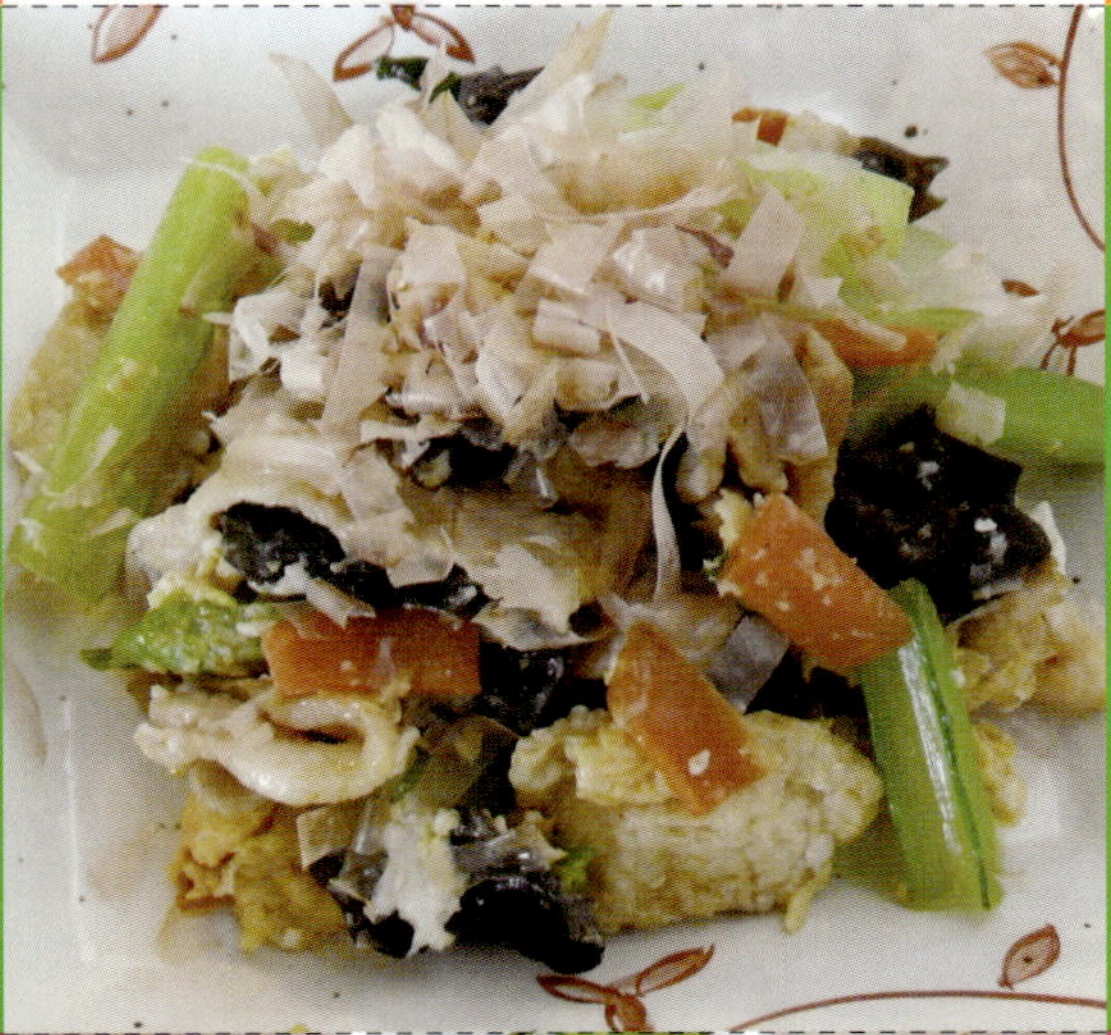

タンパク質 (g)	エネルギー (kcal)
8.4	172

炭水化物 (g)	脂質 (g)
2.5	14.0

ビタミンD (μg)	カルシウム (mg)
2.6	132

+1品 11

京菜サラダ

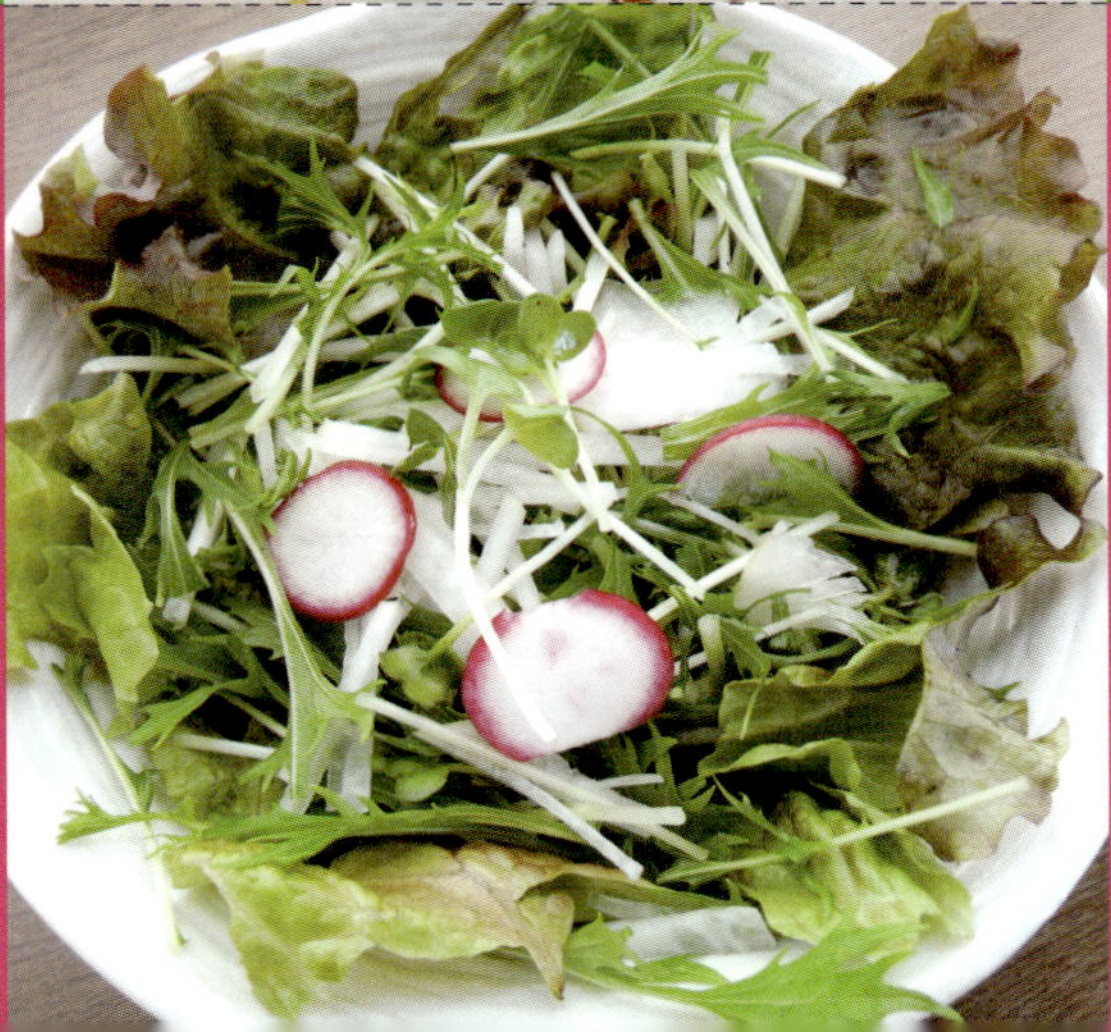

タンパク質 (g)	エネルギー (kcal)
1.3	22

炭水化物 (g)	脂質 (g)
4.6	0.1

食物繊維 (g)
1.6

あさりとほうれん草のグラタン

主菜 ⑫

材料（2人分）

アサリ（むき身）	100g
ホウレン草	80g
玉ねぎ	80g
塩	少々（1g）
コショウ	少々
バター	20g
ベーコン	20g
薄力粉	大さじ2強（20g）
牛乳	120cc
豆乳	80cc
パン粉	大さじ2（6g）
ピザ用チーズ	20g
刻みパセリ	2g

作り方

1. 玉ねぎは薄切りに、ホウレンソウは塩少々（分量外）を加えた熱湯で下茹でして4cm程度に切る。ベーコンは4cmの長さに短冊切りにする。
2. 玉ねぎとベーコンをバターで炒め、あさりとホウレンソウを加えて塩・コショウをする。
3. 2に薄力粉を加えて混ぜ、温めた牛乳と豆乳を少しずつ加えてのばす。
4. 3を器に盛ったらチーズ、パン粉、パセリをのせて、200℃にしたオーブン（またはオーブントースター）で10～15分焼く。

手作りがんもどき

副菜 ⑫

材料（2人分）

木綿豆腐	160g
卵（全卵）	小1/2個（20g）
ニンジン	20g
万能ネギ	20g
酒	小さじ1弱（4cc）
白ごま	小さじ1弱（2g）
片栗粉	小さじ2（6g）
油	小さじ5（20g）

作り方

1. 豆腐は水切をして、キッチンペーパーなどで絞り、ボウルに入れる。
2. ニンジンはみじん切り、万能ネギは小口切りにする。
3. 1に2と卵を入れて酒・白ごま・片栗粉を加えて混ぜ、丸める。
4. 180℃に熱した油で揚げ、皿に盛る。

ひじきサラダ

＋1品 ⑫

材料（2人分）

乾燥ひじき	20g
キュウリ	20g
大根	40g
ニンジン	10g
コーン	10g
ツナ缶	20g
マヨネーズ	大さじ1弱（10g）
塩	少々
コショウ	少々
サラダ菜	10g

作り方

1. ひじきを水で戻し、戻ったらザルに上げて熱湯にさっとくぐらせ、水気を切っておく。
2. 野菜はすべて千切りにする。
3. 1、2、コーン、ツナ缶をボウルに入れてマヨネーズを混ぜ、塩・コショウで味を調えたら、サラダ菜を敷いた器に盛る。

主菜 12

あさりとほうれん草のグラタン

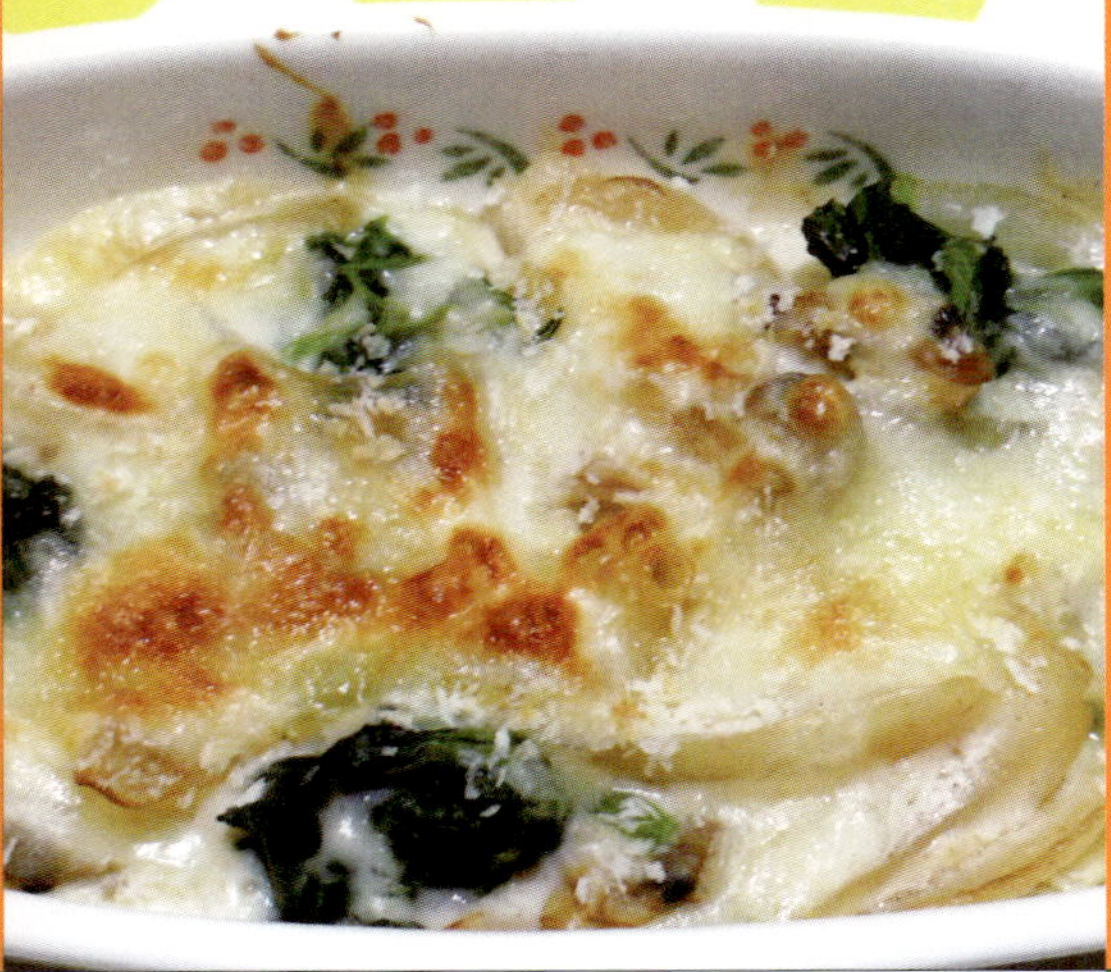

タンパク質 (g)	エネルギー (kcal)	炭水化物 (g)	脂質 (g)	ビタミンB12 (μg)
15.1	326	22.7	19.0	26.7

副菜 12

手作りがんもどき

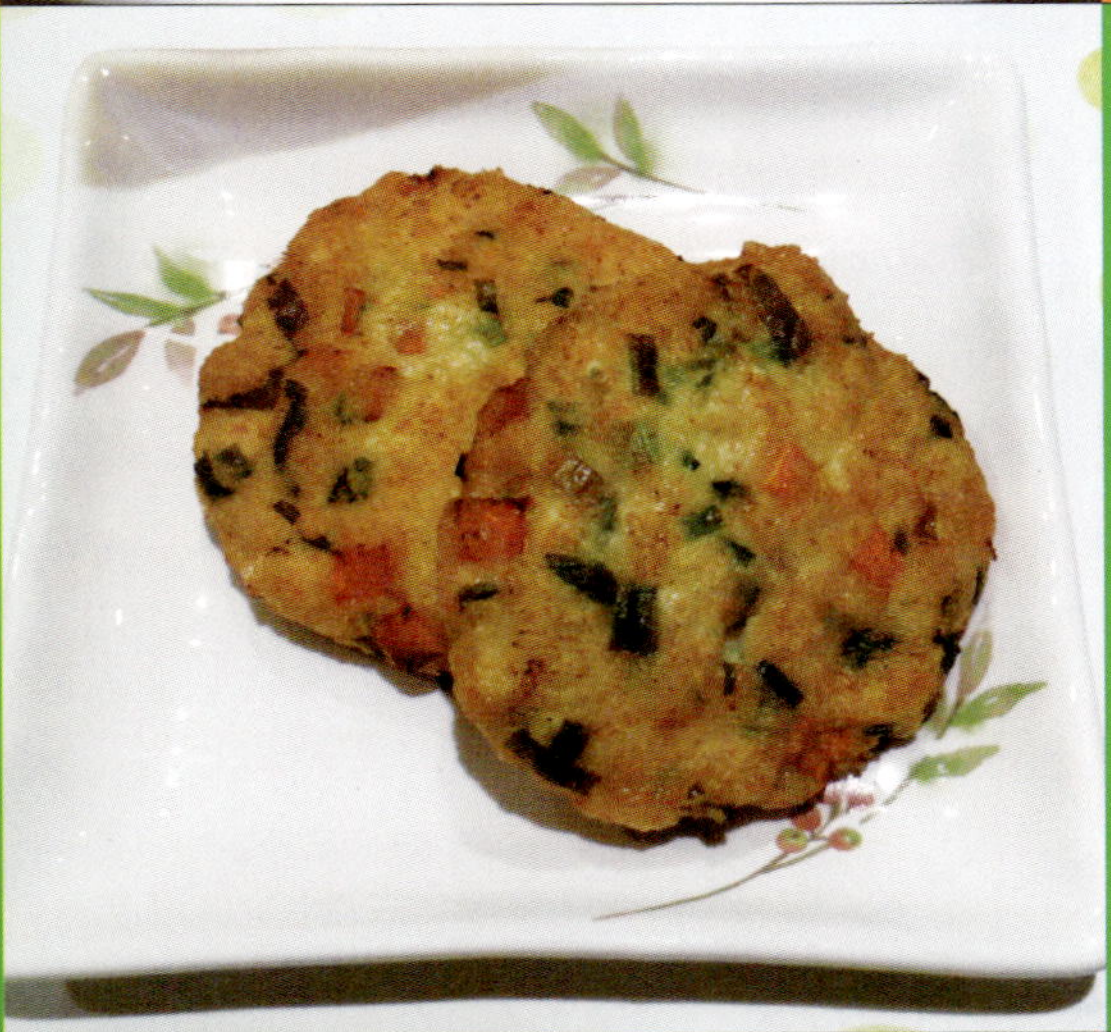

タンパク質 (g)	エネルギー (kcal)	炭水化物 (g)	脂質 (g)
7.6	198	6.6	15.3

+1品 12

ひじきサラダ

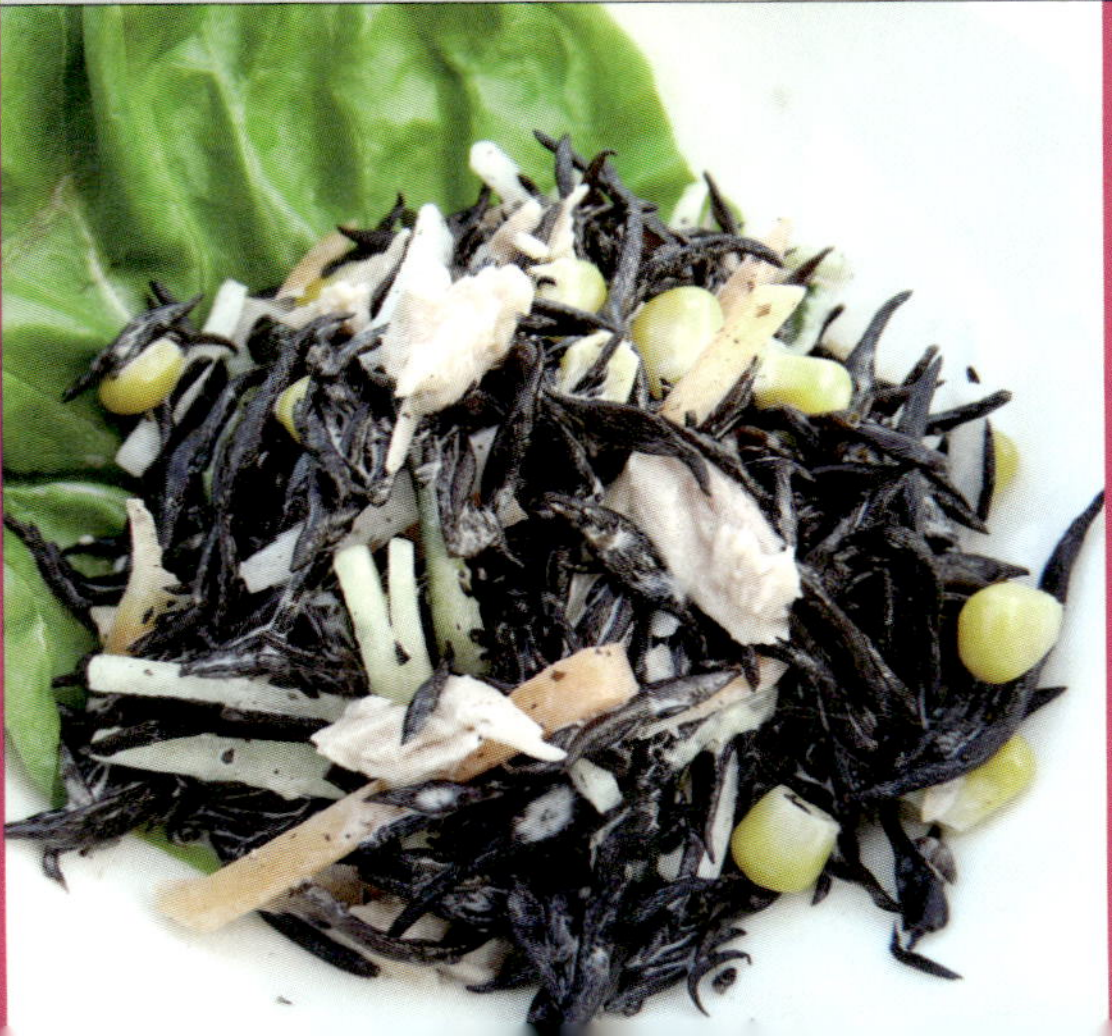

タンパク質 (g)	エネルギー (kcal)	炭水化物 (g)	脂質 (g)	鉄 (mg)	カルシウム (mg)	食物繊維 (mg)
25.3	601	35.5	40.0	8.4	486	7.5

貧血予防レシピに必要なことは…

“貧血改善には鉄分”ということは、みなさん十分承知の知識でしょう。だからといって、鉄のサプリを飲んでいるから大丈夫と思っていませんか？　貧血の予防・改善には、単に鉄だけをたくさん摂ればよいという話ではありません。体の中に酸素を運んでくれるヘモグロビンの材料は、鉄＋たんぱく質。たんぱく質もしっかり摂取する必要があります。

そのためには、毎日の食事の中に鉄を多く含む食品を取り入れることが大切。鉄はビタミンCと一緒に摂ることにより吸収が高まります。意識してビタミンCも摂るようにしましょう。

今日、たくさんいいものを食べたからといって、すぐに血液に変化が現れるわけではありません。血液はおおよそ月単位で変化すると考え、継続して取り組みましょう。

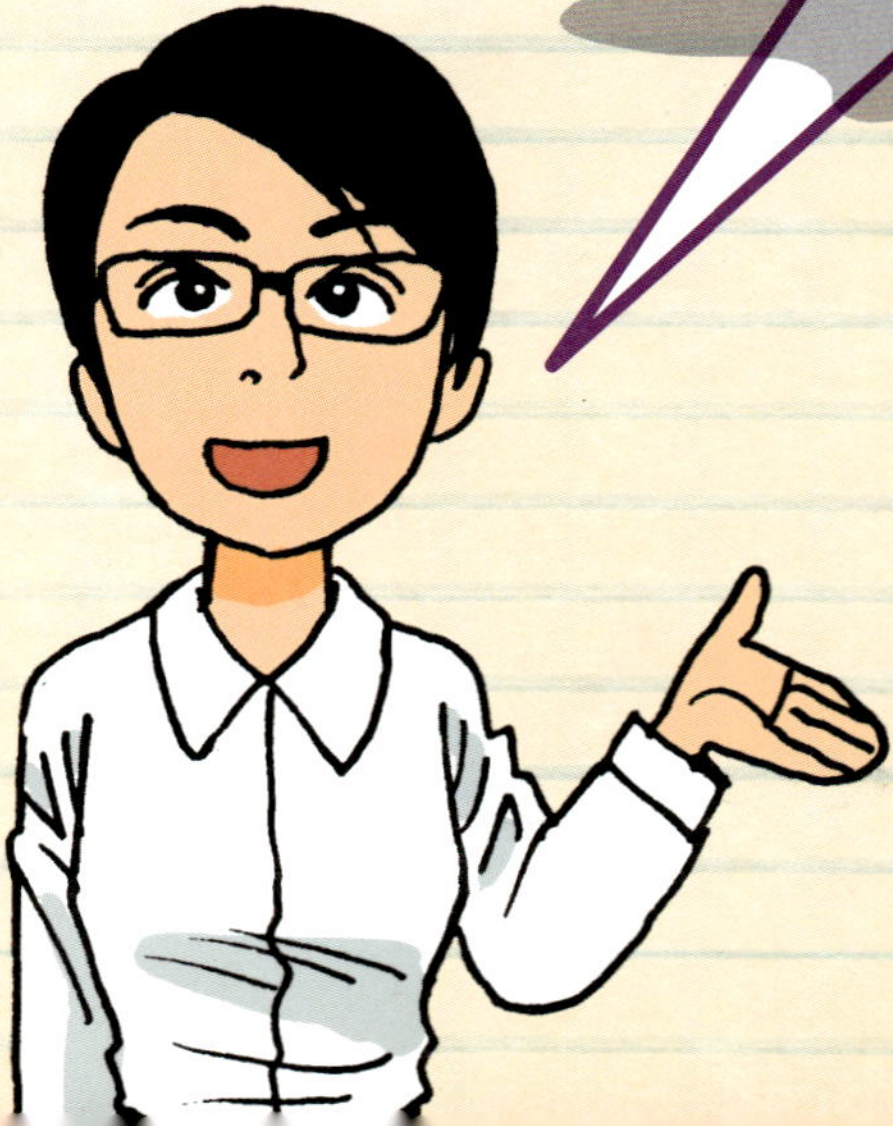

何品も作りたくないなら…

一品完結レシピ

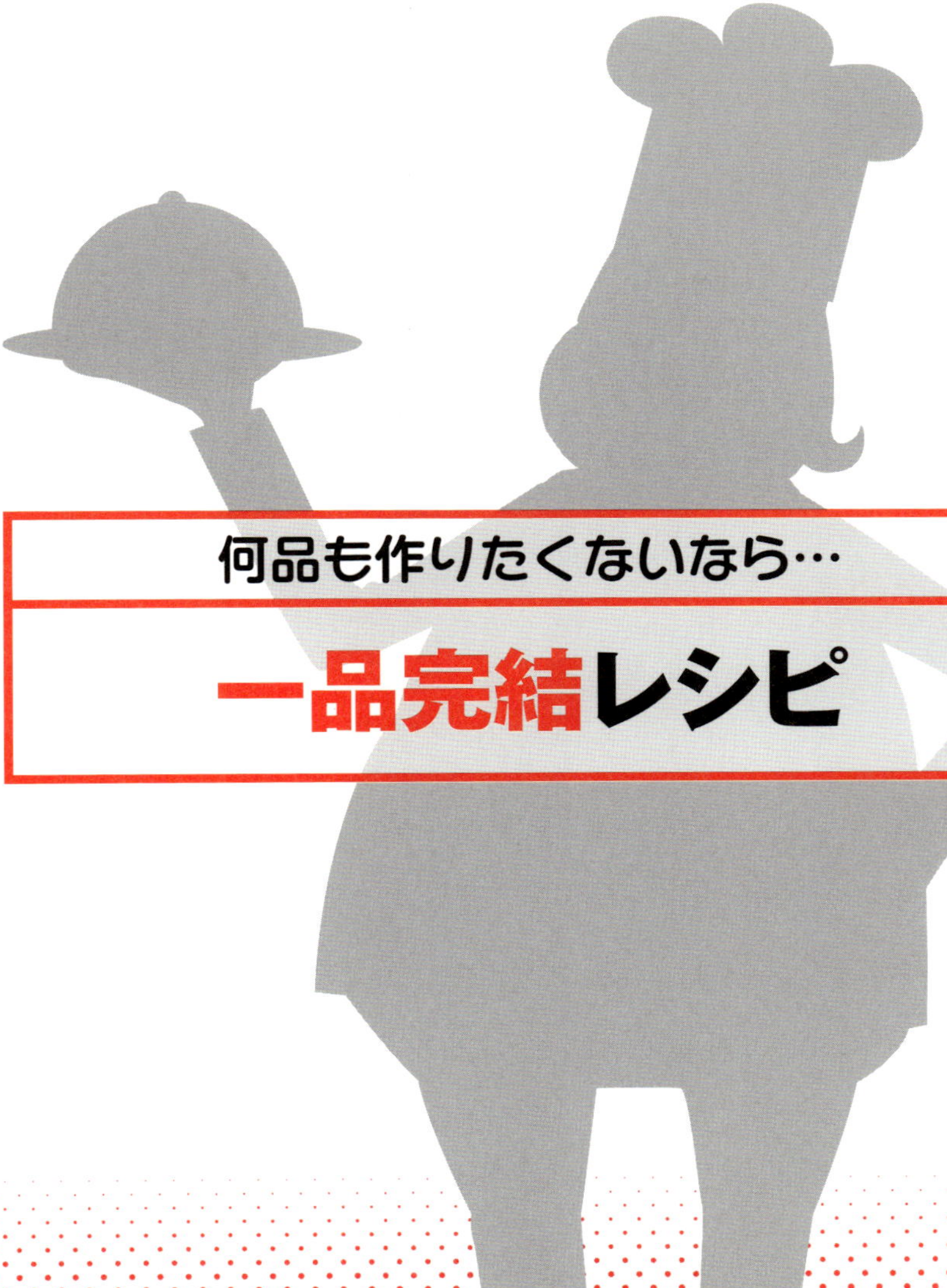

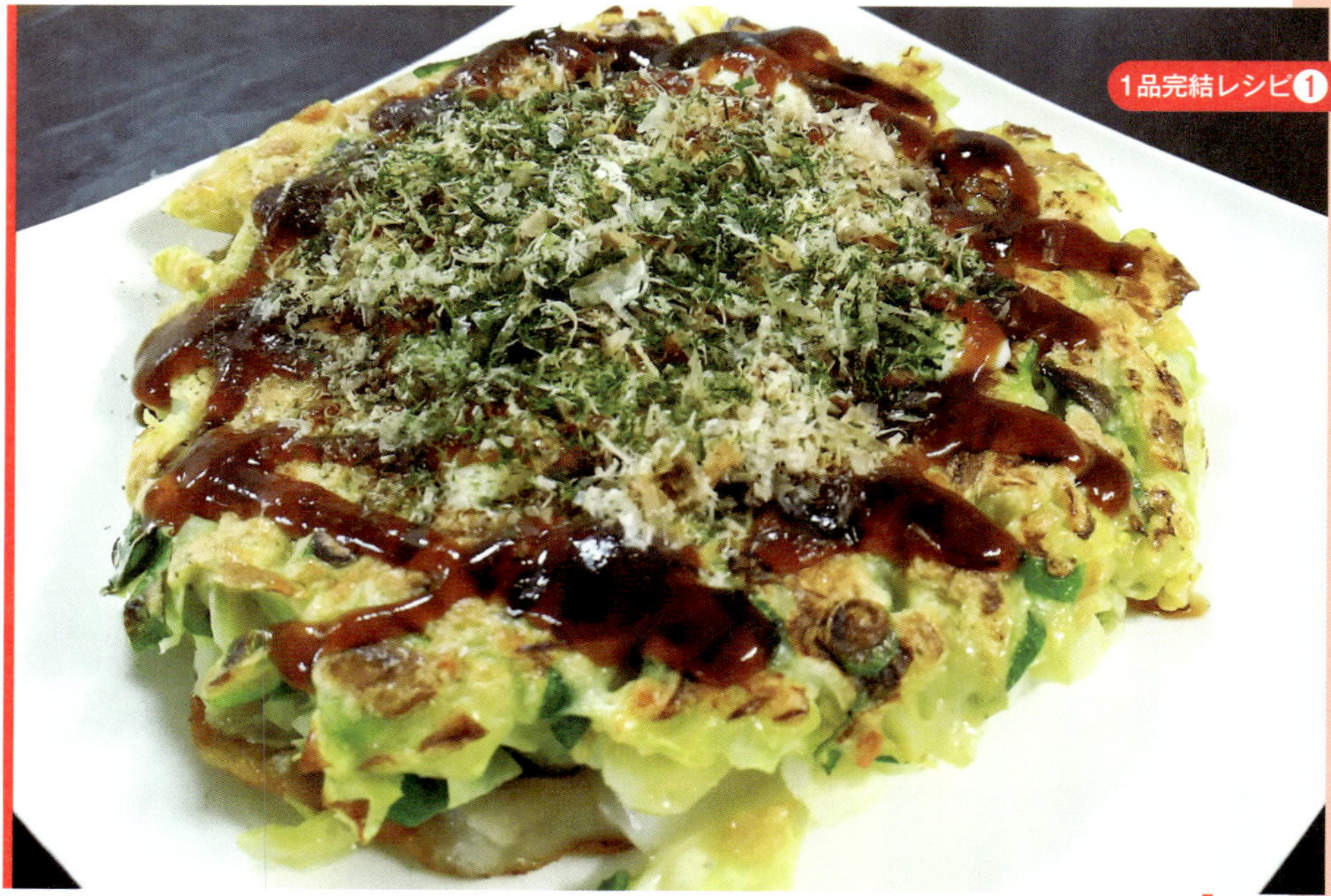

バラエティに富んだ食感が楽しい！

お好み焼き

エネルギー (kcal)	タンパク質 (g)	脂質 (g)	炭水化物 (g)
767	32.3	27.8	91.4

カルシウム (mg)	鉄 (mg)	葉酸 (μg)
398	3.1	176

材料(2人分)

豚バラ肉	80g
キャベツ	300g
万能ネギ	10g
桜えび	大さじ4
切り餅	2個
市販のお好み焼き粉	120g
卵(全卵)	2個
牛乳	80cc
水	80cc
スライスチーズ	2枚
青のり	少々
かつおぶし	少々
ソース	大さじ2

作り方

1. キャベツは粗みじん切りに、万能ネギは小口切りにする。
2. 大きめのボウルにお好み焼き粉を入れ、卵、水、牛乳を加えて混ぜる。
3. 2にキャベツ、ネギ、桜えびを加えて混ぜ合わせる。
4. フライパンを熱して生地を流し入れ、その上に角切りにした餅、豚肉を順にのせ、表面に焼き色がつくまで中火で焼く。
5. 4を裏返して火を少し強くし、蓋をして5分ほど焼く。
6. 焼き色が付いたら、もう一度5を裏返し、さらに2分ほど焼く。
7. 6を皿に盛り、スライスチーズをのせてソース、青のり、かつおぶしをかける。

消化を助けるキャベツをたっぷり！
桜えびとスライスチーズでカルシウムUP!!

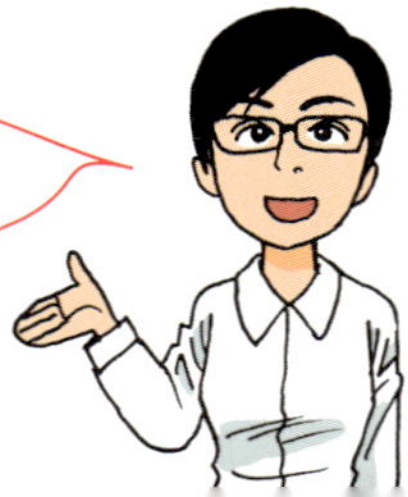

バラエティに富んだ食感が楽しい！

のっけうどん

エネルギー (kcal)	タンパク質 (g)	脂質 (g)	炭水化物 (g)	マグネシウム (mg)	ビタミンK (μg)
528	28.1	18.9	58.9	99	457

あまり食欲がない時は
具材の種類は増やして
味付けはあっさりと！

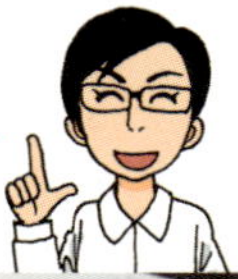

1品完結レシピ②

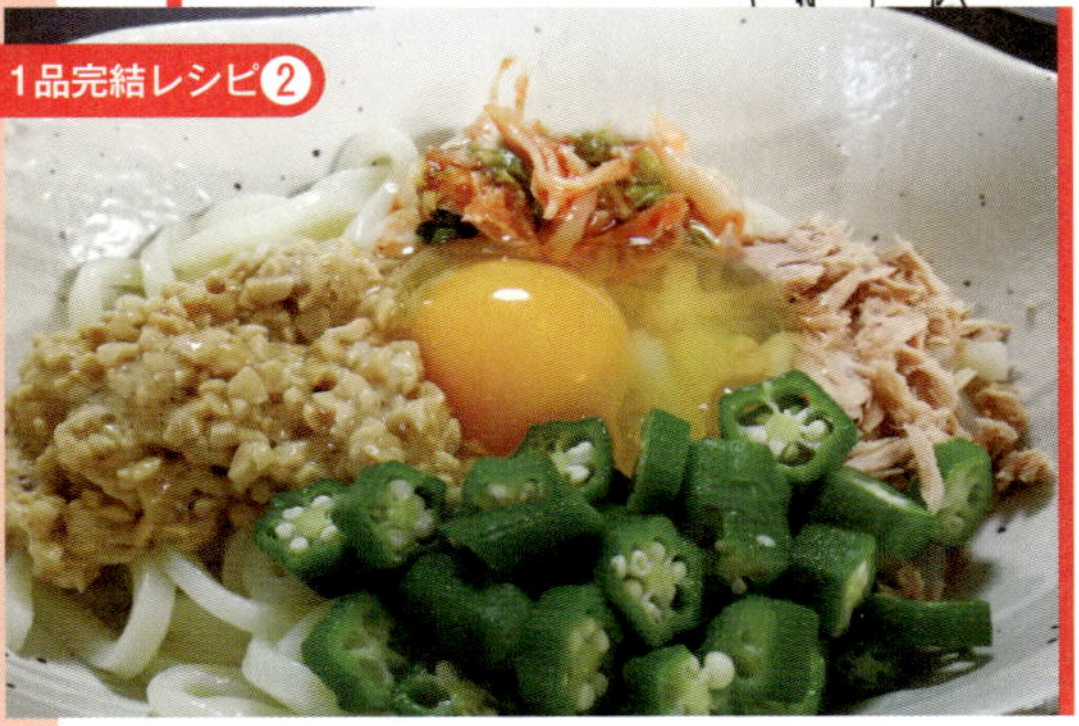

材料(2人分)

冷凍うどん………… 2袋
納豆…………… 2パック
ツナ缶……………… 1缶
オクラ…………… 10本
卵……………………… 2個
キムチ………………… 82g
しょうゆ……… 小さじ1

作り方

1. 鍋にお湯を沸かし、凍ったままうどんを入れてさっと茹でる。茹で上がったら麺を取り出し、同じ鍋のお湯でオクラを茹でる。
2. 茹であがったうどんは、さっと水で洗う。
3. 茹でたオクラをスライスする。
4. 器にうどんを盛り、納豆パックの付属のたれか、しょうゆで味つけして混ぜた納豆、ツナ缶、オクラ、キムチを盛り、最後に卵を割る。

B級グルメも具材次第で健康食に！

焼きそば

エネルギー (kcal)	タンパク質 (g)	脂質 (g)	炭水化物 (g)	カルシウム (mg)	鉄 (mg)	食物繊維 (g)
602	29.2	21.4	67.9	230	3.9	4.1

1品完結レシピ③

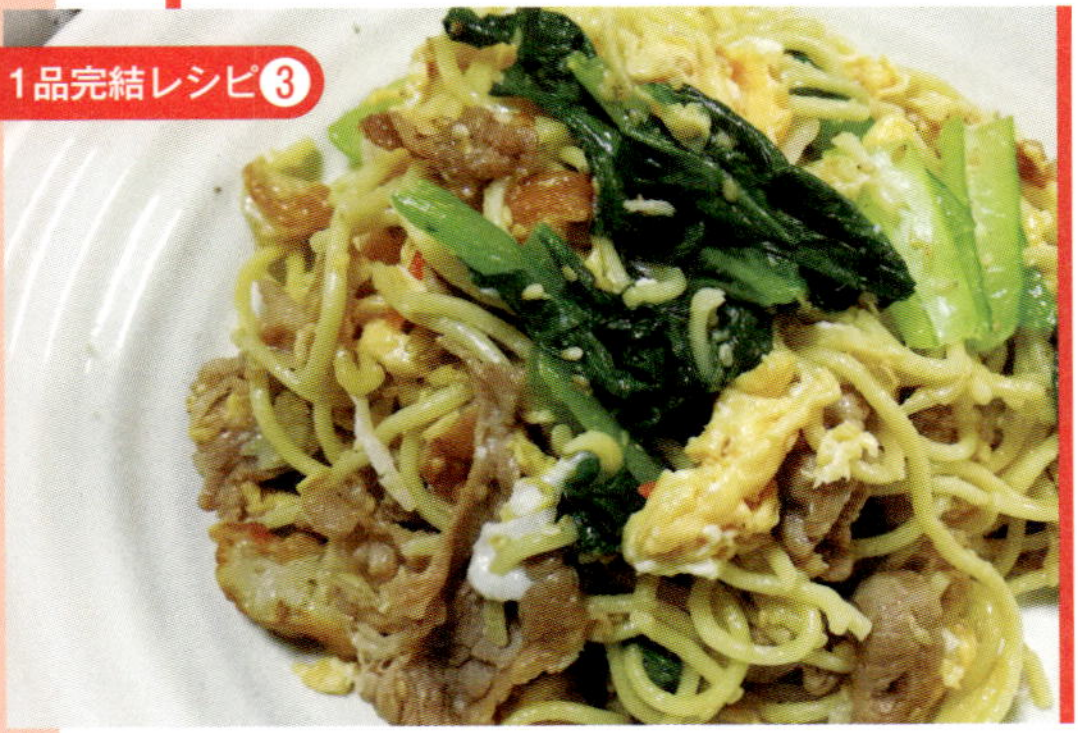

材料(2人分)

蒸し中華めん……… 2袋
豚小間切れ肉……… 60g
卵……………………… 2個
桜えび…… 4g(4つまみ)
さつま揚げ………… 2枚
ごま油………… 小さじ2
小松菜… 3～4株(120g)
中華だし……………… 6g
料理酒………………… 6g
煎りゴマ……………… 2g

作り方

1. 小松菜は3～4センチ程度の長さに、さつま揚げは1センチ幅に切る。
2. フライパンを中火にし、ごま油を入れて豚肉を色が変わるまで炒め、1を加えて炒める。
3. 2に麺、酒、中華だし、桜えびを加え、蓋をして少し蒸し焼きにする。
4. 3の麺がほぐれる状態になったら煎りゴマと溶いた卵を回し加え、全体に絡まるように炒めたら皿に盛る。

B級グルメの代表も、
使う食材次第で
健康メニューに早変わり！

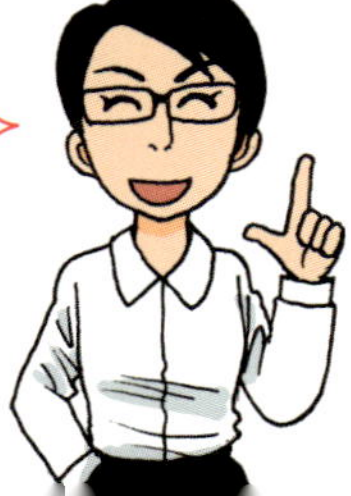

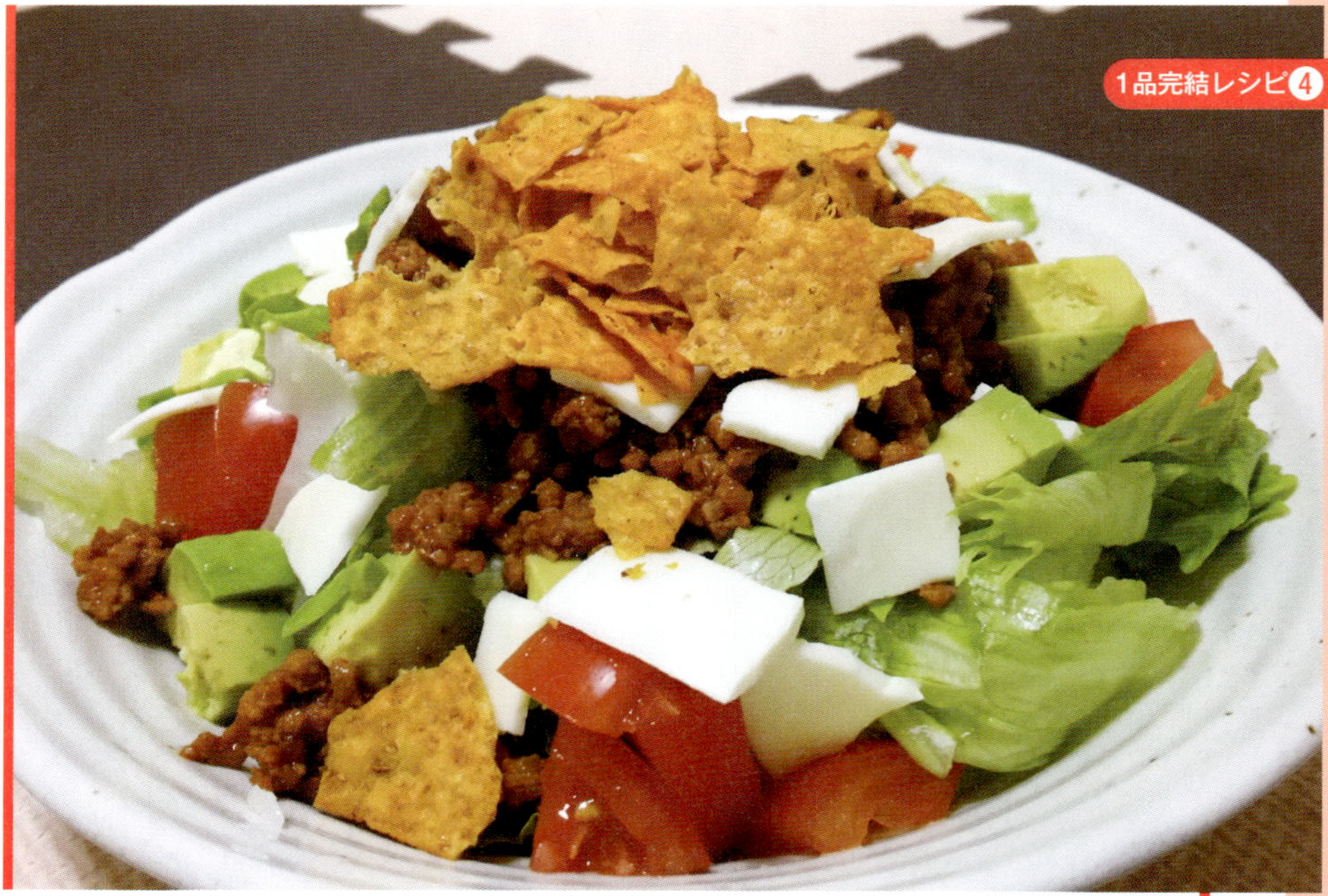

目にもおいしくてヘルシー！
タコライス

エネルギー (kcal)	タンパク質 (g)	脂質 (g)	炭水化物 (g)
847	29.1	36.8	98.6

カルシウム (mg)	ビタミンB2 (mg)	食物繊維 (g)
168	0.53	7.8

材料（2人分）

合い挽き肉	160g
レタス	5〜6枚
トマト	中1個
スライスチーズ	2枚
アボカド	1個
レモン汁	少々
ケチャップ	大さじ2
しょうゆ	小さじ1
チリパウダー	適量

作り方

1. レタスは水で洗い、食べやすい大きさにちぎる。
2. トマトは1センチ角に切る。
3. アボカドも1センチ角に切り、変色防止にレモン汁をかけておく。
4. 熱したフライパンに合い挽き肉を入れて炒める。
5. 4の色が変わったら、余分な脂をキッチンペーパーで吸い取る。
6. 5にケチャップとしょうゆを加えてさらに炒め、チリパウダーで好みの辛さに整える。
7. 白飯を器に盛り、そこに1、2、3、6とカットしたスライスチーズを彩りよく盛る。好みでトルティーヤチップス（分量外）を砕いたものを加えてもよい。

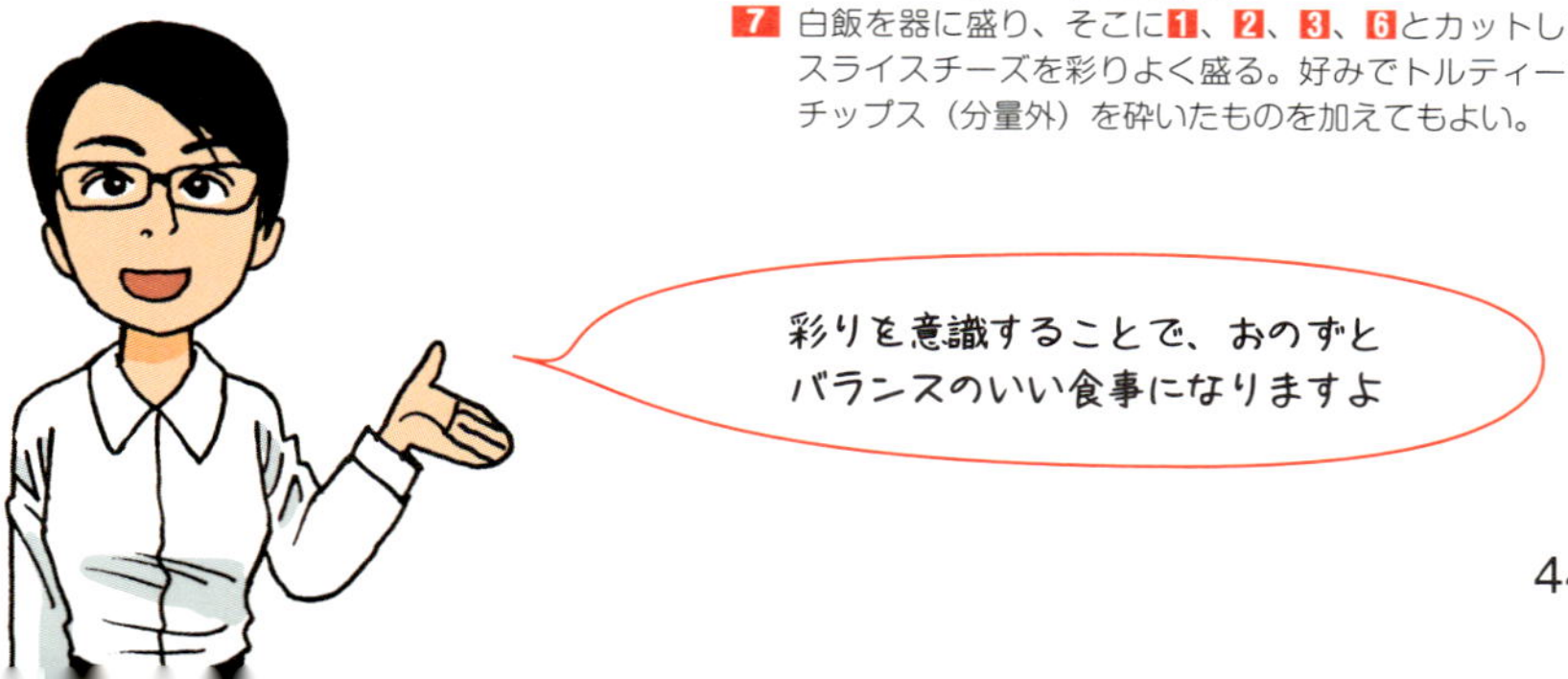
彩りを意識することで、おのずと
バランスのいい食事になりますよ

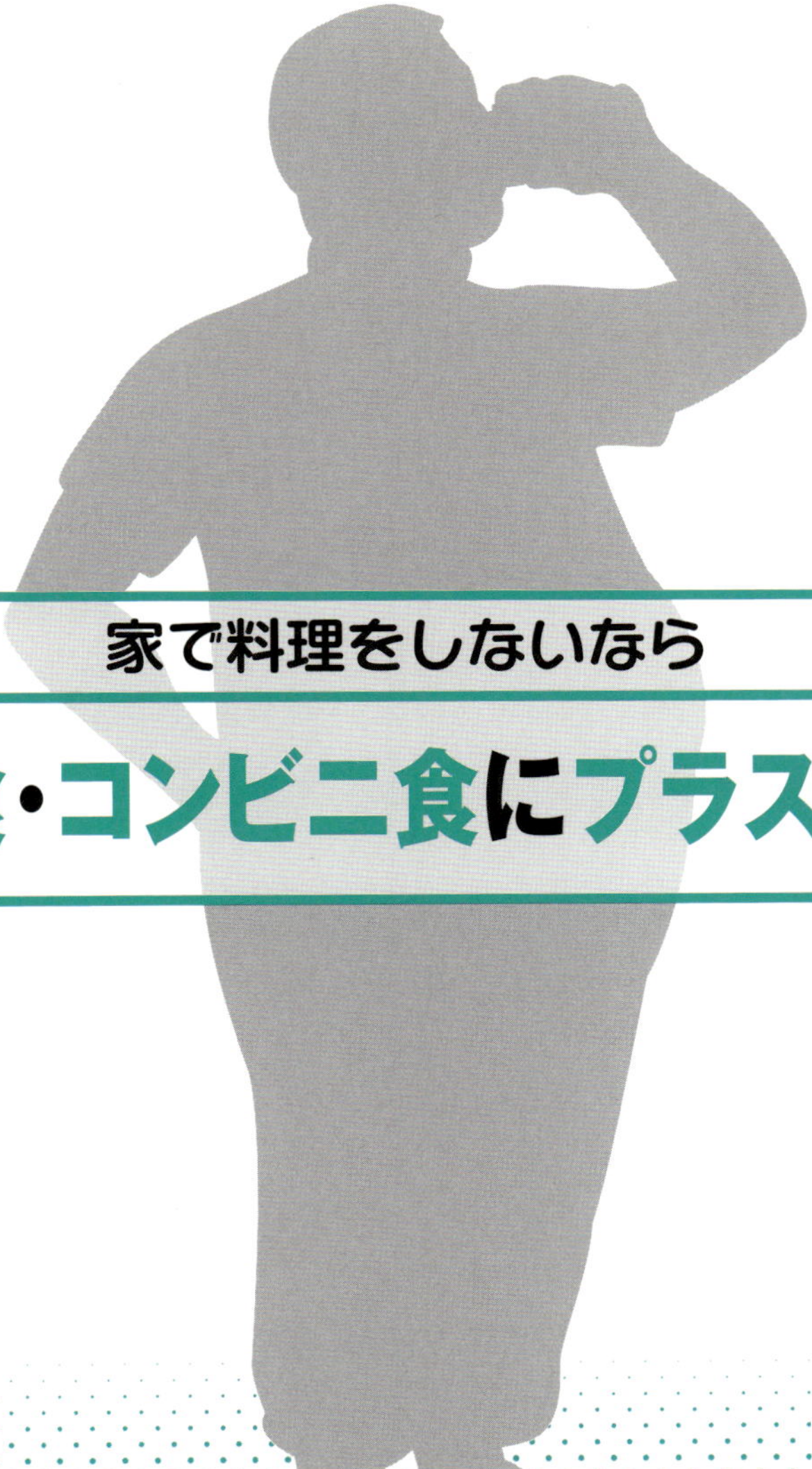

家で料理をしないなら

外食・コンビニ食にプラス1品

ハンバーガー

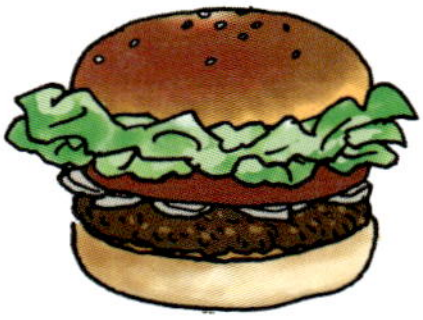

ビタミンとミネラルが不足しがちです。セットで野菜サラダも注文するなどして補いましょう。また、ハンバーガーを選ぶなら魚を使用したものなど、パティ内容も考えて。

プラス1品！
100%オレンジジュース
コールスローなどサラダ類

唐揚げ

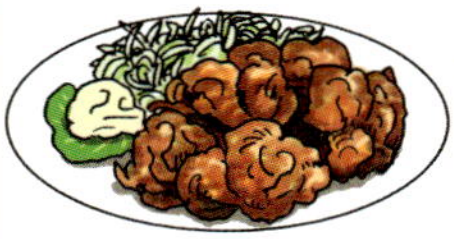

子どもから大人まで、みんな大好きな唐揚げ。揚げ物の中では唐揚げはカロリーが低くなりますが、やはり脂質は高いもの。ビタミンやミネラルを補うためにも付け合わせのキャベツなどの野菜もちゃんと食べましょう。

プラス1品！
サラダ
枝豆

牛丼

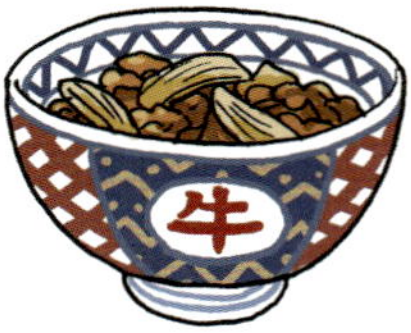

丼ものは、主食とおかずが同時に取れるので、それ一品で済ませがち。お新香がついてくる場合もありますが、それとは別にサラダなど野菜をプラスするようこころがけて。

プラス1品！
野菜サラダ

焼き魚

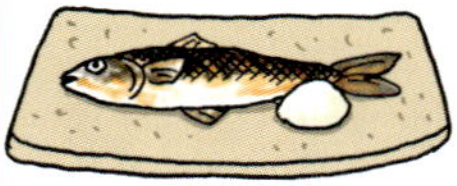

和食でヘルシー。焼き魚だけ食べて他は何も食べないことはないと思いますが、バランスを考えておひたしなども一緒に食べましょう。焼き魚に付いてくる大根おろしは消化をよくするためにも残さず食べて。

プラス1品！
野菜のおひたし
野菜の酢みそ和え

カレーライス

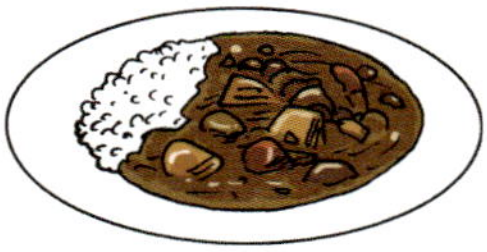

疲れている時などは刺激のあるものを体が欲しがりがち。カレーを食べる時は、体が体調を整えたがっている信号だと思って、ビタミンとミネラルを特に意識しましょう。

プラス1品！
サラダ
トッピングに野菜を

とんかつ定食

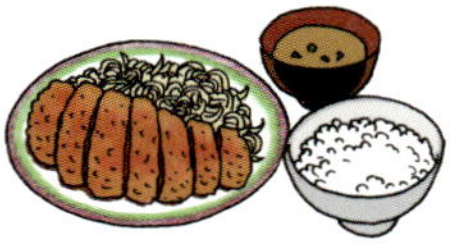

ガッツリ系メニューの代表・とんかつ。お腹がすいているとロースカツが魅力的ですが、体のことを考えるならここはヒレカツをチョイスして。おかわりができるお店ならキャベツのおかわりでビタミン補給を。

プラス1品！
キャベツのおかわり
あればサラダ

ラーメン

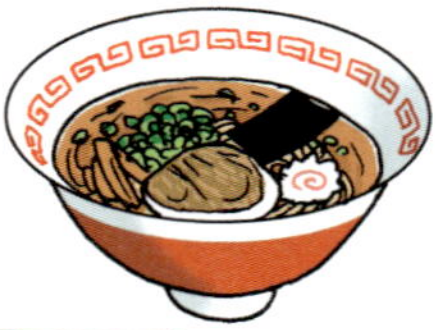

ビタミンやミネラルが不足に加え、塩分も気になるところ。塩分（ナトリウム）による血圧上昇を抑えるためにカリウムを摂りましょう。また、選ぶならタンメンなど野菜の多いものを。

プラス1品！
トッピングにもやし
ザーサイ

天ぷら

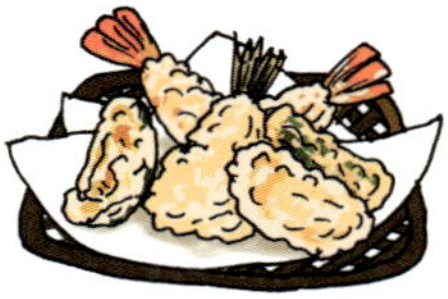

油が気になるところですが、脂溶性のビタミンAやビタミンEが摂取しやすくなるので、お好みで選べるのであればにんじんや春菊、かぼちゃ、えびをチョイス！ 消化を助ける大根おろしも天つゆに加えて。

プラス1品！
あればサラダ
あればおひたし

スパゲッティ（パスタ）

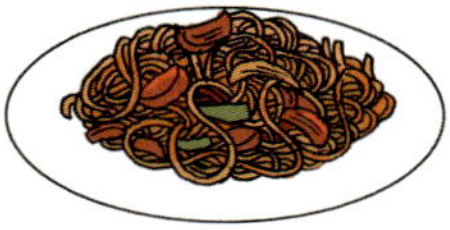

パスタはいろいろな調理方法があります。イタリアンの店なら具材もいろいろ使用していますが、喫茶店などではナポリタンかミートソース、あってボンゴレといったところなので、サイドメニューのサラダは欠かせません。

プラス1品！

サラダ

幕の内弁当

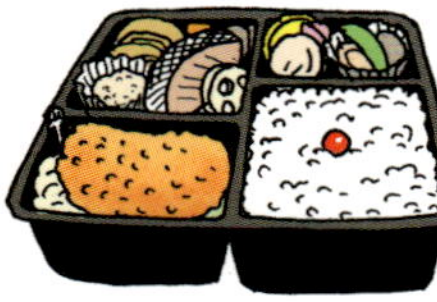

栄養のバランスを考えると、コンビニのお弁当の中では幕の内が一番無難ですが、ビタミンとミネラルは少ないもの。可能ならもう一品サラダなど購入して、不足分を補って。

プラス1品！

100%のオレンジジュース
サラダ

餃子

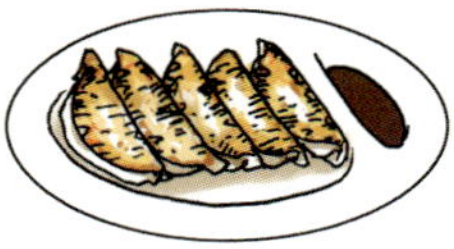

餃子にビールが定番の組み合わせの人は多いのではないでしょうか。ならば定番の枝豆も加えましょう。中華屋さんなら他の野菜を使ったメニューも選んで。餃子定食の場合はサラダも加えるといいでしょう。

プラス1品！

枝豆　サラダ
ザーサイ

おにぎり

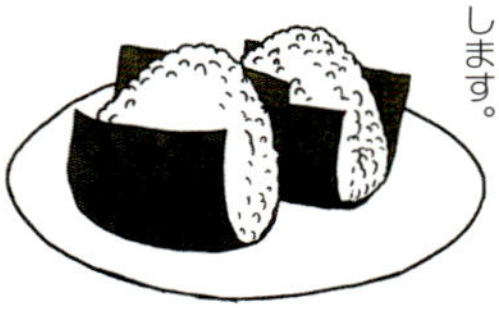

急いでいる時、「懐事情から…」などでおにぎり2個で昼食を済ませてしまう人も多いのではないでしょうか。たまには、おにぎり2個のところを1個にして、野菜も摂ることをオススメします。

プラス1品！

サラダ
100%の野菜ジュース

寿司

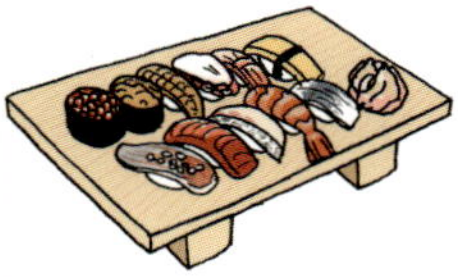

ヘルシーメニューの代表。手軽でひとつひとつが小さいので、ついついたくさん食べてしまいがちです。可能ならシャリは少な目にしてもらいましょう。回転寿司で野菜ものがあるところなら、そちらも積極的に選んで。

プラス1品！

まぐろ赤身
白身魚

焼き肉

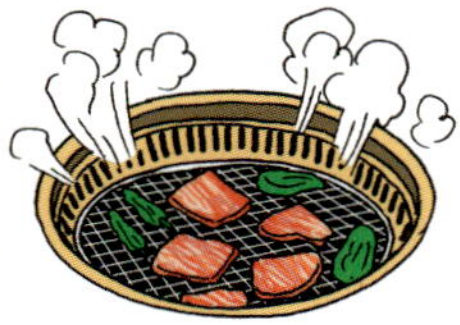

網などで焼くと脂は多少落ちますが、どうせなら脂肪の少ないハラミやタンなどを選びましょう。また肉ばかり食べるのではなく、野菜焼きも食べるなど、ビタミンやミネラルを摂ることも忘れずに。

プラス1品！

ナムル　キムチ
サラダ

お好み焼き

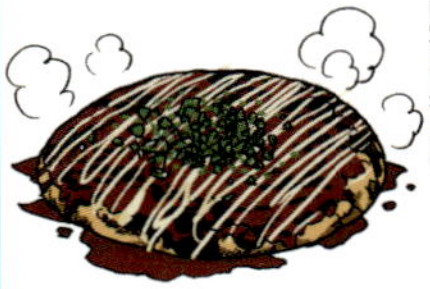

B級グルメのジャンルで炭水化物のかたまりのようなイメージを持たれるかもしれませんが、入れる具次第でバランスのよい食事になります。ビタミンB群の摂取に豚肉、タウリンやカルシウムにイカやエビなど、具の内容も考えて。

プラス1品！

サラダ
野菜焼き

グラタン（ドリア）

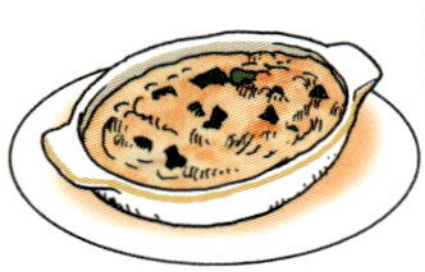

マカロニ以外の具材が多く入っているグラタンが理想。ホワイトソースには小麦粉が入っていますし、マカロニも炭水化物。そこにライスが加わったドリアは炭水化物のオンパレードになります。選ぶならグラタンの方がGOOD。

プラス1品！

サラダ
ピクルス

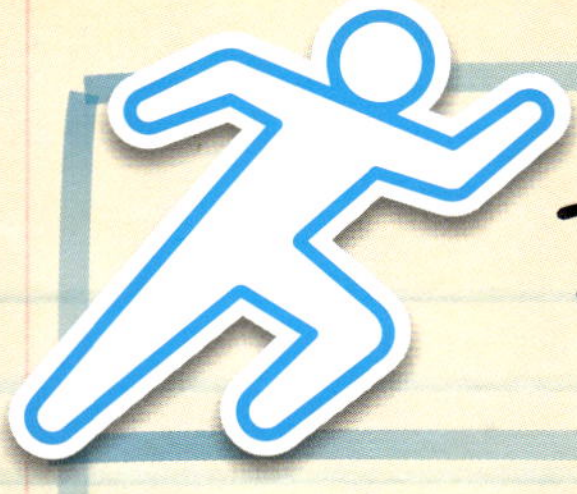

アスリートめし7カ条

1 主食は必ず食べるべし

2 肉だけでなく、魚や卵も食べるべし

3 納豆等の大豆製品を食べるべし

4 迷ったら色の濃い野菜を選ぶべし

5 海藻は1日1回食べるべし

6 ゴマのパワーを活かすべし

7 発酵食品で腸能力を高めるべし

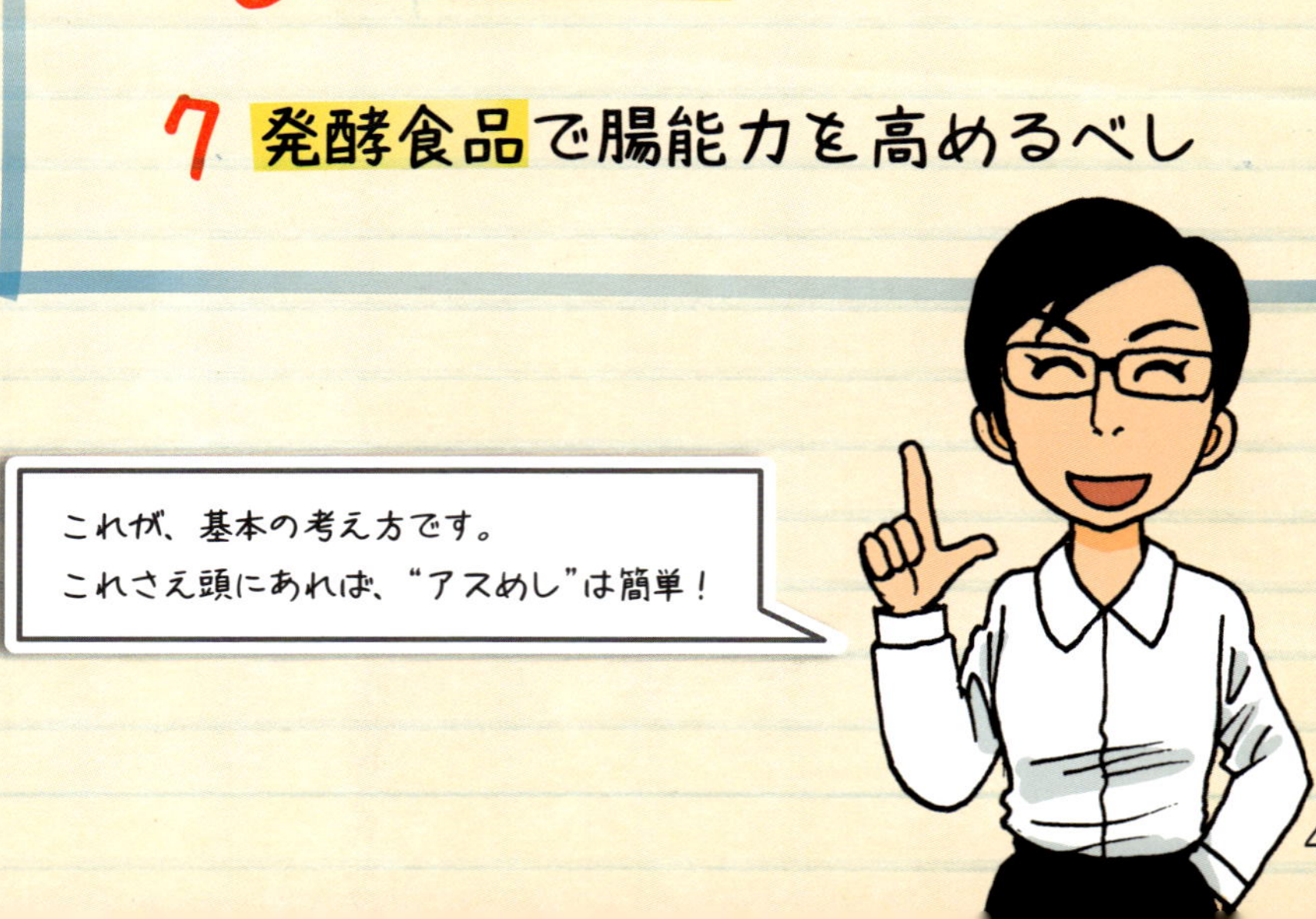
これが、基本の考え方です。
これさえ頭にあれば、"アスめし"は簡単！

序章

体のこと、食事のこと、今一番知りたいのは…?

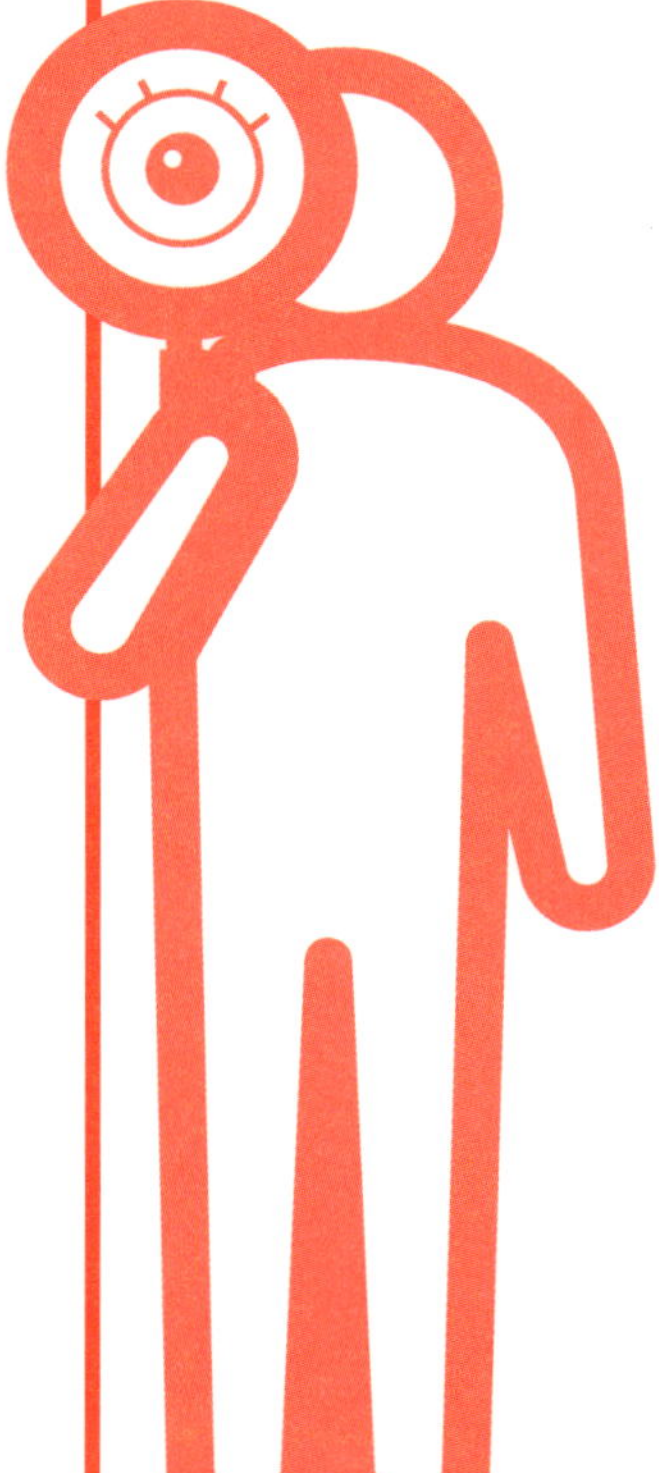

チャートで効率よく読み進めよう！

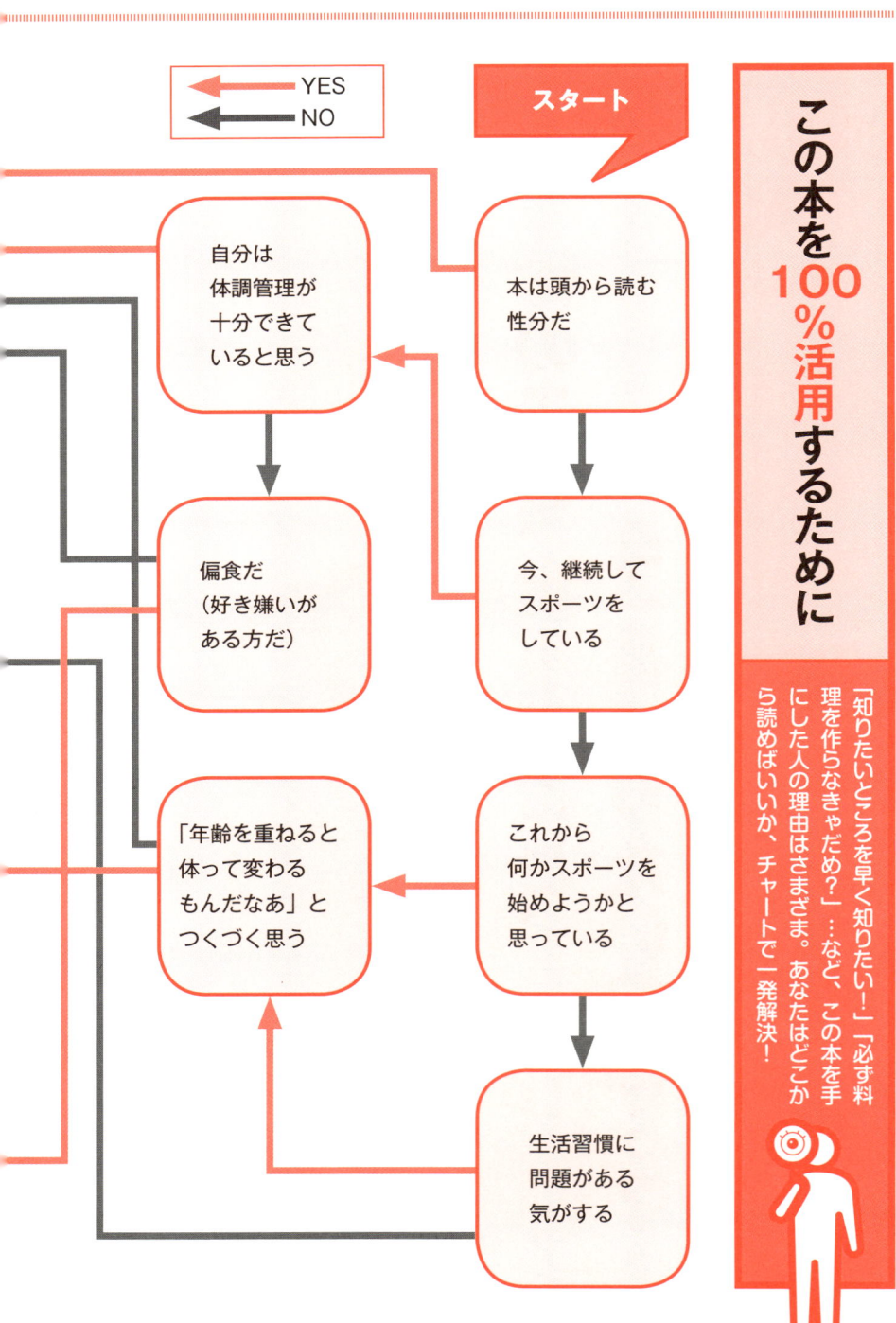

この本を100%活用するために

「知りたいところを早く知りたい！」「必ず料理を作らなきゃだめ？」…など、この本を手にした人の理由はさまざま。あなたはどこから読めばいいか、チャートで一発解決！

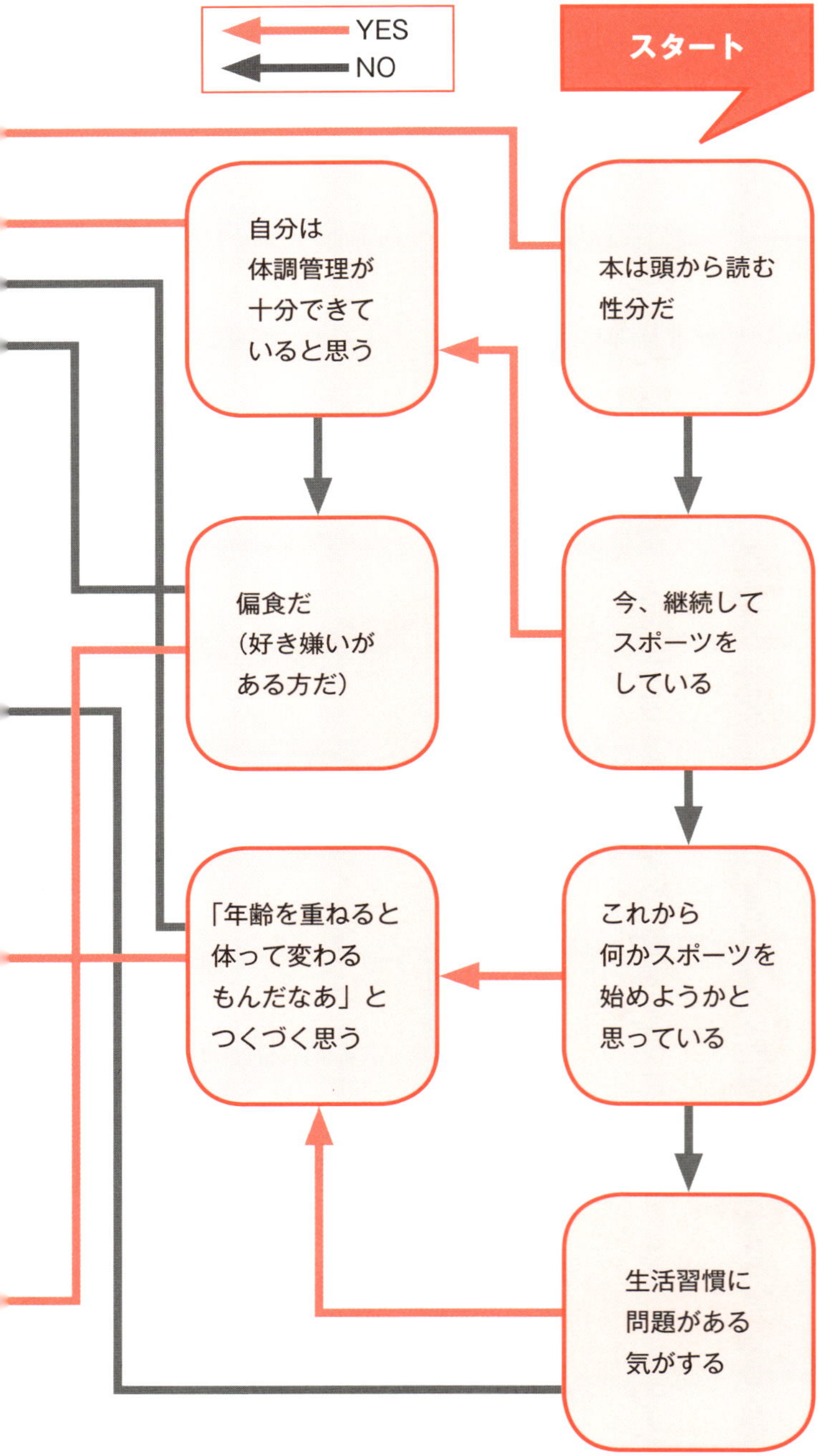
YES
NO
スタート
本は頭から読む性分だ
今、継続してスポーツをしている
これから何かスポーツを始めようかと思っている
生活習慣に問題がある気がする
自分は体調管理が十分できていると思う
偏食だ（好き嫌いがある方だ）
「年齢を重ねると体って変わるもんだなあ」とつくづく思う

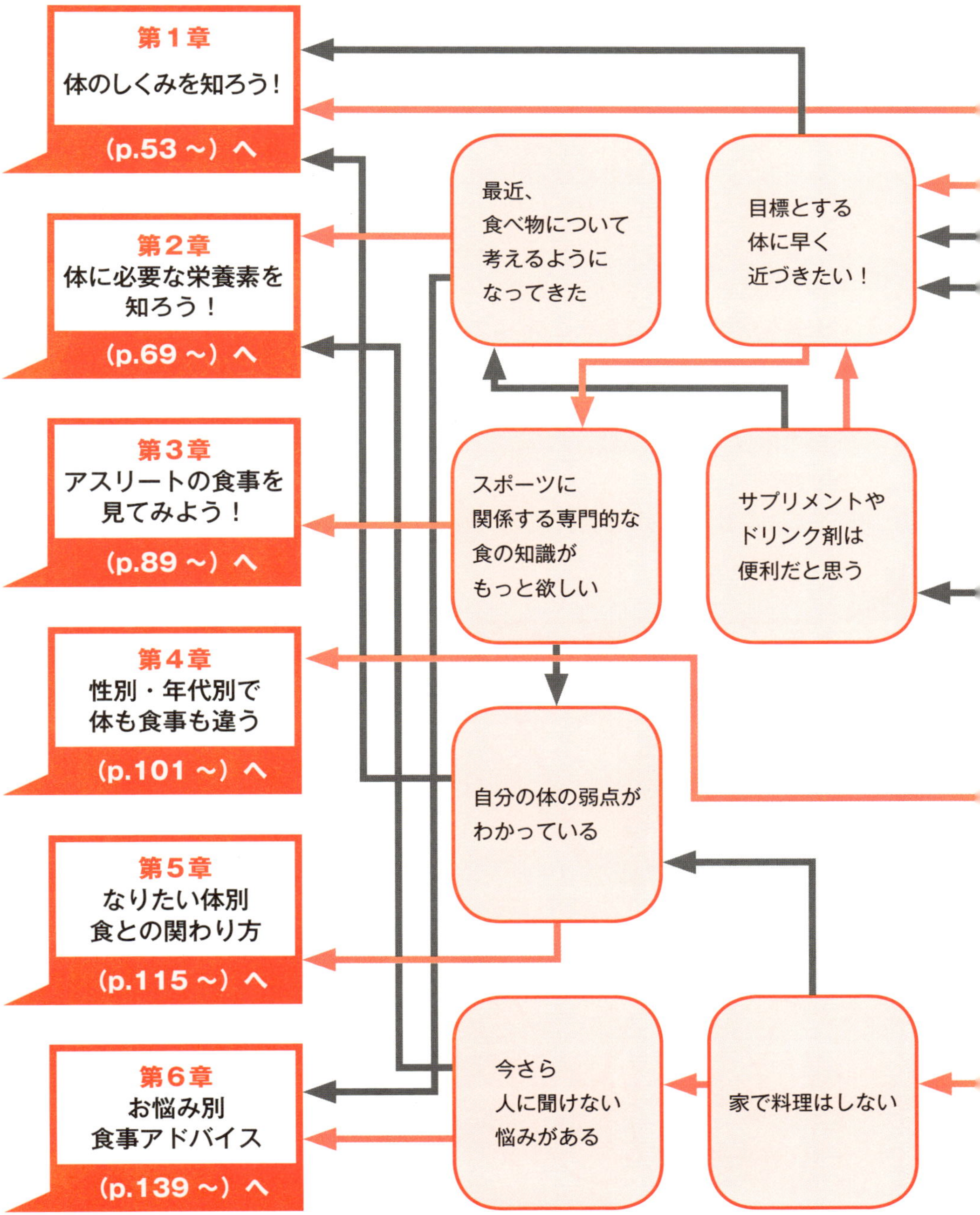
第1章
体のしくみを知ろう！
(p.53 ~) へ
第2章
体に必要な栄養素を
知ろう！
(p.69 ~) へ
第3章
アスリートの食事を
見てみよう！
(p.89 ~) へ
第4章
性別・年代別で
体も食事も違う
(p.101 ~) へ
第5章
なりたい体別
食との関わり方
(p.115 ~) へ
第6章
お悩み別
食事アドバイス
(p.139 ~) へ
最近、
食べ物について
考えるように
なってきた
目標とする
体に早く
近づきたい！
スポーツに
関係する専門的な
食の知識が
もっと欲しい
サプリメントや
ドリンク剤は
便利だと思う
自分の体の弱点が
わかっている
今さら
人に聞けない
悩みがある
家で料理はしない

この本の活用方法

p.50-51のチャートで、今の自分の体に必要で最初に読むべき章がわかります。

章（カテゴリー）は分かれてはいますが、本書のすべてが“なりたい体”になるために必要なことなので、その章さえ読めばよいというわけではありません。各所に「p.○○参照」と、関係するページが示されていますから、そのページも併せて読んで、今の自分に必要な情報を余さず得ましょう。

その上で、巻頭のレシピを活用すれば、「なぜこのレシピが○○にいいのか」ということもわかり、引いては、レシピを見なくても自分の体合った日々の献立を組み立てることができるようになってきます。

この本を存分に活用して、日々の健康と“なりたい体”をゲットしてくださいね！

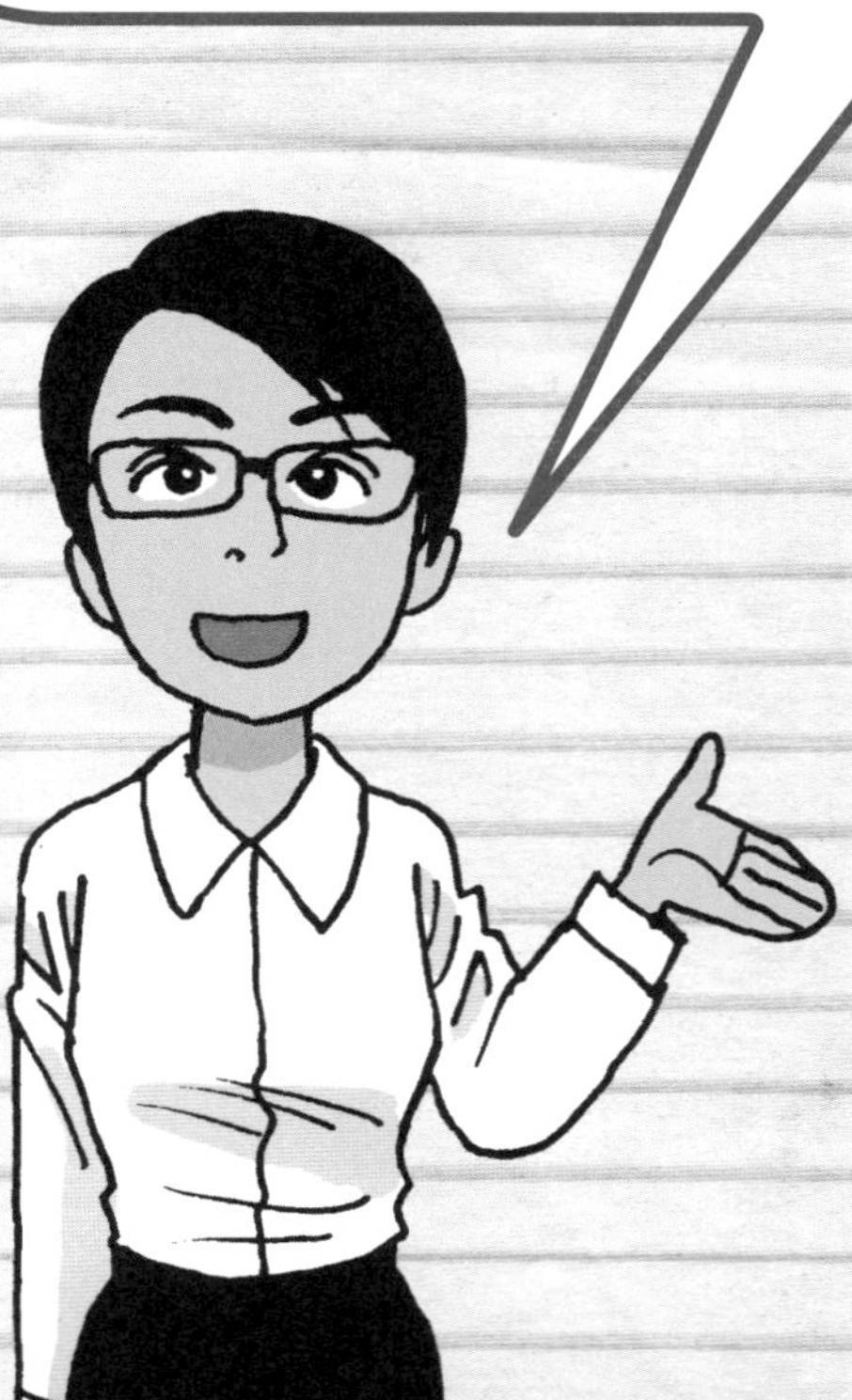

第1章

体のしくみを知ろう

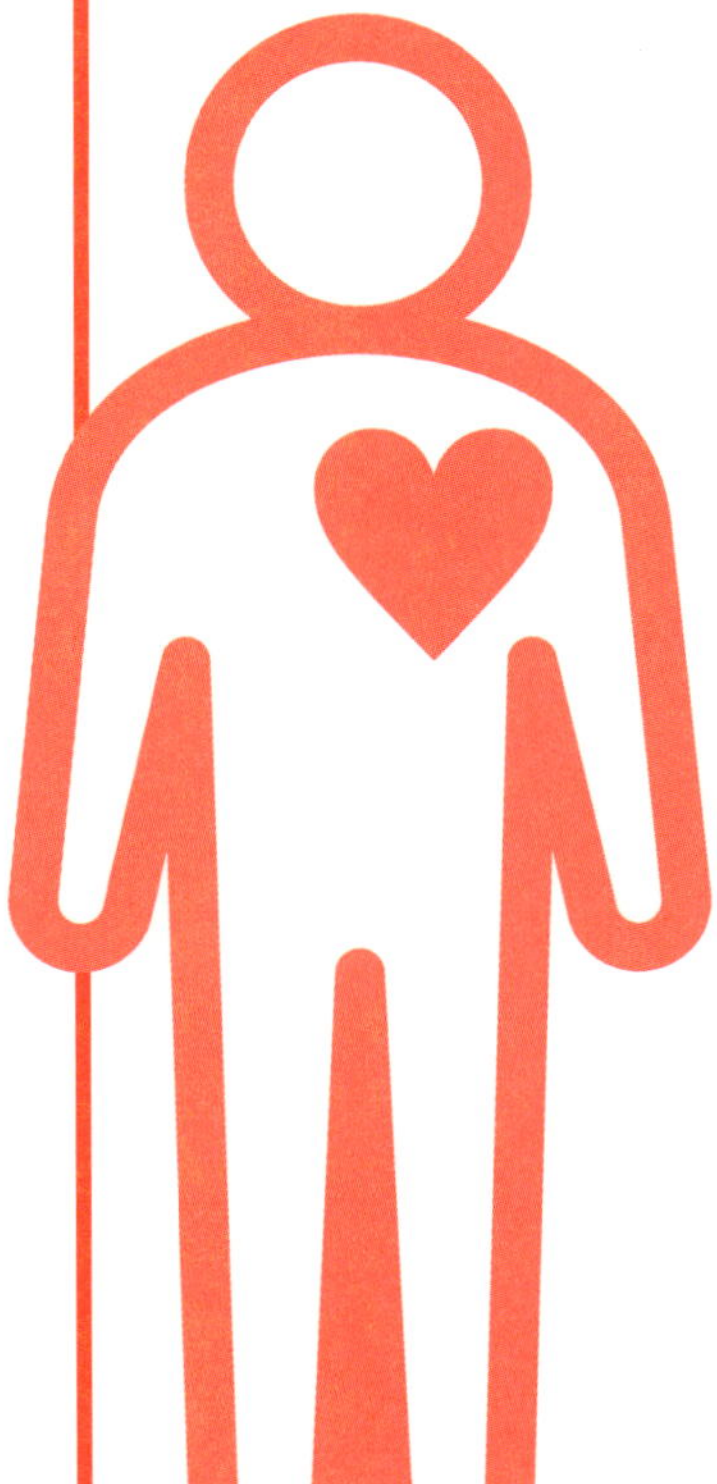

身体組成を知っておくことで栄養素の働く場所もわかってきます

なりたい体を得るために、今の自分の体のことを知ることは大切なことです。今の体の状態を知らないと、どこを改善すればいいかわからないからです。ここではまず、体の基本の基本、身体組成から見ていきましょう。

身体組成とは、体を構成している要素のことです。普段、私たちが知る〝体〟とは、頭や胴であったり、内蔵だったり…と、肉眼で見えるものですが、最小単位まで突き詰めると、左ページにあるように原子レベルに到達します。それが分子レベル→細胞レベル→組織レベルとなって、個体レベルの「体」ができているんですね。

食（栄養素）がどの部分にどう働き、効果を発揮するかは、組織レベル以下のところに関わってきます。体を構成する組織や細胞などに働きかけてこそ、体（固体レベル）が改善されていくのです。身体組成を測定するにはそれ相応の設備等が必要で、私たちが日常的に活用できるものではありませんので、**身近にある体重計や体組成計を利用することで、体の状態を把握する習慣**をつけましょう。

自分の体脂肪をkgにすると…

身体組成を本格的に調べるには、「体密度法」「二重X線吸収法」などの測定方法があるが、いずれも装置や器具が必要になる。そういった方法を用いず、おおよその値を簡易に知ることができるのが左ページにある「BMI」「体脂肪量」「除脂肪体重」の計算式だ。BMIで体格を知ったら、体脂肪量にも目を向けてみよう。市販の体組成計で体脂肪率がわかってもピンとこなかったりするが、体脂肪量を知ると脂肪の重さが出るので実感がわく。ちなみに、一般成人の標準体脂肪率は、男性で10 ～ 19.9%、女性で20 ～ 29.9%である。

5つのレベルからみたヒトの身体組成

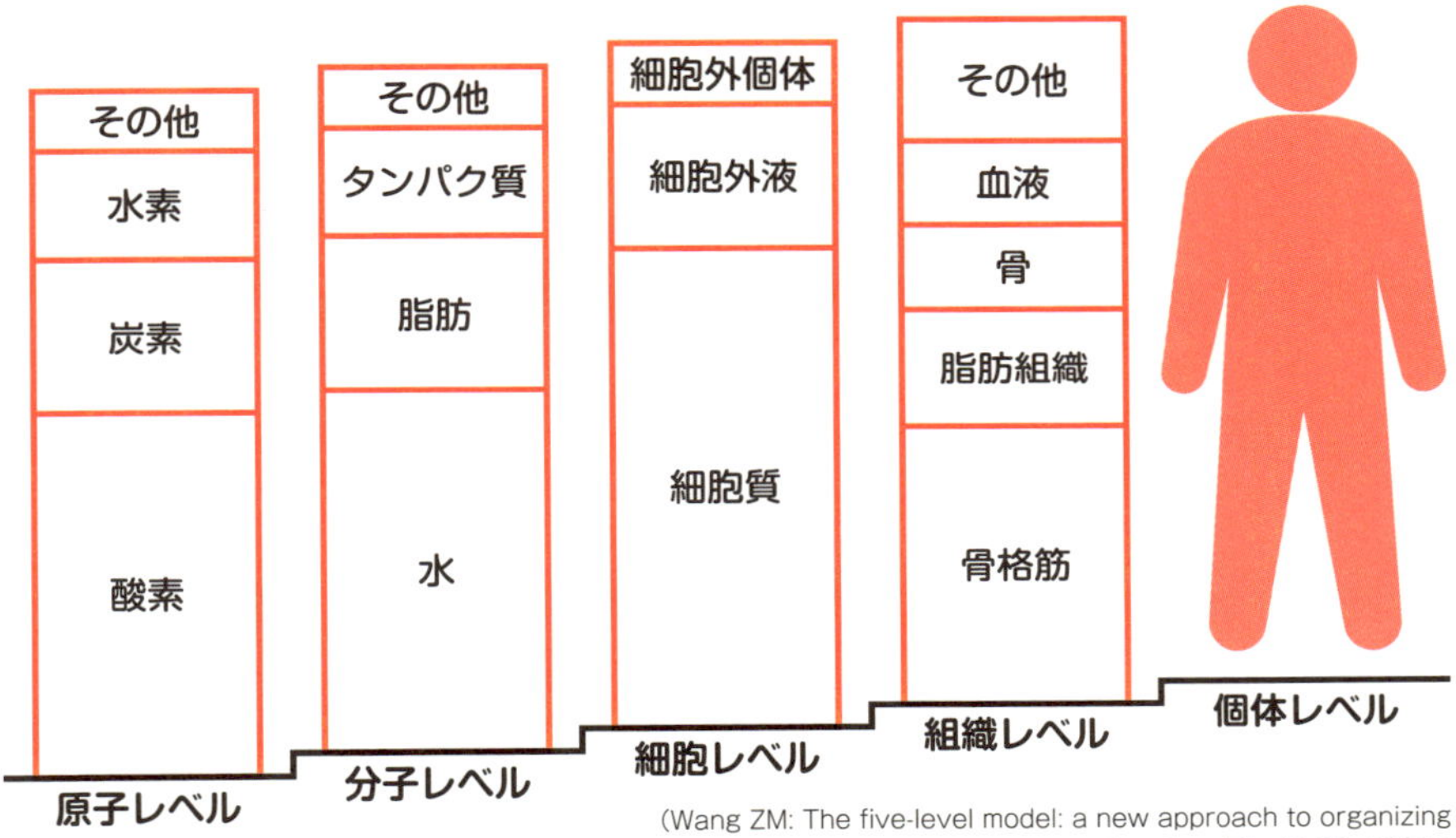
その他
水素
炭素
酸素
原子レベル
その他
タンパク質
脂肪
水
分子レベル
細胞外個体
細胞外液
細胞質
細胞レベル
その他
血液
骨
脂肪組織
骨格筋
組織レベル
個体レベル

(Wang ZM: The five-level model: a new approach to organizing body composition re-search. Am J Clin Nutr 56: 19-28, 1992.)

体格・体脂肪・除脂肪体重の求め方

BMI …世界共通の体格評価法

(ただし、アスリートの体格をBMIで評価することは危険ある場合が多い)

BMI＝体重(kg)÷身長(m)²

18.5
25
BMI値
やせ
標準
肥満

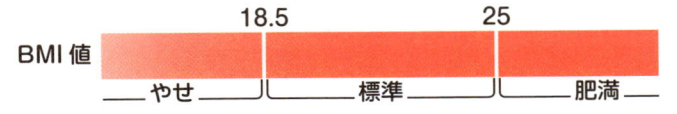

体脂肪量 …体脂肪の量

体脂肪量(kg)＝体重(kg)×体脂肪率(%)÷100

除脂肪体重 …脂肪以外の重さ

除脂肪体重＝体重－体脂肪量

体内のどの場所でどんな消化がされているか見てみよう

栄養のことを知る上で大切になってくるのが、体の消化と吸収のしくみです。まずは消化について見ていきましょう。

食物を摂取したり**消化・吸収、排泄を行う臓器をひっくるめて「消化器系」**と呼びます。消化器系には左ページの図のようなものがあり、中でも**口腔・胃・すい臓・胆のう・小腸では消化液が分泌**されていて、消化液中の酵素が食物を各所で吸収されやすいように細かく（消化）しています。

消化と吸収はセットですが、食べた食物がどうなっていくかを消化の側面だけから見ていくと…まず、口の中で咀嚼《そしゃく》されて唾液と混ぜられ、唾液の酵素により糖質が化学反応を起こして分解されたあと、食道の蠕動運動《ぜんどううんどう》によって胃に運ばれます。**食物は胃に3〜6時間滞在**し、胃液によって消化されていきます。消化液と粘液が混ぜ合わされたら**2〜3分に1回の割合で十二指腸に送られ**、そこから空腸、回腸を経て小腸内の消化を終え、大腸に運ばれたらここまで未消化だったものを処理し、排泄される仕組みになっています。

「胃痛」や「胃もたれ」ってどんな状態？

食べ過ぎた翌日など、胃痛や胃もたれをする人もいるのではないだろうか。では胃痛や胃もたれとはどういった状態なのか？

胃痛……食物を消化しようと大量の胃液が出たり、胃粘膜が薄くなってしまった場合、粘膜に炎症が起きて胃の筋肉がけいれんする状態。

胃もたれ……一時的に胃の働きが弱まって消化が十分に行われず、いつまでも食物が胃に残っていると感じる状態。

油脂を多く含む食物は消化に時間がかかるので食べる量には気を付けよう。

主な消化器とその働き

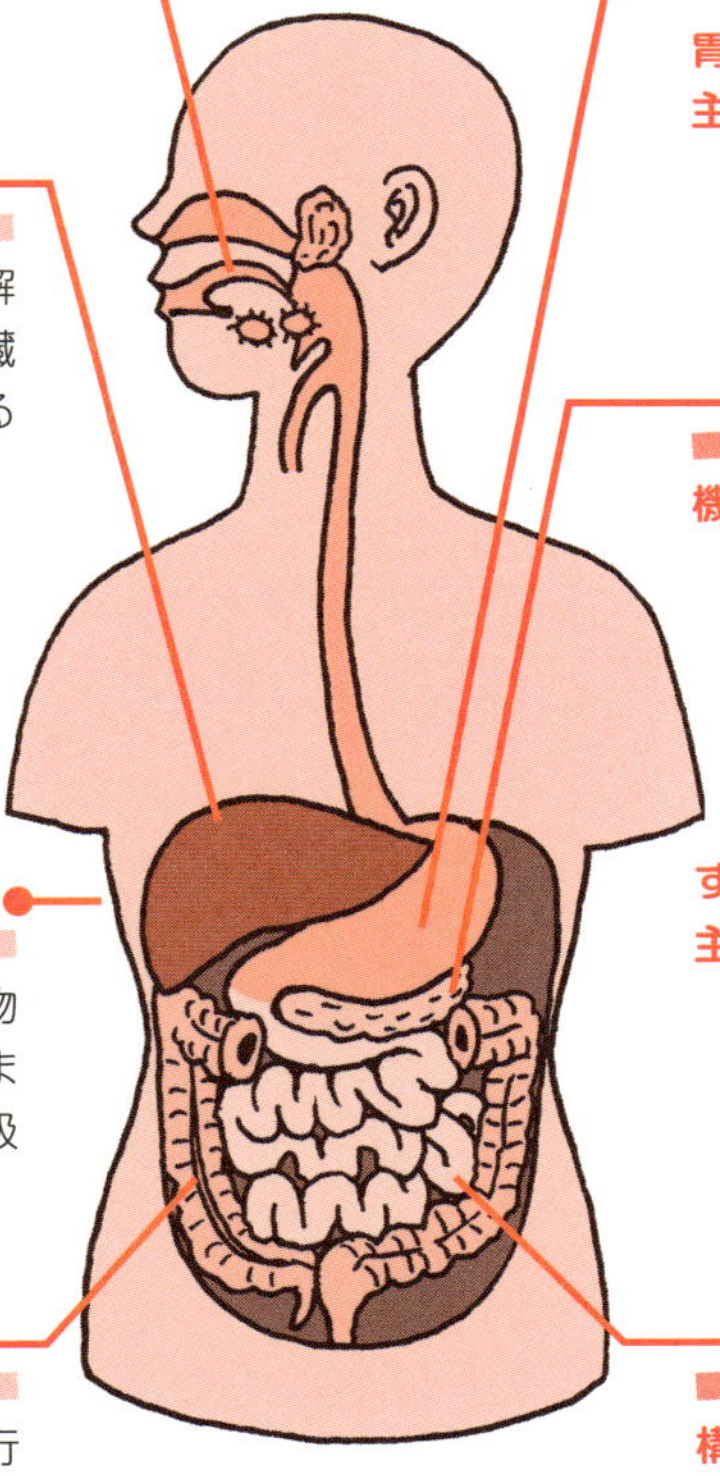

口腔

機能…口腔で噛み砕かれた食物は咀嚼によって唾液と混ぜられる。また、舌によって味覚を感知する。

唾液分泌量…1200ml/1日

主な消化酵素…アミラーゼ

肝臓（胆のう）

機能…肝臓は代謝、分泌、解毒などの機能を担う。肝臓で作られた胆汁を貯蔵するのが胆のうである。

胆汁分泌量…7000ml/1日

腎臓（背中側の腰の少し上）

機能…血液をろ過し、老廃物や塩分を尿として排泄。また、体に必要な物質の再吸収を行なう。

大腸

構成…盲腸、上行結腸、横行結腸、下行結腸、S字状結腸、直腸で構成。

機能…主に未消化物の処理と排泄を行なう。かゆ状になった食物から水分を吸収し、腸内常在菌によって分解された栄養素を吸収。便を形成する。

胃

機能…食物の殺菌。消化酵素や腸での吸収に不可欠な内因子や粘液を分泌。アルコールや鉄の一部、少量の塩分やブドウ糖などを吸収。

胃液分泌量…2000ml/1日

主な消化酵素…ペプシン

すい臓

機能…すい液を十二指腸へ分泌のほか、血糖値調節ホルモンも分泌。すい液には糖質、脂質、タンパク質を消化するための酵素が含まれる。

すい液分泌量…1200ml/1日

主な消化酵素…アミラーゼ、トリプシン、リパーゼなど

小腸

構成…十二指腸、空腸、回腸から成る。

機能…分節運動や蠕動運動によって、すい液や胆汁などの消化液と食べ物が混ぜられ、消化が完了する。

腸液分泌量…3000ml/1日

消化された食物は小腸で吸収
小腸では消化と吸収が同時の「膜消化」も

消化によって吸収しやすく分解された食物は、細くて長い小腸を通過しながら**小腸の細胞膜を通して細胞内に取り込まれます。これが「吸収」です**。ここでは吸収されたものがどうなっていくのかを栄養素別に見てみましょう（各栄養素は第3章を参照）。

炭水化物は**膜消化（小腸粘膜上皮細胞膜において、各栄養素が最終的に消化されると同時に吸収されること）**によって吸収された単糖は肝臓へ運ばれます。たんぱく質も同様に、アミノ酸まで膜消化されると肝臓に送られます。

脂質は、脂肪酸2分子とモノグリセロールまで消化されたあと腸管から吸収されると細胞内で再び脂質を構成し、リン酸やコレステロールなどを形成し、リンパ管を経て血液中に放出されますが、サイズの小さい短鎖脂肪酸や中鎖脂肪酸は肝臓に送られます。

ビタミンの場合、脂溶性ビタミンは脂質とともに血液中に放出されますが、水溶性ビタミンは小腸で吸収されると肝臓に運ばれるのです。

「かんじんかなめ」の語源は……

「肝腎（心）要」という言葉がある。「もっとも重要なところ」という意味だが、語源は「肝臓も腎臓（心臓）も人間にとってとても大切」といわれる。また、「ここが話のキモ」などと言う時の「キモ」も「肝」。肝臓だ。

肝臓という臓器は上の本文でも登場するが、吸収されたものが運ばれて貯蔵される場所であり、代謝や分泌、解毒など多くの機能を持っていて休む暇はない。多くの機能を持つだけに、負担も大きいのだ。「肝腎要」という言葉は、大事にすべき臓器を後世に知らせる目的で作られた言葉なのかもしれない。

各栄養素の消化と吸収のされ方

炭水化物

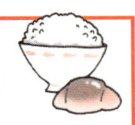

口腔内で食物中の糖質が消化され、さらに小腸で二糖類まで消化される。その後、腸液中の二糖類分解酵素によって単糖にまで消化されるとともに、吸収もされ、肝臓に運ばれる。

■炭水化物の消化に働く酵素■

口腔内の消化酵素……プチアリン
すい液中の消化酵素…アミラーゼ
腸液中の消化酵素……二糖類分解酵素（マルターゼ、スクラーゼ、ラクターゼ）

脂　質

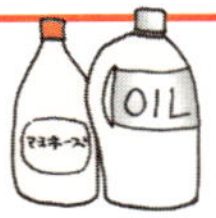

中性脂肪は、咀嚼や胃の筋肉運動で脂肪滴になって表面性を増やし、十二指腸で消化が始まる。腸管で吸収されたあと、リンパ管を経て血中に放出される。短鎖脂肪酸や中鎖脂肪酸は糖質やたんぱく質と同様に吸収され、肝臓に送られる。

■脂質（中性脂肪）の消化に働く酵素■

すい液中の消化酵素…リパーゼ
腸液中の消化酵素……リパーゼ

たんぱく質

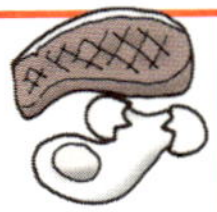

口腔で咀嚼されることで表面積が多くなり、消化液のかかる部分も広くなるようになっている。胃でポリペプチドになったあと、小腸でトリペプチドかジペプチドまで消化され、膜消化でアミノ酸まで消化されると同時に吸収され、肝臓に送られる。

■たんぱく質の消化に働く酵素■

胃液中の消化酵素……ペプシン
腸液中の消化酵素……トリプシン、キモトリプシン

ビタミン

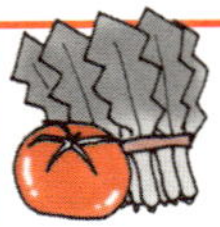

食品から得られた脂溶性ビタミンは脂質とともにキロミクロンを形成してリンパ管を経て血液中に放出される。水溶性ビタミンは、そのまま小腸で吸収され、肝臓に運ばれる。（「脂溶性ビタミン」「水溶性ビタミン」はｐ76を参照）

腸内細菌によって作られたビタミンは、水分の吸収と食物繊維の発酵が主な機能でほとんど消化・吸収はしない大腸でもわずかながら吸収され、各組織で利用される。

「代謝」とは

消化・吸収後、体内に取り込まれた栄養素の使われ方は？

ここでは、**物質の分解や合成の一連の過程「代謝」**を、炭水化物を代表例として栄養素別に見ていきましょう。**代謝は、エネルギーを得る「異化」とエネルギーを使う「同化」の2つに区分**されます（左ページ参照）。

糖質は細かく分解され、肝臓に運ばれますが、そこから肝臓と筋肉の両方でグリコーゲンとして貯蔵されます。しかし、使われ方は両者で異なり、肝臓のグリコーゲンは主に血糖値の維持に、筋肉のグリコーゲンは筋肉運動のためのエネルギー源として使われるのです。エネルギーとして使われたグリコーゲンは化学反応で二酸化炭素と水に分解されるのですが、その時にエネルギーを産生します。グリコーゲンはエネルギー源となるのです。

その他の栄養素の代謝は、**脂質**：酸化分解と脂質の合成やコレステロールの合成と分解、**たんぱく質**：筋肉や結合組織などの支持物質の主成分や一部のホルモンの体内のたんぱく質の合成、**ビタミン**：栄養素がエネルギーになる手助けや体機能の補助となります。

アスリートはたんぱく質の代謝を考えた食事計画を

体は常に新陳代謝を行なっており、体内のたんぱく質も常に分解と合成を繰り返している。たんぱく質がエネルギーとして利用されるにはグリコーゲンの貯蔵量が大きく影響してくる。グリコーゲンの貯蔵量が少ないと、体たんぱく質の分解産物である汗中の尿素窒素排泄量が増加するので、グリコーゲンの貯蔵量を多くしておくと、体たんぱく質の利用を少なくすることができるのだ。

筋肉たんぱく質の合成では、消化・吸収には時間がかかることを踏まえ、食事中のたんぱく質からアミノ酸が長時間供給されるよう、食事計画を立てよう。

代謝

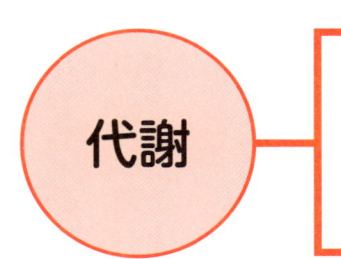

異化

高分子など有機物質を分解して低分子化することでエネルギーを得る過程のこと。

同化

エネルギーを使って有機物質を合成する過程のこと。

各栄養の代謝

炭水化物	肝臓に運ばれた糖質は肝臓と筋肉でグリコーゲンとして蓄えられる。 ●肝臓のグリコーゲン→血糖値の維持 ●筋肉のグリコーゲン→筋肉運動のエネルギー源
脂質	脂質の酸化分解と脂質の合成、コレステロールの合成と分解が脂質の代謝。 ●脂肪酸→エネルギー代謝でエネルギーを産生 ●コレステロール→細胞膜、副腎皮質ホルモン、性ホルモン、プロビタミンDの成分になる。
たんぱく質	筋肉や結合組織などの支持物質の主成分、酵素や免疫グロブリン、インスリンなどの一部のホルモンの体内のたんぱく質合成に利用される。 ●たんぱく質を多く摂れば摂るほど筋肉が増加するのではなく、過剰摂取すると脂肪になる。
ビタミン	各組織で利用され、その半減期は半日なので、こまめに摂取しないと欠乏する。そのため、偏った食生活で栄養素が不足すると欠乏症が現れやすい。

エネルギーを得ること、エネルギーを使うこととは？

　私たちは、食物から摂取した炭水化物・脂質・たんぱく質を体内で消化・吸収し、その分子が3つの段階─解糖系・TCA回路（クエン酸回路）・電子伝達系─を経て、**筋肉を動かすときのエネルギー源となる物質「ATP（アデノシン三リン酸）」**に変わることでエネルギーを得ています。このように、**栄養素を分解してATPを生産する過程を「エネルギー代謝」**といいます。生きていく上でも活動する上でもATPは欠かせないものなのです。

　これに対し、**「エネルギー消費」は、基礎代謝量・睡眠時代謝量・特異動的作用・活動代謝量で構成**されていて、その総和がエネルギー消費量となります（左ページ参照）。

　エネルギー消費量は日々変化します。特にアスリートはトレーニングの有無やその量、その時の身体組成（p54参照）、体調によって変化するので、算出してもあくまでピンポイントのエネルギー消費量となります。しかし、エネルギー消費について知っておくことはアスリートにとって大切なことの1つでしょう。

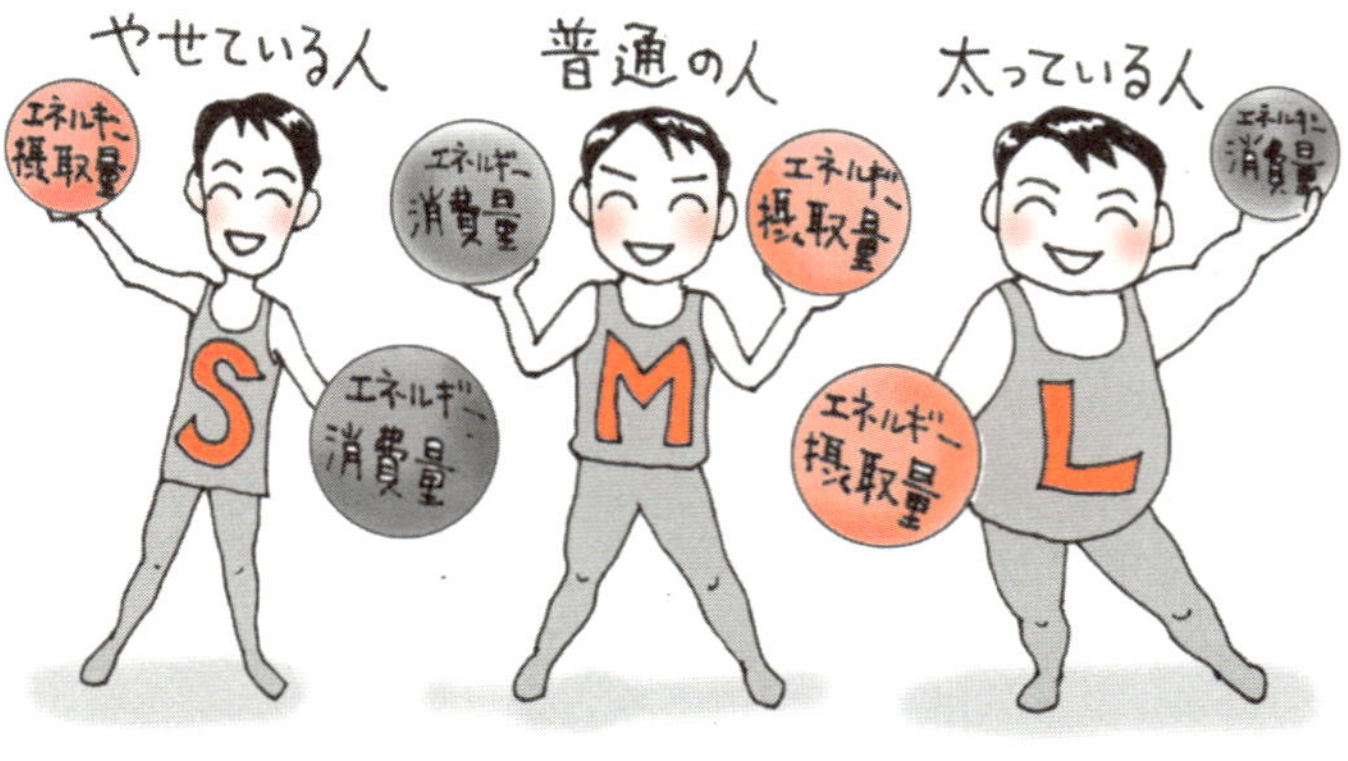

基礎代謝量

ヒトが生きていく上で必要な最小限のエネルギー消費量。基礎代謝量は、前日の夕食後から12～16時間後、食べた物が完全に消化・吸収された状態になったところで測定するが、その時の気温条件や被験者の状態に制限があるため実測は難しい。そのため、基準値が定められているが、アスリートに、この値は当てはまらない。

安静時 代謝量

仰向けに寝た状態か、座位で安静にしている状態で消費されるエネルギーのこと。一般に基礎代謝量の10～20%増となる。

基礎代謝基準値

年齢区分(歳)	男性(kcal/kg/日)	女性(kcal/kg/日)
1～2	61.0	59.7
3～5	54.8	52.2
6～7	44.3	41.9
8～9	40.8	38.3
10～11	37.4	34.8
12～14	31.0	29.6
15～17	27.0	25.3
18～29	24.0	22.1
30～49	22.3	21.7
50～69	21.5	20.7
70以上	21.5	20.7

厚生労働省策定『日本人の食事摂取基準　2010年度版』より

睡眠時 代謝量

副交感神経が緊張した状態で心拍数が低く、骨格筋が弛緩していて体の動きが少ない睡眠の時の代謝量。基礎代謝レベルと同じであるとされる。

特異動的作用（SDA）

食物を食べることでエネルギー代謝が高まることをいい「食事誘発性熱産生(DIT)」ともいう。エネルギー消費量の10%程度。

高タンパク質食は、高糖質食や高脂肪食にくらべてエネルギーの消費が高い。

活動代謝量

歩行をはじめ、家事や入浴、スポーツなど日常生活での身体活動によって高まるエネルギー代謝のこと。活動代謝量を知ることで労働やスポーツに置ける強度の判定を行うことができる。

日々の活動のエネルギー消費量を算出してみよう

運動をするとエネルギーは消費されます。では、運動時のエネルギー消費量はどうやって知ることができるのでしょうか。

そのためには「メッツ」を使います。**メッツとは、さまざまな身体活動時のエネルギー消費量が、安静にしている時のエネルギー消費量の何倍にあたるかという指数**です。性別や体重に関わらず、酸素必要量（安静状態を維持するために必要な酸素量）3.5ml／kg／分を1単位とし、これを「1メッツ」といいます。

左ページの表にあるように、身体活動それぞれにメッツの値があります。これを用いて計算式にあてはめると、その身体活動でどれくらいエネルギーを消費したかを算出できます。

ただし、この計算式は標準的体格の人に対して有効なものなので、体脂肪が少なく筋肉の多い人や、アスリートでは誤差が生じやすくなります。エネルギー消費量を測定する方法は他にも、直接的測定法、間接的測定法、二重標識水法などがありますが、いずれも大がかりな測定法なので、容易に測定することは難しいでしょう。

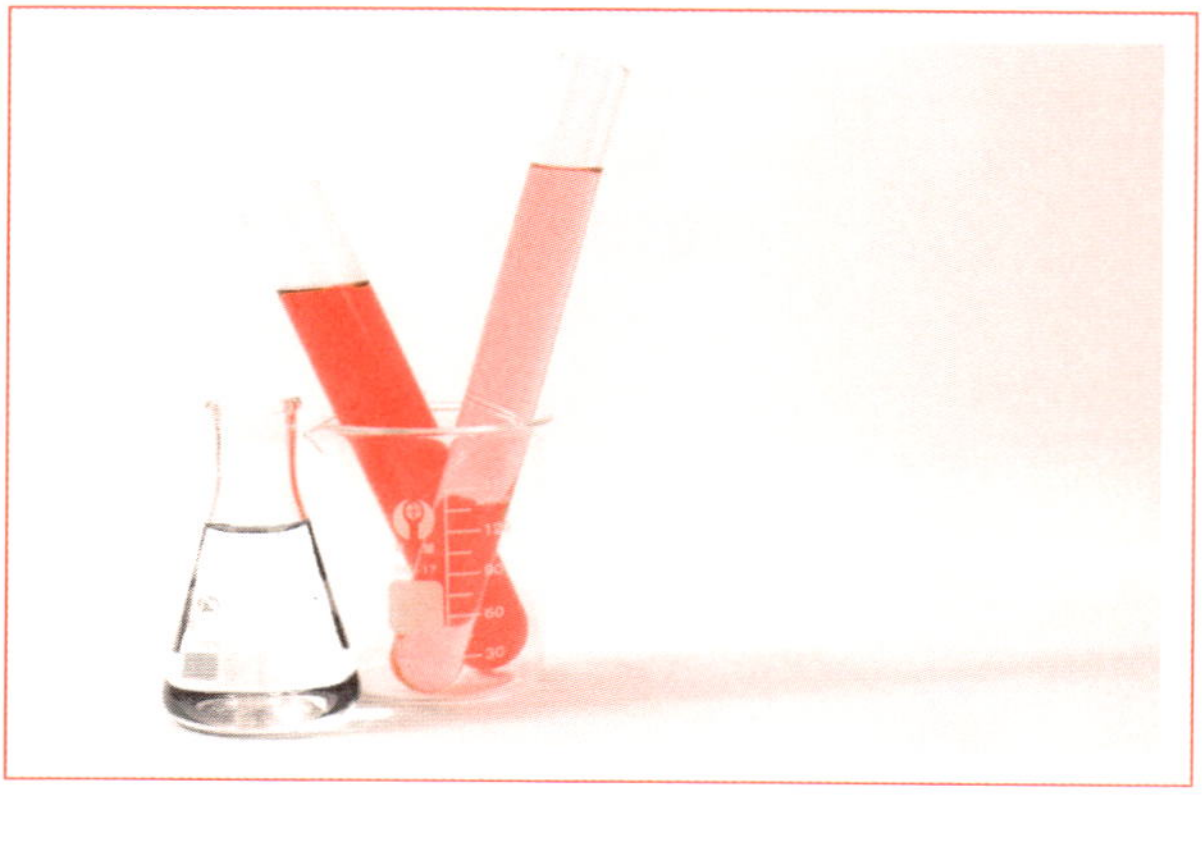

メッツを使ってエネルギー消費量を算出してみよう

エネルギー消費(kcal)＝1.05×エクササイズ(メッツ・時)×体重

例)体重50kgの人が30分ジョギングをした場合のエネルギー消費は――

ジョギングのメッツは1時間あたり7.0。この人は30分のジョギングなのでメッツの値は7.0の半分の3.5となる。これを計算式に当てはめると…

1.05×3.5×50
＝183.75kcal⬅エネルギー消費量

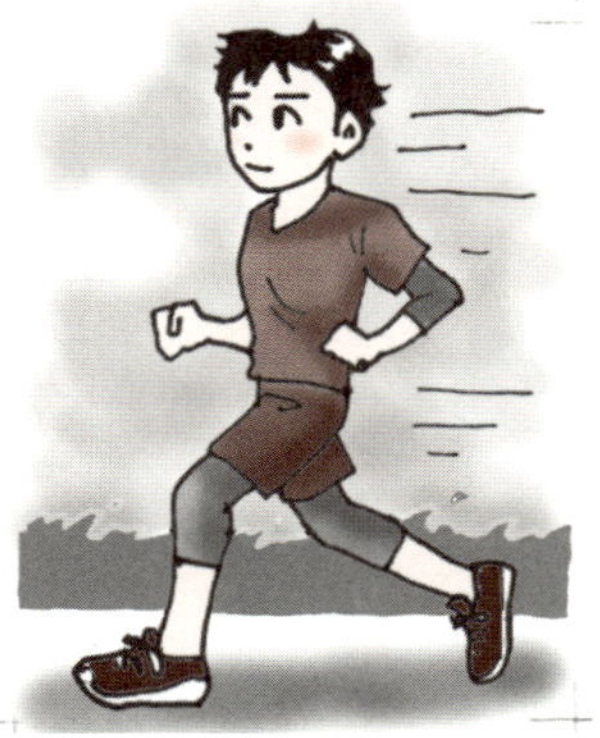

さまざまな身体活動におけるメッツ

メッツ	活動内容
1.0	静かに座って過ごす
1.5	座位での電話、読書、食事、運転
2.0	着替え、歯磨き、手洗い、シャワーを浴びる
2.5	ストレッチング、キャッチボール、軽い掃除
3.0	普通歩行(平地、67m／分)、ウエイトトレーニング(軽・中程度)、ボーリング
3.5	家での体操(軽・中程度)、ゴルフ(カート利用、待ち時間除く)
4.0	速歩(平地、95～100m／分)、水中運動、卓球
4.5	バドミントン、ゴルフ(クラブを自分で運ぶ、待ち時間除く)
5.0	ソフトボールまたは野球、子供の遊び(石蹴り、ドッジボールなど)
5.5	自転車エルゴメータ(100ワット)
6.0	ウエイトトレーニング(高強度)、ジャズダンス、バスケットボール
6.5	エアロビクス
7.0	ジョギング、サッカー、テニス、スケート、スキー
7.5	登山(約1～2Kgの荷物を持って)
8.0	サイクリング、ランニング、(134m／分)、水泳(クロール:ゆっくり)
10.0	柔道、空手、キックボクシング、ラグビー、水泳(平泳ぎ)
11.0	水泳(バタフライ)、水泳(クロール:速い)、活発な活動
12.0	ランニング(階段を上がる)

厚生労働省『健康づくりのための身体活動基準2013』、『基礎から学ぶ! スポーツ栄養学』より

体の声に耳を傾け、自己管理をすることがベストコンディションへの近道

体をよい状態に持っていくには、どのくらい食べれば体に負担をかけないのか、エネルギーを消費するにはどのくらい運動したらいいのか…などを意識し、**自己管理をしていくことが必要不可欠**です。

まずは自分の**体の声を聞きましょう**。「何となく体に違和感がある」という場合、その感覚を見過ごしてはいけません。体が発する小さなSOSかもしれないからです。その違和感はいつ頃から感じていますか？　その頃、どんな食生活をしていましたか？…日々の様子を追っていくと、解決の糸口が見つかるかもしれません。そのためにも、**体の様子と食べたものを記録する日誌をつけて、自己パターンを知るようにしましょう**。左ページにアスリートのトレーニング日誌の例を挙げましたので参考にしてください。

また、体を動かすことや食物を摂取することばかりに目がいってしまいがちですが、**「休ませる」ということも重要**です。筋肉を休ませるのはもちろんですが、内臓を休ませることも大切。体の内外、両方からのアプローチでベストな状態を作り出していきましょう。

働き者の肝臓を休ませてあげよう

運動後に疲れた脚や体はマッサージや入浴で休ませることができるが、内臓はそうはいかない。p.58でも触れているが、内臓の中でも肝臓は一番の働き者。吸収された栄養素はほとんどが肝臓に送られ、解毒や代謝、生きる上で必要なエネルギーを供給…など、さまざまな役割を担っているからこそ、休ませたいものだ。肝臓を休ませるには運動しすぎないことが一番なのだが、運動をしてこそのアスリートなどにはそれは難しい。消化時間がかからない食品を選んだり、調理法や食べ過ぎないなど食事面で工夫し、肝臓の負担を軽くしよう。

トレーニング日誌に記録すること

- 体重(体脂肪率)
- 食事(内容・量・食べ始めた時間)
- 練習内容
- 体調
- 睡眠時間
- サプリメント使用状況
- 排便の有無

- 心の声
- 反省点
- 良かった点

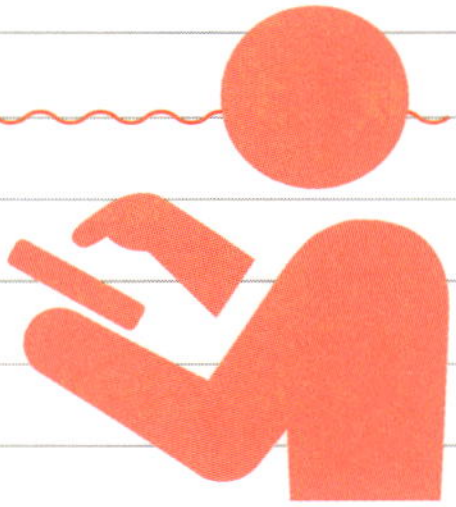

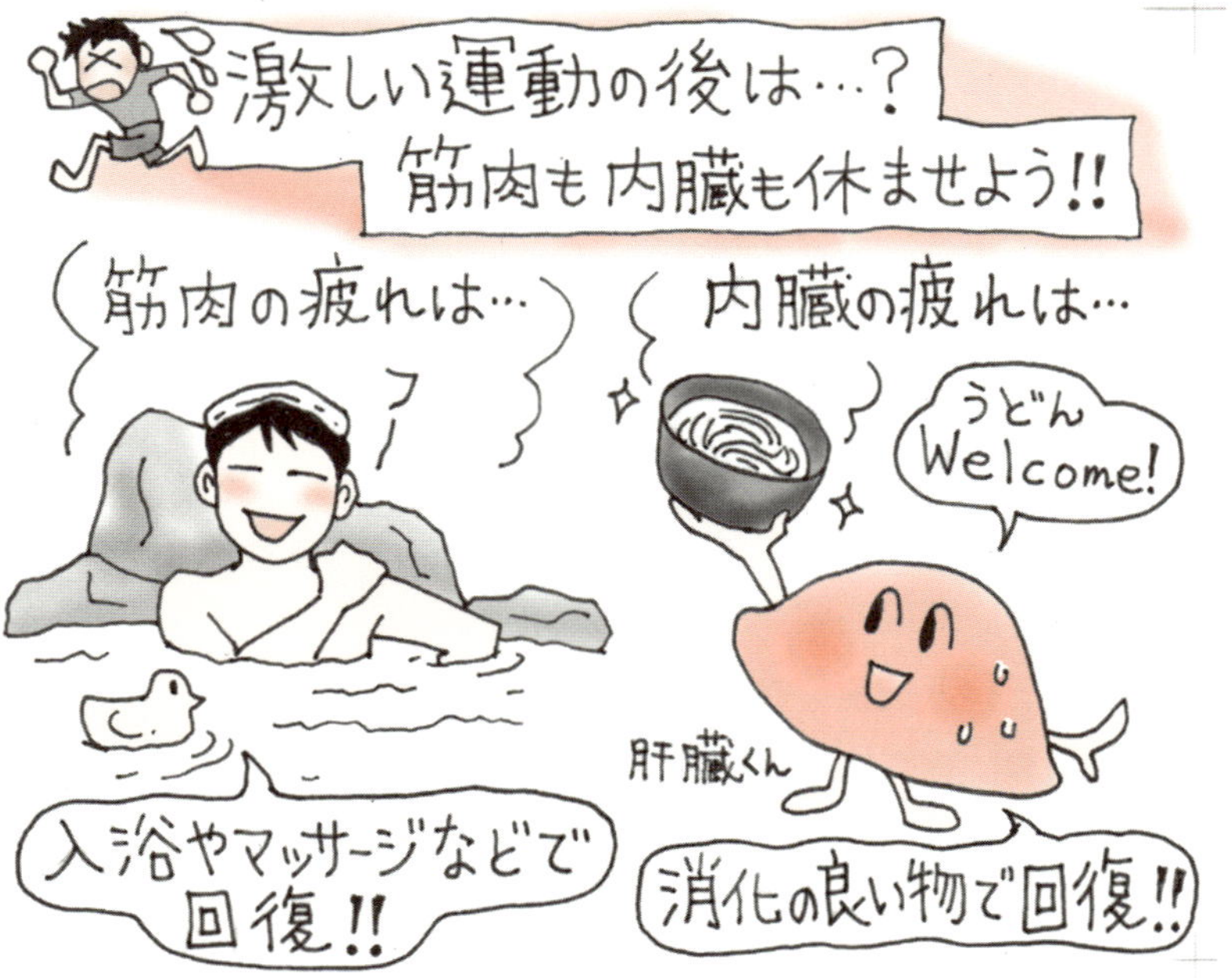
激しい運動の後は…?
筋肉も内臓も休ませよう!!
筋肉の疲れは…
入浴やマッサージなどで回復!!
内臓の疲れは…
うどん Welcome!
肝臓くん
消化の良い物で回復!!

セルフチェックで体を知ろう！

今の体の状態を知れば、どうしたら体がもっと良くなるか、そのために食事はどうすればいいかが見えてきます。体調や生活に変化があったら、まずはセルフチェックをするように心がけて。

カテゴリー		チェック項目	チェック欄
身体症状	1	体調を崩しやすい	
	2	口内炎が出やすい	
	3	肌荒れしやすい	
	4	頭が重いと感じる事がある	
	5	疲れやすい・疲れがなかなか取れない	
食事	6	野菜はあまり食べない	
	7	果物はあまり食べない	
	8	海藻（海苔、ひじきなど）はあまり食べない	
	9	丼、麺類などの単品メニューを良く食べる	
	10	自分の普段の食事を色で例えると白か茶色（カラフルでない）	
	11	菓子パンが好き	
	12	お腹いっぱい食べないと気が済まない	
	13	食事を抜くことが多い	
	14	甘いものを無性に食べたくなる	
生活	15	毎日便が出ない	
	16	練習時間が長い	
	17	汗を良くかく	
	18	寝る時間が遅い	
	19	生活が不規則	
	20	休みの日はゴロゴロしていたい	

第2章

体に必要な栄養素を知ろう

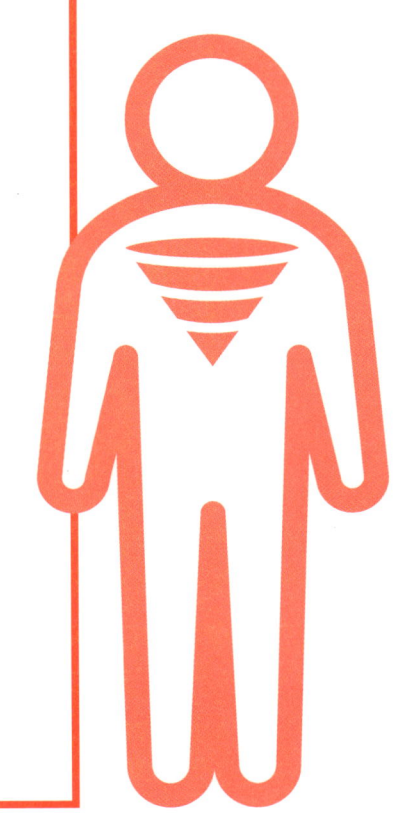

炭水化物の糖質はエネルギー源 摂りすぎても足らなくてもだめなのです

体に必要な栄養素を大別すると左のページのようになります。まずは、三大栄養素について順に見ていきましょう。

まずは炭水化物。炭水化物は体内で糖質と食物繊維に分かれ、異なった働きをします。糖質はエネルギー源となり、食物繊維はエネルギー源にはなりません。ここでは、中でも糖質について触れていきます（食物繊維に関してはｐ86－87参照）。

糖質はさらに、**単糖類・二糖類・多糖類**に分かれて体に働きますが、**エネルギー源のほか、血糖値の維持**にも一役買います。糖質は燃焼しやすい性質を持つので体に蓄積しないイメージを持つかもしれません。

しかし、必要量以上に摂取すると中性脂肪として蓄えます。一方、糖質の摂取量が少なすぎるとエネルギー代謝（ｐ62参照）の際に脂肪酸を利用しにくくなるという難点やエネルギー不足による体力の低下など様々な体の不調へとつながります。

過不足なく、必要量をしっかり摂ることが大切なのです。

糖質の分類

単糖類……これ以上分解できない糖質の最小単位。
グルコース（ブドウ糖）、フルクトース（果糖）、ガラクトースなど

二糖類……単糖類が2つ結合構成されているもの。
スクロース（ショ糖）、ラクトース（乳糖）、マルトース（麦芽糖）

多糖類……単糖類が結合によって多数連なったもの。
でんぷん、グリコーゲンなど。

栄養素の種類

五大栄養素

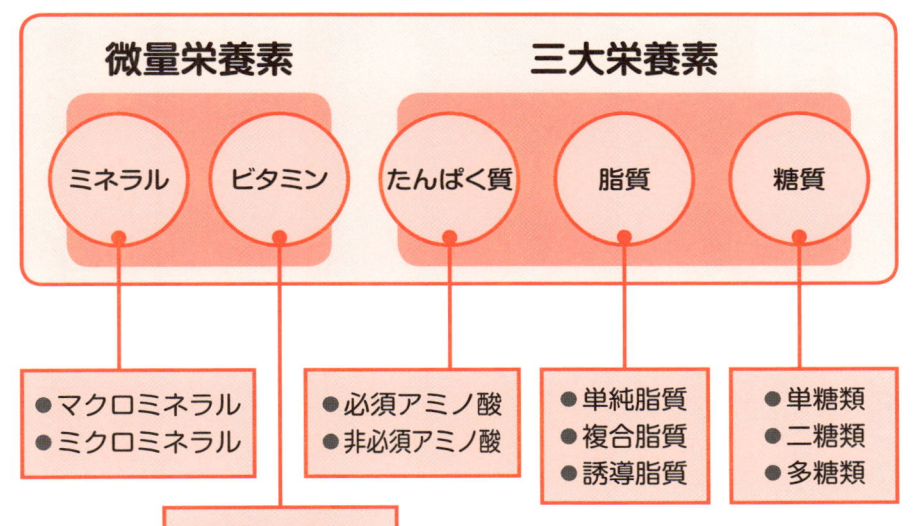

微量栄養素

- ミネラル
  - マクロミネラル
  - ミクロミネラル
- ビタミン
  - 水溶性ビタミン
  - 脂溶性ビタミン

三大栄養素

- たんぱく質
  - 必須アミノ酸
  - 非必須アミノ酸
- 脂質
  - 単純脂質
  - 複合脂質
  - 誘導脂質
- 糖質
  - 単糖類
  - 二糖類
  - 多糖類

その他

- 水
- 食物繊維
  - 不溶性食物繊維
  - 水溶性食物繊維

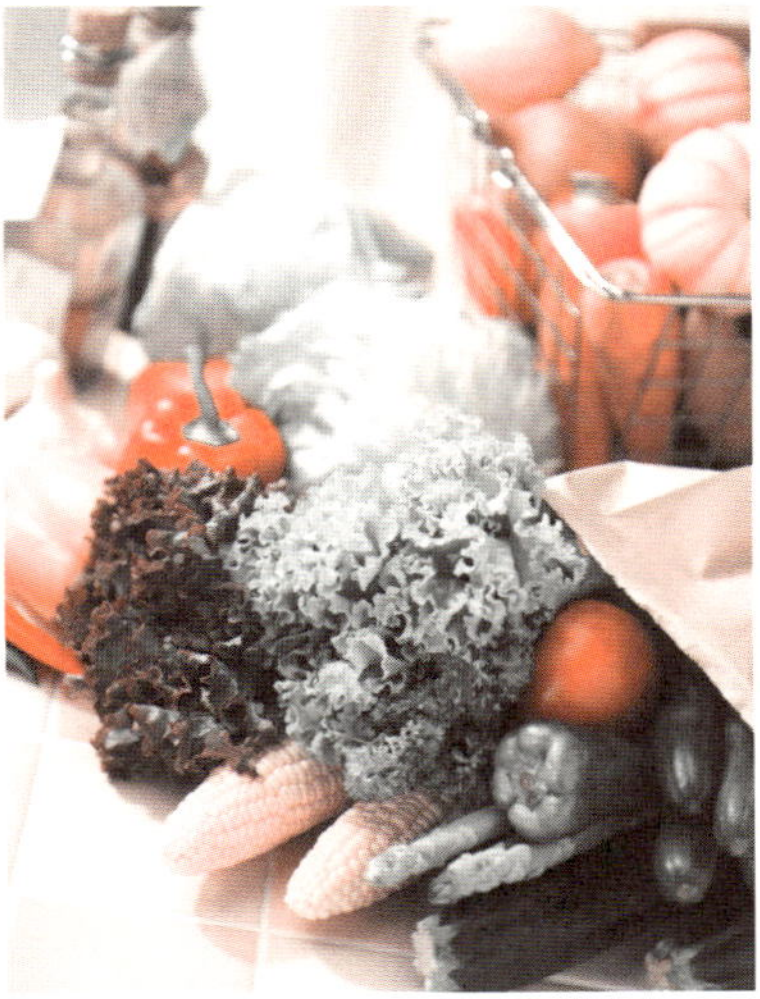

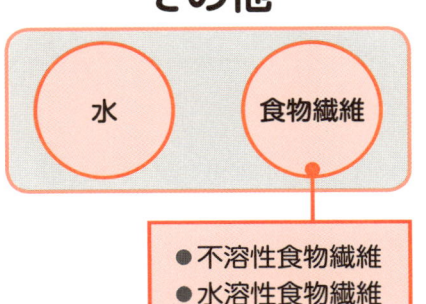

糖質の2倍量のエネルギーを貯蔵可能！ エネルギーを蓄えるために大切な脂質

脂質も、あまり摂りたくないものとして捉えている人も多いかと思いますがきちんと働きがあります。

脂質は単純脂質、複合脂質、誘導脂質に、脂肪酸は飽和脂肪酸、不飽和脂肪酸に分かれ、エネルギーとして蓄えられたり腸管からの吸収を助けたりするなど働きは多様で、体になくてはならないものなのです（p59、61も参照）。

人の脂肪組織は、約80%が中性脂肪、18%が水分、2%がたんぱく質でできています。脂肪は1gあたり9kcalなので、そのうちの80%である約7～8kcalが中性脂肪にあたるので**燃焼熱が高く、少量で多量のエネルギーを蓄えられます**。体重60kgで体脂肪率15%の人だと9kgの脂肪があり、エネルギーは約６３０００kcalとなります。

脂肪の主な貯蔵場所は皮下と内臓周辺で、若年層はその50～60%が皮下に貯蔵していますが、**中高年や運動量の少ない人、太っている人は内臓脂肪が増加している傾向にあり、生活習慣病を引き起こしやすい**ため、注意が必要となるのです。

善玉＆悪玉？ コレステロールって何？

コレステロールは、脂質の一種（誘導脂質のステロイドに関係する）で細胞膜を生成する体に必要なもので、食事から摂取できるものと人体でつくられるものがある。いわゆる「善玉コレステロール」と「悪玉コレステロール」は、それぞれ別の物ではなく役割と影響で分けられる。「善玉」は、余ったコレステロールを末梢から肝臓に運ぶ役割で、そこに悪い影響はないが、「悪玉」は、体に必要なコレステロールを肝臓から末梢へ運ぶ役割があっても、運びすぎると血管にへばりついて動脈硬化などを引き起こしてしまうという、悪い影響も持つのだ。

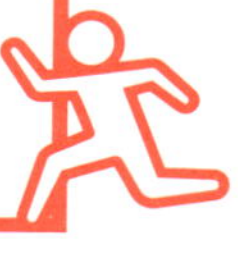

脂質と脂肪酸の働き・影響

脂質

単純脂質
〜中性脂肪〜

エネルギーの貯蔵や組織の保護。貯蔵脂肪皮下、腹腔、筋肉間結合組織などに蓄積される。体は過剰な分の糖質を脂肪に変えて貯蔵する。

複合脂質
〜リン脂質、糖脂質、リポタンパク質など〜

細胞間の情報伝達。脂質ながら水にも油にも混ざるので乳化することができる。

誘導脂質
〜ステロイド、脂溶性ビタミン類、脂肪酸など〜

身体の構成、エネルギー貯蔵、ホルモンなど生理活性物質として働く。

脂肪酸

飽和脂肪酸

エネルギー代謝で重要な役割を果たすが、摂りすぎると血清総コレステロール濃度を上昇させる。

不飽和脂肪酸

n3系とn6系があり、特にn3系は体によい。
不足すると皮膚障害や不妊などに。

体づくりに欠かせないたんぱく質はたくさん摂る方がいい？

三大栄養素の中でも、一番「より多く食べよう」と意識するのがたんぱく質ではないでしょうか。

たんぱく質は単に筋肉や血液になるだけでなく、左の表にあるように役割も多様。その**最小単位はアミノ酸**です。アミノ酸は20種、そのうち9種が、体内で合成されないか合成されても必要量に達しないため、外から取り込まなければならず、それを「必須アミノ酸」といい、残りの11種も「非必須アミノ酸」といいます。アミノ酸が80個かそれ以上ペプチド結合したものが「たんぱく質」となります。ちなみに、アミノ酸とアミノ酸のつながりを**「ペプチド結合」**といい、アミノ酸が2個以上つながったものを**「ペプチド」**といいます。アミノ酸は「たくさん摂っても太らない」と思っている人がいますが、**過剰摂取するとエネルギーとして蓄積されるため、結果、太ってしまうことになりかねません**。また、アミノ酸は窒素（アンモニア）を生むため、摂りすぎるとその排泄で**腎臓・肝臓の働きに負担をかけてしまう**ことになるのです。

用語説明

必須アミノ酸……食物から取り込まなければならないアミノ酸
バリン、ロイシン、イソロイシン、スレオニン、リジン、メチオニン、フェニルアラニン、トリプトファン、ヒスチジン

非必須アミノ酸…体内で合成することができるアミノ酸
グリシン、アラニン、セリン、アスパラギン酸、グルタミン酸、アスパラギン、グルタミン、アルギニン、システイン、チロシン、プロリン

たんぱく質の働き

役割	たんぱく質の種類	働き	例
機能的役割	酵素たんぱく質	生体内の化学反応を触媒する	アミラーゼ、ペプシン、トリプシン
	輸送たんぱく質	栄養素や酵素を輸送する	ヘモグロビン（酸素の輸送）
			リポタンパク質（脂質の輸送）
			トランスフェリン（鉄の輸送）
			セルロプラスミン（鉄や銅の輸送）
	調節たんぱく質	生理機能の調整を行なう	ペプチド性ホルモン（インスリン、成長ホルモン、カルモデュリン、グルカゴン）
	防御たんぱく質	生態防御を行なう	免疫ブログリン、インターフェロン、フィブリノーゲン、プロトロンビン
構造的役割	収縮・運動たんぱく質	筋肉の収縮や細胞の運搬を行なう	アクチン、ミオシン、チューブリン
	構造たんぱく質	筋肉、骨、髪、爪、結合組織などを構成する	コラーゲン（骨、結合組織など）
			エラスチン（靭帯など）
			ケラチン（毛、爪、皮膚など）
貯蔵の役割	貯蔵たんぱく質	たんぱく質や鉄を貯蔵する	アルブミン、カゼイン、フェリチン

『新版 コンディショニングのスポーツ栄養学』より

ビタミンは、脂溶性と水溶性の二つに分かれます

ビタミンが体内でどんな働きをするのか、体にとってどんな影響を与えるのかを知っておくと、健康的な体づくりを目指した日々の食事の組み立てに大いに役立ちます。

ビタミンは他の栄養素とは異なり、エネルギーや体づくりの直接的な材料にはなりませんが、微量で効果を発揮します。

体内のあらゆる代謝を円滑にしたり、成長や生命活動を維持するため…つまり、**日々のコンディションを整える上でなくてはならない栄養素なのです**。

ビタミンは二つに大別されます。一つは水溶性ビタミン、もう一つは脂溶性ビタミンで、それぞれのビタミンは左ページのように分かれます。**水溶性ビタミンは水に溶けるので摂取しすぎても汗や尿で排出されますが、汗を多くかく夏場はいつも以上にしっかり摂る必要があります。脂溶性ビタミンは水には溶けないので、摂取し過ぎると体内に蓄積されるため、過剰摂取による影響も考える必要があります。**

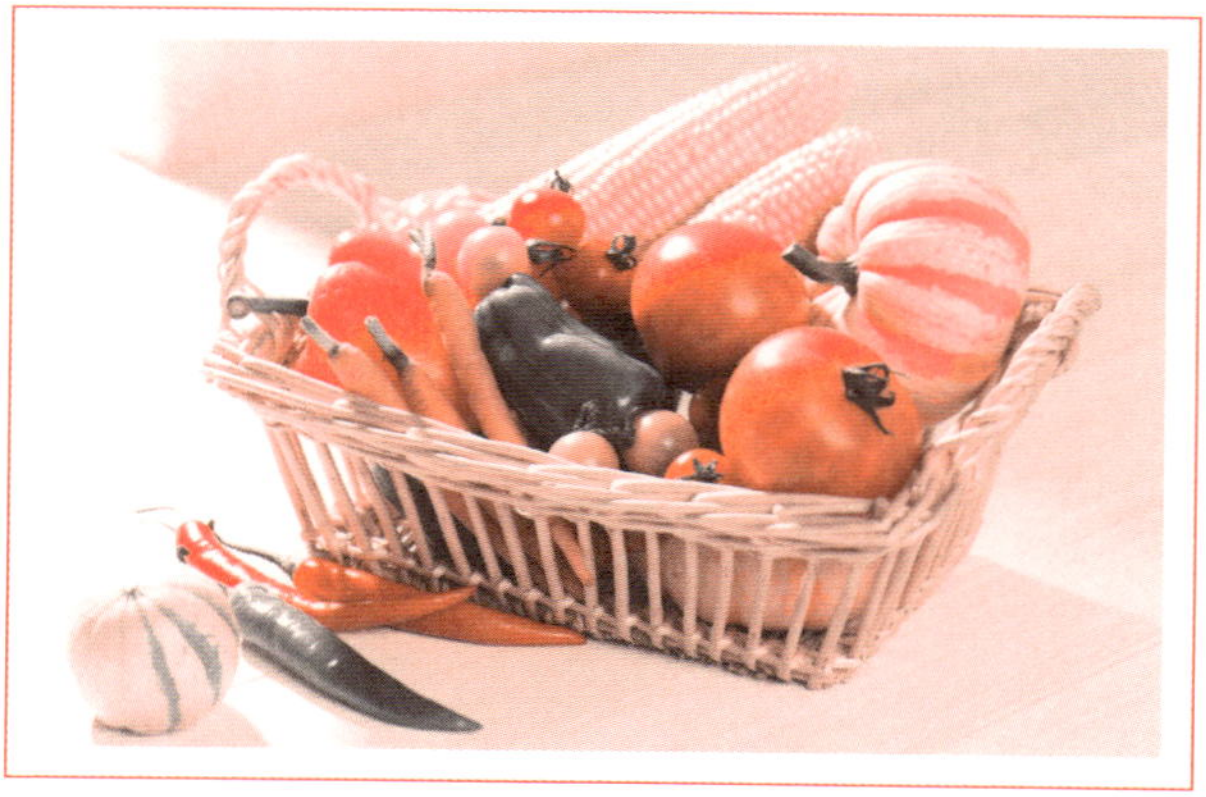

ビタミン

水溶性

- 水に溶ける。
- 過剰摂取しても水に溶けるため尿中に排泄されやすい。

抗酸化作用を持つ

ビタミンC

代謝酵素反応の中で補酵素として機能

ビタミンB1	ビタミンB12
ビタミンB2	ナイアシン
ビタミンB6	パントテン酸

核酸の合成・アミノ酸代謝	葉酸
炭酸固定反応 アミノ酸代謝など	ビオチン

脂溶性

- 油脂に溶ける。
- 水に溶けないので過剰摂取すると体内に蓄積されて過剰症を引き起こす可能性がある。

生合成、カルシウム代謝

ビタミンK

抗酸化作用がある

ビタミンE

ホルモン様作用がある

ビタミンA
ビタミンE
ビタミンD

生命維持や骨づくり、造血などさまざまな部分でビタミンが重要に

生命維持や正常な成長のためには必要不可欠なものですが、**ビタミンは体内でほとんど合成されないかまたは**、合成されても少なく、必要量に足らないので、**食品で摂取していかなければなりません**。

ビタミンは**エネルギー代謝（ｐ62参照）、体づくりとコンディショニング、抗酸化システム**という部分に関わってきます。左ページにあるように、エネルギーを生み出すにはビタミンB群の働きが必要になります。体づくりとコンディショニングには葉酸やビタミンAやDなど、抗酸化システムにはビタミンCやビタミンEなどと、それぞれに役割がある上、**骨づくり、造血や貧血予防にも関わり、防御機構でもあるのです**。

ビタミンも他の栄養素同様、**摂取不足があると体に影響**が起こってきます。ｐ80－81に各ビタミンの働きとそのビタミンを多く含む食品、欠乏症が表になっていますので、今の自分の体と照らし合わせて欠乏しているビタミンはないかを確認し、日々の食事で不足を補うようにしましょう。

活性酸素と抗酸化機構

酸素は、生きていくために必要不可欠であるが、呼吸によって取り込まれた酸素の一部は活性酸素となる。活性酸素は、体内に侵入した細菌などを撃退する役割があるが、増えすぎると正常な細胞やDNAを破壊するようになる。

それを防ぐのが抗酸化機構であり、カタラーゼなどの抗酸化酵素と、ビタミンCやビタミンE、カロテノイドなどの抗酸化物質がある。抗酸化機構は体内に備わっているが加齢とともに低下するため、運動により機能を高めるか、抗酸化物質を積極的に摂取する必要がある。

エネルギー代謝に関係するビタミン

- ビタミンB_1（チアミン）
- ビタミンB_2（リボフラビン）
- ナイアシン（ニコチン酸）
- パントテン酸
- ビオチン

抗酸化ビタミン

- ビタミンC（アスコルビン酸）
- ビタミンE（α-トコフェロール）
- カロテノイド類

体づくりとコンディショニングに関係するビタミン

- ビタミンB_6（ピリドキシン、ピリドキサール、ピリドキサミン）
- ビタミンB_{12}（コバラミン）
- 葉酸（プテロイルグルタミン酸）
- ビタミンC（アスコルビン酸）
- ビタミンA（レチノール）
- ビタミンD（カルシフェロール）
- ビタミンK（フィロキノン）

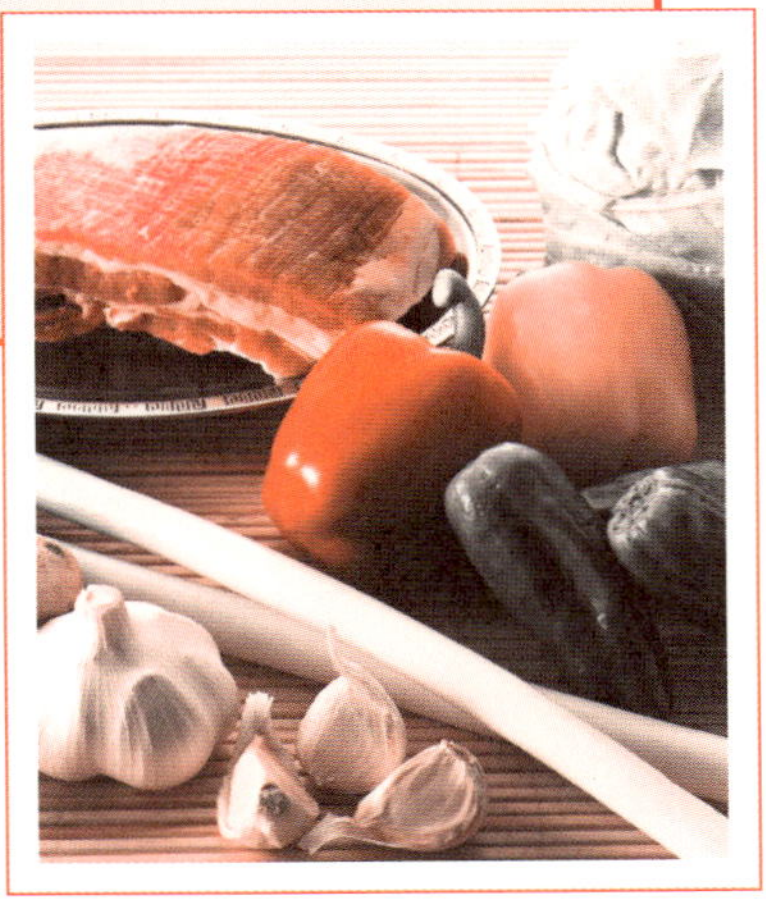

	多く含む食品	欠乏症
	うなぎ、レバー、卵黄、バター、カロテンでの摂取では緑黄色野菜	夜盲症、角膜硬化章、眼球乾燥症
	魚、きのこ類、酵母など	くる病
	小麦胚芽、大豆油、ぬか油など	血液凝固遅延 出血性疾患
	カリフラワー、ほうれん草、小松菜、トマト、イチゴ、納豆、海藻など	出血傾向、血液凝固低下
	胚芽（米、小麦）、ごま、落花生、のり、酵母、レバーなどの臓器、豚肉など	脚気、ウェルニッケ脳症
	レバー、乳、卵、肉、魚、胚芽、酵母、アーモンド、のり、干し椎茸、果物など	口角炎、口唇炎、舌炎、角膜炎
	かつお、いわしなどの魚、レバー、肉、クルミなど	皮膚炎
	にしん、さばなどの魚、レバー、肉、カキなど	悪性貧血
	新鮮な野菜や果物など	壊血病
	レバー、そら豆、落花生、鮭、卵など	通常の食生活では起こらない
	レバー、卵黄、えんどう、カキ、にしん、ひらめなど	通常の食生活では起こらない
	かつお節、魚、干し椎茸、レバー、肉、酵母など	皮膚炎
	レバー、新鮮な緑黄色野菜、豆類など	巨赤芽球性貧血

『基礎から学ぶ！ スポーツ栄養学』より抜粋

各ビタミンと関与・多く含む食品・欠乏症

	ビタミン名	関与・役割・影響
脂溶性ビタミン	ビタミンA	成長促進、視覚作用、皮膚などの粘膜形成
脂溶性ビタミン	ビタミンD	活性型ビタミンDは、腸管からのカルシウムとリンの吸収を促進、骨組成やカルシウムの代謝
脂溶性ビタミン	ビタミンE	リン脂質中の多価不飽和脂肪酸や膜タンパク質の酸化防止
脂溶性ビタミン	ビタミンK	骨形成の促進、血液凝固の活性、動脈硬化の抑制
水溶性ビタミン	ビタミンB_1	（補酵素として）糖代謝やアミノ酸の代謝
水溶性ビタミン	ビタミンB_2	（補酵素として）エネルギー代謝や酸化還元反応
水溶性ビタミン	ビタミンB_6	（補酵素として）アミノ酸代謝や神経伝達物質の生成
水溶性ビタミン	ビタミンB_{12}	核酸の代謝に影響するたんぱく質代謝の補酵素 造血作用
水溶性ビタミン	ビタミンC	抗酸化作用、コラーゲン合成の酵素の補助因子、腸管からの鉄の吸収率上昇作用
水溶性ビタミン	パントテン酸	糖質代謝、脂質代謝
水溶性ビタミン	ビオチン	糖新生、脂肪酸の合成、アミノ酸代謝
水溶性ビタミン	ナイアシン	糖代謝、脂質代謝、アミノ酸代謝
水溶性ビタミン	葉酸	核酸の合成、アミノ酸代謝 細胞分裂や発育に関与

体を構成する一部にもなり微調整もする 量は少なくても働きは大きいミネラル

ミネラルには、左ページの表にあるようにカルシウムやマグネシウム、鉄、ナトリウム、リンなどがありますが、その中でも人の体内に存在し、栄養素として欠かせないものは13種あり、大きく分けると、1日の必要量が100mg以上のものを多量ミネラル、それ以下のものを微量ミネラルと呼びます。

必要量は少なくても体内で作ることができないので、食べ物から摂る必要があり、**その機能は、体を構成する一部になるものと生体機能の調節に使われるものに分かれるのです**。

ビタミンが微生物や動植物の生命活動で生み出された有機化合物であるのに対し、**ミネラルは土壌や水に存在する無機物**です。動植物は土壌のミネラルを養分とし、海藻は水のミネラルを養分としますが、人間はこれらを食べることで体内にミネラルを取り込んでいるのです。

アスリートや日常的に運動をする人は、組織の作り替えや損失が一般の人より大きいので、より積極的に摂りたいものです。

過剰摂取なものと不足しがちなもの

全ミネラル中、生体に必要なミネラルは26種類あり、そのうち厚生労働省が食事摂取基準値を定めているものは13種だが、日常生活において摂りすぎているものと、不足しがちなものがある。

過剰摂取しがちなミネラル…ナトリウム、リン

不足しがちなミネラル………亜鉛、カリウム、カルシウム、マグネシウム

過剰摂取になりがちなナトリウムやリンは、加工食品や“酒の肴”になるものに多く見られる。

主なミネラルの種類と多く含む食品

ミネラルの種類	多く含んでいる食品の例
ナトリウム	食塩、しょうゆ
マグネシウム	豆類、種実類、海藻類、魚介類
リン	魚介類、牛乳、乳製品、豆類、肉類
カリウム	果物、野菜、芋、豆類、干物
カルシウム	牛乳、乳製品、小魚、海藻類、大豆製品、緑黄色野菜
鉄	海藻類、貝類、レバー、緑黄色野菜
亜鉛	魚介類、肉類、穀類、種実類
ヨウ素	海藻類、魚介類

農林水産省『知っておくと便利です。食品に含まれる成分～ミネラル』より

ミネラルの働き

機能による分類	働き	関与するミネラルあるいは関連物質
生体組織の構成成分	骨や歯などの構成成分	カルシウム、リン、マグネシウムなど
	生体内の有機化合物の構成成分	リン脂質、ヘモグロビンの鉄、含硫アミノ酸の硫黄など
生体機能の調節	体液の恒常性の維持（pHや浸透圧の調節）	カリウム、ナトリウム、カルシウム、マグネシウムなど
	筋肉の収縮、神経の興奮性の調節	カリウム、ナトリウム、カルシウム、マグネシウムなど
	酵素の活性化作用	マグネシウム、鉄、銅、亜鉛、セレン、マンガンなど
	生理活性物質の構成成分	鉄、ヨウ素、亜鉛、モリブデンなど

『基礎から学ぶ！ スポーツ栄養学』より

カルシウムの話

カルシウムを多く摂取しなければならないのはなぜ？

カルシウムは、**体内のミネラルのうち40％を占め、唯一、体内での蓄積が1kgを超えます。そのうち99％が骨に存在するのです。骨以外の細胞中のカルシウム量はわずかですが、生体内の情報伝達、血液凝固、筋肉の収縮など重要な生理作用があります。**

骨は、カルシウムの骨吸収と骨形成が繰り返し行われ（骨代謝）、形成されており、そのバランスは厳密に調整されています。また、骨量には栄養や運動が関係します。成長期に骨形成は促進されて骨量が増え、**10代後半から20代前半に最大骨量**となり、最大骨量を一定期間維持した後は加齢等で骨代謝のバランスは崩れ、骨吸収の方が大きくなって骨量は減少し、進行すると骨粗鬆症になるのです。

このことから、成長期にカルシウムをしっかり摂って蓄積させることが、歳を重ねてからの骨にも大きな影響を与えることがわかります。また、日常的に運動をしている**アスリートは、発汗による損失、胃腸の吸収力の低下、組織の補修のための必要量が増加する可能性があるため、より積極的摂取が望まれる**のです。

カルシウムの食事摂取基準には目標量が

厚生労働省はカルシウムの食事摂取基準（左ページ参照）に、指標となる「目標量」を設定している。これは、カルシウムを「摂取を増やすべき栄養素の1つ」と捉えているからだ。もちろん、多量摂取によるリスクもあるが、そんな心配もいらないくらいに日本人の食事からのカルシウム摂取量は少ない。

カルシウムが不足すると骨折や骨粗鬆症を引き起こす。カルシウムを吸収しやすくするビタミンDを多く含む食品とともに、日々の食事に積極的に取り入れたい。

カルシウムの食事摂取基準値

（推定平均必要量、推奨量、目安量、耐容上限量：mg/日）

性別	男性				女性			
年齢等	推定平均必要量	推奨量	目安量	耐容上限量	推定平均必要量	推奨量	目安量	耐容上限量
0～5（月）	—	—	200	—	—	—	200	—
6～11（月）	—	—	250	—	—	—	250	—
1～2（歳）	350	450	—	—	350	400	—	—
3～5（歳）	500	600	—	—	450	550	—	—
6～7（歳）	500	600	—	—	450	550	—	—
8～9（歳）	550	650	—	—	600	750	—	—
10～11（歳）	600	700	—	—	600	750	—	—
12～14（歳）	850	1,000	—	—	700	800	—	—
15～17（歳）	650	800	—	—	550	650	—	—
18～29（歳）	650	800	—	2,500	550	650	—	2,500
30～49（歳）	550	650	—	2,500	550	650	—	2,500
50～69（歳）	600	700	—	2,500	550	650	—	2,500
70以上（歳）	600	700	—	2,500	500	650	—	2,500
妊婦					—	—	—	—
授乳婦					—	—	—	—

厚生労働省策定『日本人の食事摂取基準 2015年版』より

食物繊維が足りているかどうかは日々の便チェックでわかる

ｐ71にあるように、栄養素の種類は大きく「五大栄養素」と「その他」に分かれます。「その他」にあたるのが**食物繊維と水**です。

食物繊維は、**ネバネバやサラサラした水溶性**と、**ボツボツやザラザラした不溶性**に分かれ、両者は特性が異なります（左ページ参照）。

日常で食物繊維と聞くと、お通じをよくするとだけの認識かもしれませんが、食物繊維は消化・吸収されずに消化管を通過しながら、栄養素や栄養成分に吸着したり、口腔で唾液の分泌を促進…と、他にもさまざまな働きを持っています。また、腸内で働く善玉菌のエサとなるため、食物繊維をしっかり摂ることで腸内環境も整います。

食物繊維が不足すると、便秘はもとより大腸ガンや糖尿病、胃潰瘍、虫歯などの疾患を引き起こす要因にもなります。不足しているかどうかは日々の便でもわかり、**①色が黄土色～明るい茶色**、**②バナナ型をしている**、**③水洗トイレの水に浮く**、という3点に当てはまるなら正常。便チェックを習慣化し、体の様子に目を向けるようにしましょう。

水分の出納バランスは取れている？

人体の約60％を水が占めているが、それは細胞内液と細胞外液から構成される体液として存在している。水には主に、溶解作用、老廃物の排泄や栄養物質の運搬作用、体温保持の役割がある。成人の1日における水分の出納は、安静時の摂取量が食物・飲み水・代謝水で2500ml、排泄量は尿・大便・不感蒸泄（汗や呼吸による蒸気）で2500mlで、バランスが保たれている。しかし、運動等で発汗量が増えるとバランスは崩れ、体に悪影響を及ぼしかねない（p.98-99参照）。こまめな水分摂取はやはり重要なのだ。

水溶性食物繊維の主な特性と多く含む食品

特性

- 水に溶けた時に粘性を出す
- 胃に滞留する時間が長く、消化・吸収のスピードを遅くする
- 脂肪や糖質の吸収を穏やかにし、血糖値の上昇を抑える
- 腸内の善玉菌を増やし、腸内環境を整える

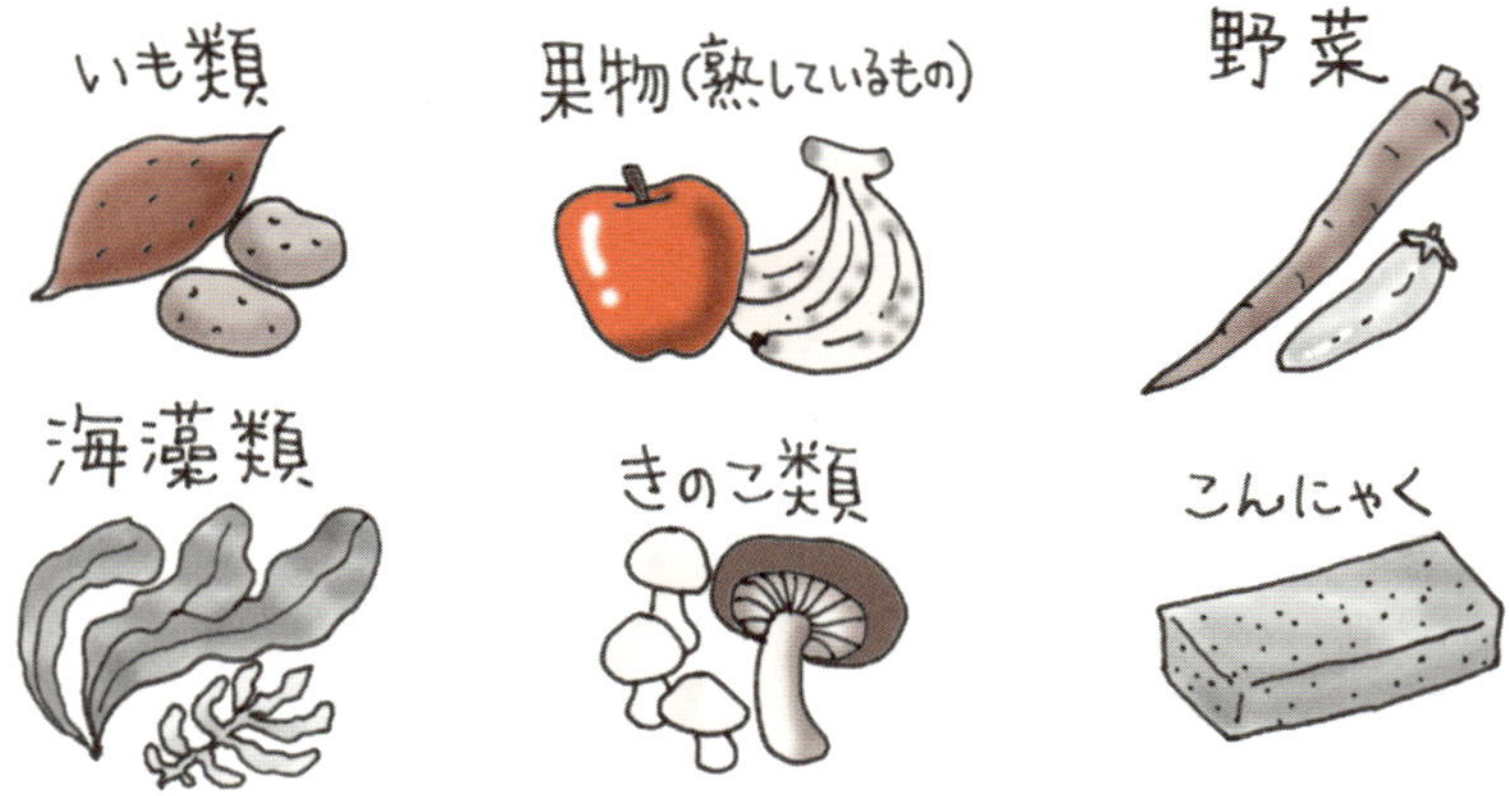
いも類
果物(熟しているもの)
野菜
海藻類
きのこ類
こんにゃく

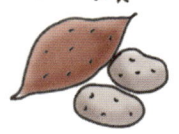

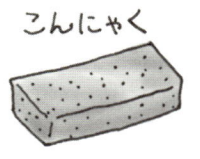

不溶性食物繊維の主な特性と多く含む食品

特性

- 水分を吸着して膨張する
- 腸の蠕動運動を促進し、便秘予防などに効果
  (けいれん性便秘の場合は逆にひどくなる)
- 有害物質を体外へ排出、大腸ガンの予防効果

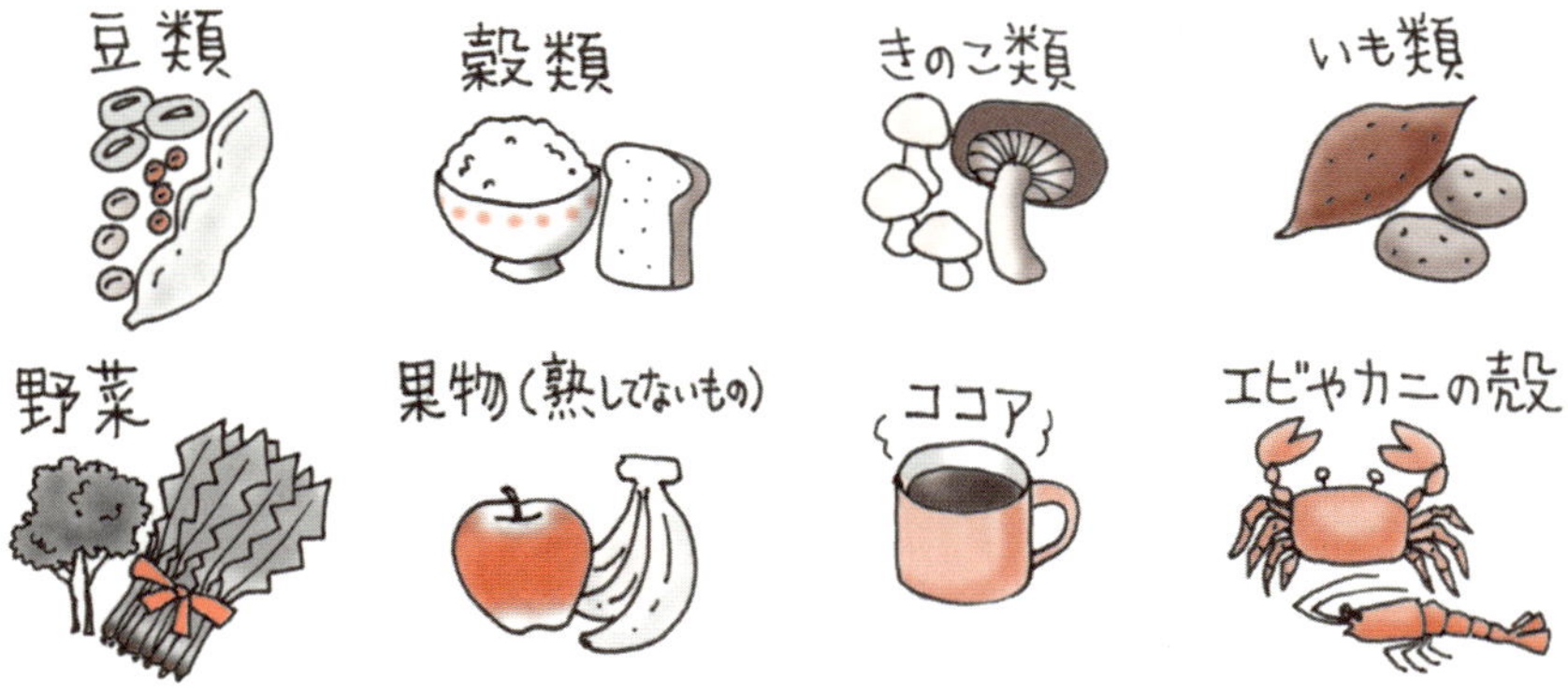
豆類
穀類
きのこ類
いも類
野菜
果物(熟してないもの)
ココア
エビやカニの殻

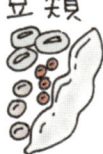

サプリメントとの付き合い方

不足しがちなビタミンやミネラルを摂るために便利なサプリメント。簡単に手に入りますし、偏りがちな食事をしている場合は、上手に活用したいものです。しかし、サプリメントを飲めば万事OKと安心してはいけません。サプリメントはあくまでも栄養補助食品です。本来の効果を発揮させるためには、ベースの食事が整っていることが重要。サプリメントが有効になる場合は以下の時です。

- ●食事だけでは必要量を補えない時
- ●食事の準備がすぐにできない時
- ●体調不良・疲れなどにより、食事が思うように食べられない時
- ●アスリートが遠征などで食事の準備が思うようにいかない時

サプリメントを活用している人は「他の人が飲んでいるから」などの理由で飲んでいるのなら、今一度、現在の食事や生活パターンを振り返ってみましょう。

食事とサプリの大きな違いは吸収までの時間です。すでに消化されやすい状態で構成されているサプリは30分程度で血中濃度は高まり、その後低下します。一方、食事は、消化に時間がかかるので血中濃度の上昇はゆっくりですが下降も緩やかで、結果、長時間血中濃度を維持します。それぞれの特徴を理解し、「今摂るべきはどちらか？」をよく考えて活用しましょう。

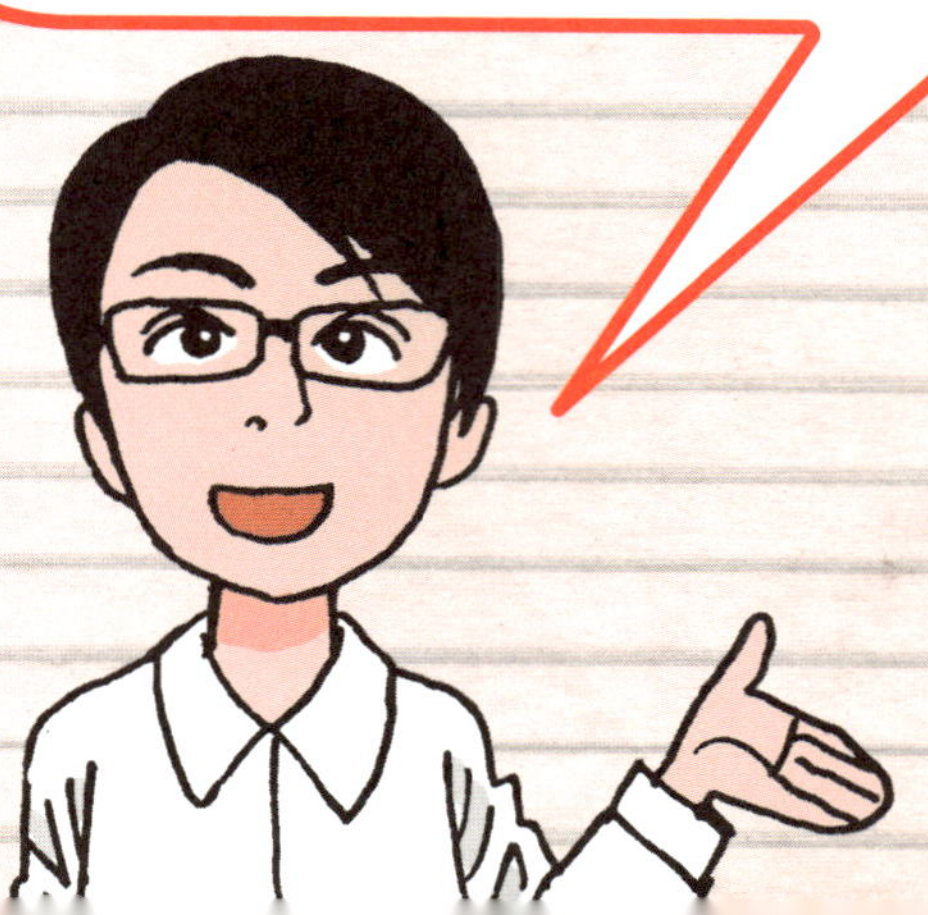

第3章

アスリートの食事を見てみよう

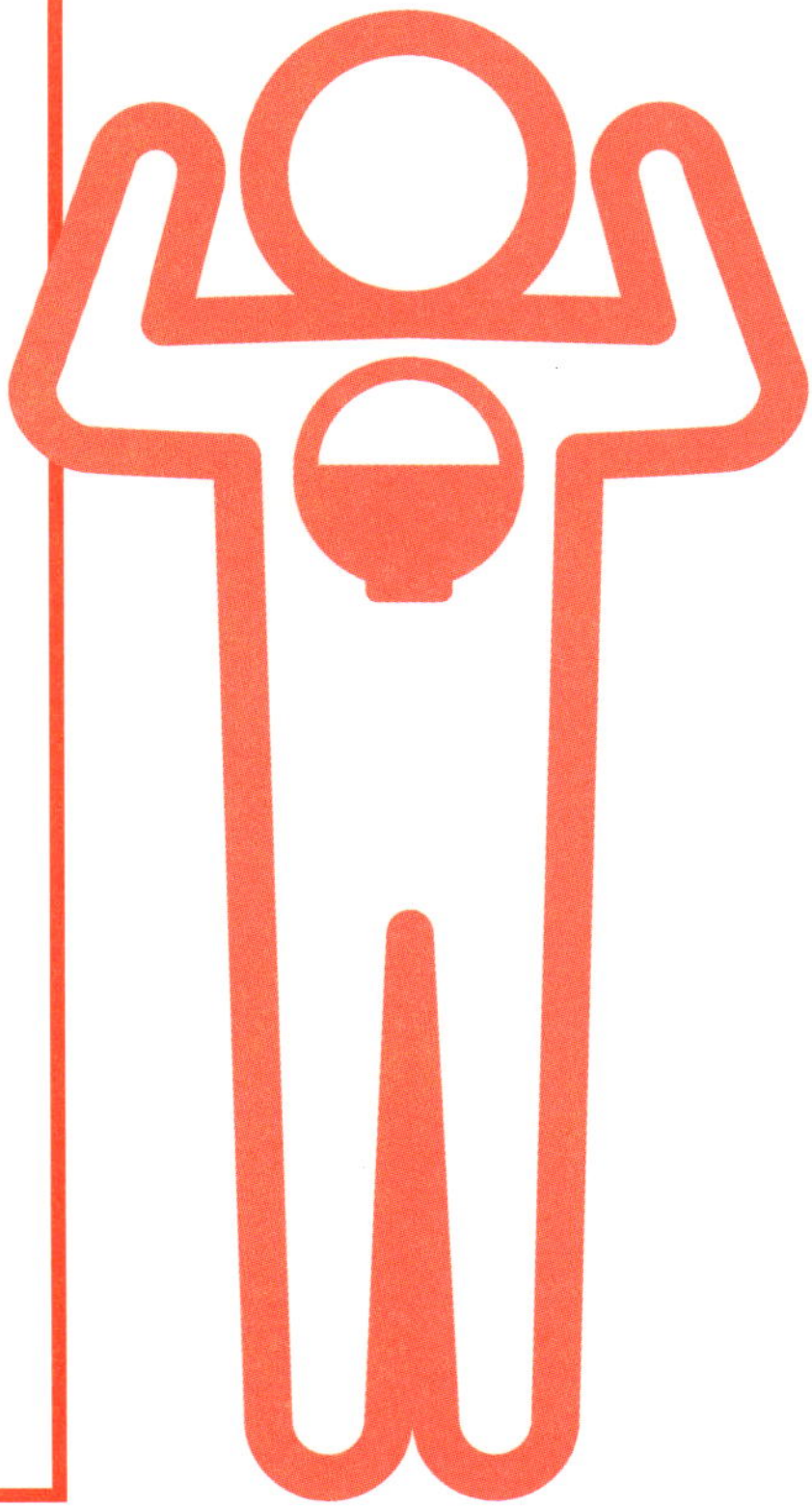

アスリートが陥りやすい状態と食事のあり方

アスリートは、一般の人にくらべて活動量（運動量）が多いので、当然ながらエネルギー消費量も多くなります。

活動量と食事量のバランスがとれていれば、理想的なアスリートの体といえるのですが、**無理な食事制限、または食事量がトレーニング量に見合わない場合は、「利用可能なエネルギー不足」が生じ、アスリートの体は、得た栄養をなるべく使わないようになっていく**のです。

この「利用可能なエネルギー不足」という状態は、ある意味、アスリートにとって当然の結果とも言うべき状態です。

しかし、行き過ぎると代謝が落ちて血行が悪くなったり、骨折など故障した時に治りにくくなったり、引いてはメンタル面にも影響を与えるようになったり…と、心身のあらゆる部分に弊害を及ぼしかねません。

そうならないためにも、早い段階での食事制限はせず、「食べて動く」体づくりをこころがける必要があるのです。

利用可能なエネルギー不足による弊害

利用可能なエネルギー不足状態が続くと、ホルモンバランスも崩れ、貧血や疲労骨折、女子ならば中枢性の無月経といった身体的問題はもちろんのこと、精神状態にも悪影響を及ぼすことになる。食事と体の関係においては、常に飢餓状態になっているので少量食べても体は蓄えようとし、すぐ太ってしまうようになる。長期のエネルギー不足から、摂取エネルギー量が消費量より極端に少なくてもそれが体重に現れない（痩せない）こともあるため、気になる場合は専門家に相談しよう。

アスリートの活動量と食事量の関係

運動によって活動量が増える

食事量（エネルギーの摂取量）が増える

食事制限、または食事量が見合わない

しかし、アスリートは…

ハードなトレーニングが継続する

エネルギーの無駄遣いをしない

「利用可能なエネルギー不足」になる

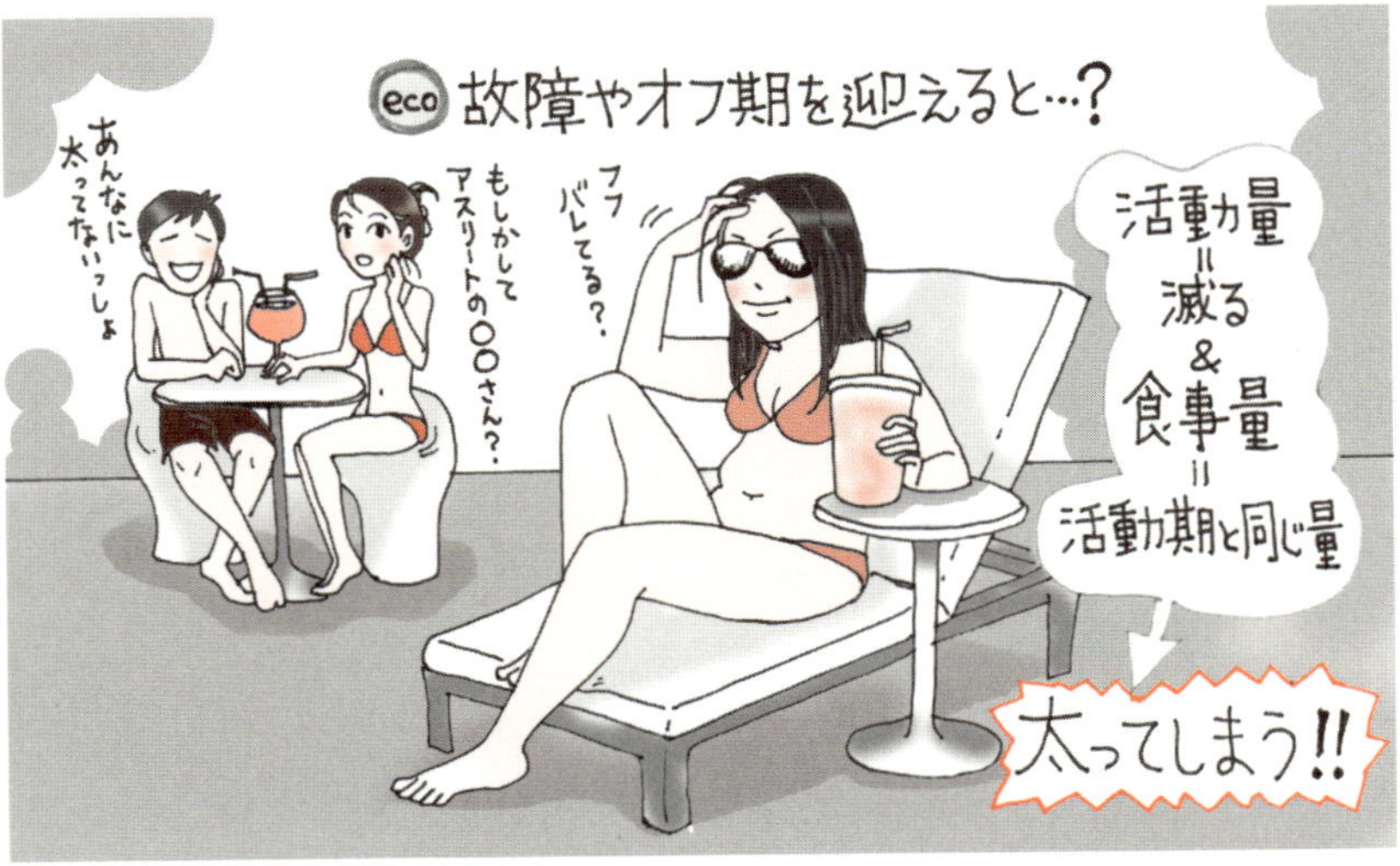

eco 故障やオフ期を迎えると…？
あんなに太ってないっしょ
もしかしてアスリートの○○さん？
フフバレてる？
活動量＝減る
＆
食事量＝活動期と同じ量
太ってしまう!!

栄養素を過不足なく摂るために大切なことは……

「利用可能なエネルギー不足」状態にならず、ベストパフォーマンスをするための体づくりをしていくためには、**糖質・脂質・たんぱく質・ビタミン類を過不足なく摂ることが重要**になってきます。そのためには、食事をどう組み立てるかというところから考えなければなりません。こう言うと難しいことのように思われがちですが、組み立てるためのコツさえ掴めば、日々の食事が変わってきます。

たとえば、牛乳といえばカルシウムを思い浮かべるでしょうが、たんぱく質、ビタミン類、ミネラル…と、たくさんの栄養素を含んでいるように、**食品は栄養素の集合体**。さまざまな食品を摂ることで自ずと栄養バランスも整っていくのです。

各栄養素や、体への作用を知ることは大切なことではありますが、知識にとらわれて自分を追い込む必要はありません。アスリート食実践の基本は、**朝・昼・晩欠食なく、バランス良く食べる。そして、週に2日程度は自分にベストな食事をとる**ということ。そしてそれを、**無理せず継続させることが一番大切**なことですから。

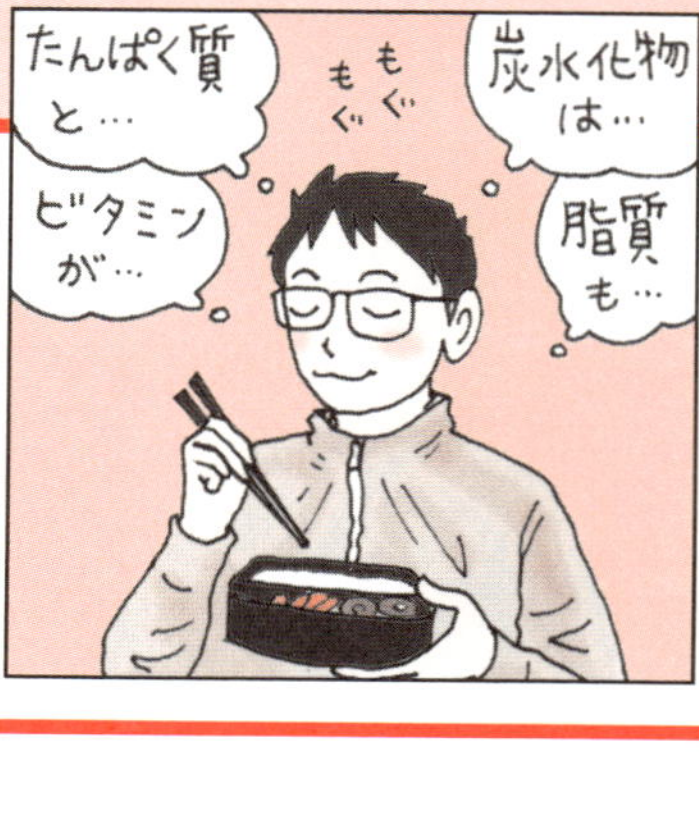

まずは不足しているものを知ろう

栄養素を過不足なく摂るためには、どんな食品をどの程度、どう食べればよいかというコツがある。それを活かすためにも、まずは自分の体に不足しているのは何かを知ることが重要。体の声を聞き、トレーニング日誌をつけるなどして、応えられる食事をしよう。（p.66-68参照）

栄養素とアスリートの関わり方

糖　質

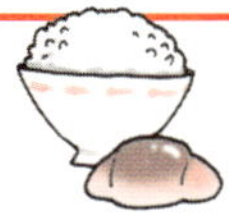

糖質がなければエネルギー供給ができないため、アスリートにとって最も大切な栄養素。

たとえば、トレーニングで3500kcalの食事を摂る必要がある競技（サッカー、バスケットボール、陸上など）においての穀類の１日の目安量は、ご飯740ｇ、パン120ｇ、その他80ｇとなり、一般の人（１日の必要量を2000kcalとした場合、ご飯500ｇ、パン80ｇ）より、約1.5倍の量が必要になる。

脂　質

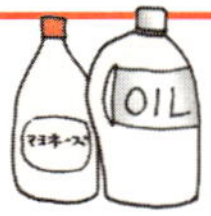

脂質摂取の目標量は、厚生労働省の『日本人の食事摂取基準』により総エネルギー摂取量の20%以上30%未満とされているが、アスリートはエネルギー消費量が多いため必要量も多くなる。

左記の糖質と同じく、3500lcalを必要とするアスリートの場合、油脂類の1日の必要量は40gで、一般の人の3倍強が必要となるのだ。

脂質は単に油脂だけで摂るのではなく、食品からも摂取していることを考えると、アスリートにはいかに多くの脂質が必要かがわかる。

たんぱく質

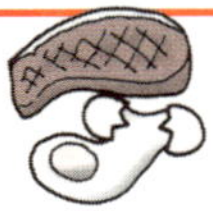

上記と同じ設定下では、一般の人が肉類80ｇ、魚介類70ｇであるのに対し、アスリートは肉類130ｇ、魚介類70ｇが目安の量となり、糖質や脂質に比べてその差は大きくはない。たんぱく質をやみくもに多く摂るのは間違いだということがわかる。

たんぱく質摂取量は、年齢や運動歴のほか、運動強度や時間、トレーニングの質や状況などさまざまなことを考慮する必要がある。

ビタミン類

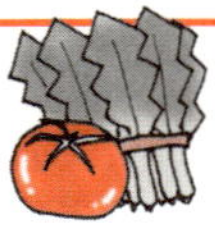

アスリートにとって、ビタミン類の目標量は高く設定されており、たとえばビタミンＢ群ではビタミンB_1とB_2が2.1～2.8mgで、一般の人の約2倍になっている。

アスリートは一般の人とは異なり、エネルギーの使い方が違う。活動量が多いためエネルギー量も多く必要になるのと同時に、エネルギー代謝で欠かせないビタミンも大量に必要。また、運動により壊れた組織を再生・増強する時などにもビタミンは必要になってくるので、総じて目標量が高くなるのだ。

競技の特性やトレーニング内容で たんぱく質の必要量は変化

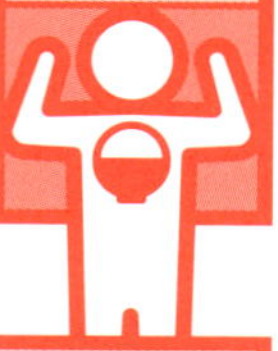

ここでは、アスリートはたんぱく質とどう付き合っていけばいいのかを見ていきましょう。

一般の人が対象のたんぱく質の食事摂取基準（P121参照）がありますが、アスリートのたんぱく質摂取必要量は、この基準とは当然ながら異なってきます。一般の人の摂取基準が年代と男女のみで分けられているのに対し、アスリートは競技やトレーニングによって必要量が分かれているのです。持久性を求められる競技もあれば筋力を求められる競技もあり、それによりトレーニングも、レジスタンストレーニングあり高強度トレーニングあり…と、人それぞれ。**何をするかによって、たんぱく質必要量は変わってくる**からです。

たんぱく質補給に、やみくもにプロテインを飲む人もいますが、**過剰摂取すると、体脂肪が増えたり肝臓や腎臓に負担をかけたり、尿管結石や骨粗鬆症のリスクが高まる**ことにもなります。食事で摂取することが第一ですが、**サプリ等で補う場合は、トレーニングの強度や頻度などを十分に考慮し、正しい摂取を**しましょう。

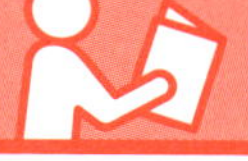

用語説明

レジスタンストレーニング……筋肉に負荷をかけることで筋力や筋持久力など骨格筋機能を向上させることに主眼を置いたトレーニングのこと。筋収縮の形態によりトレーニング様式は分かれる。

プロテイン……本来はたんぱく質を意味する英語だが、日本では、たんぱく質含有量を高めた健康食品のプロテインサプリメントを指すことが多い。プロテインを摂取する時は、食事で他の栄養素も摂取する必要がある。

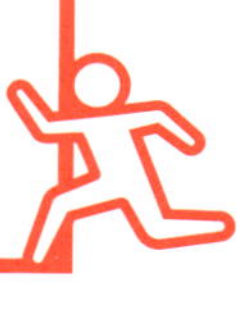

タンパク質必要摂取量（体重 1kg あたり）

※10代は10%多く摂取が見込まれる

運動とのかかわり			体重1kgあたりのタンパク質必要量(g)
アスリート	筋力トレーニング（維持期）		1.2～1.4
アスリート	筋力トレーニング（増強期）		1.6～1.7
アスリート	持久性トレーニング		1.2～1.4
アスリート	レジスタンストレーニング		1.2～1.7
アスリート		トレーニングを始めて間もない時期	1.5～1.7
アスリート		状態維持のためのトレーニング	1.0～1.2
アスリート	断続的な高強度トレーニング		1.4～1.7
アスリート	ウエイトコントロール期間		1.4～1.8
一般の人	スポーツ愛好家（ジョギングなど週に4～5回30分程度）		0.8～1.1
一般の人	活発に活動していない人		0.8

Sports Nutrition, Ronald J. Maughun, Louise M . Burke, p30 2002 ／ Nutrition for Health, Fitness, & Sport, Seventh edition, Melvin H. Williams, p221. 2005 より

糖質も脂質も必要不可欠 嫌うべきものではないのです

糖質・脂質と聞くと、どちらもあまり摂らない方がいいのではないかと思ってしまう人もいるでしょう。しかし、この二つをシャットアウトしては、アスリートの体を作ることはできないのです。

まず**糖質**ですが、これはエネルギー消費の多いアスリートにとっては最も必要な栄養素と言えるでしょう。なぜなら、**糖質がなければエネルギーを供給できない**からです。しかし、糖質は主食（炭水化物）のみならず間食や飲料にも含まれるため、注意も必要。**日頃から自分がどんな形で糖質を摂っているかを見直す**ことが大切になってきます。

脂質は、エネルギーを蓄え機能的役割も果たします。しかし、過多になると脂質異常症になり、不足しすぎるとさまざまな健康被害が起きます。**競技力を上げるため、試合前に戦略的に低脂肪食にするのはよいとしても、日常的に低脂肪食にするのはよくありません。総エネルギー摂取量の20%は脂質から摂取**するよう心がけて。

いずれも第2章の炭水化物と脂質のページも参考にしてください。

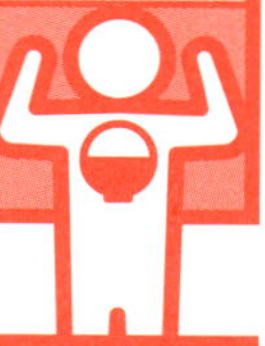

糖質と脂質摂取のための食べ方

■糖質摂取■

・穀類（ご飯・パン・うどん・そば等）を抜かずに毎食食べる。

・果物をできるだけ毎食食べる（少なくとも1日1回は食べること）。

■脂質摂取■

・減量が必要な場合は、調理に使用する油脂は控える。

・減量が必要でないなら調理法は気にしなくてよい。

・疲れている時は油脂類を摂りすぎないようにする。

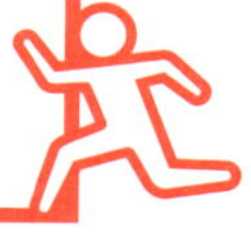

アスリートの糖質摂取目安

運動条件		糖質摂取量の目安
運動後4時間以内に回復する場合		1〜1.2g/kg体重/時間
回復期間1日程度の場合	ある程度の継続時間で、低強度のトレーニングを実施した場合	5〜7g/kg体重/日
	中〜高強度の持久性運動の場合	7〜12g/kg体重/日
	1日の運動時間が4〜6時間以上で、かなりハードな運動をした場合	10〜12g/kg体重/日 または 12g以上/kg体重/日

『基礎から学ぶ! スポーツ栄養学』より

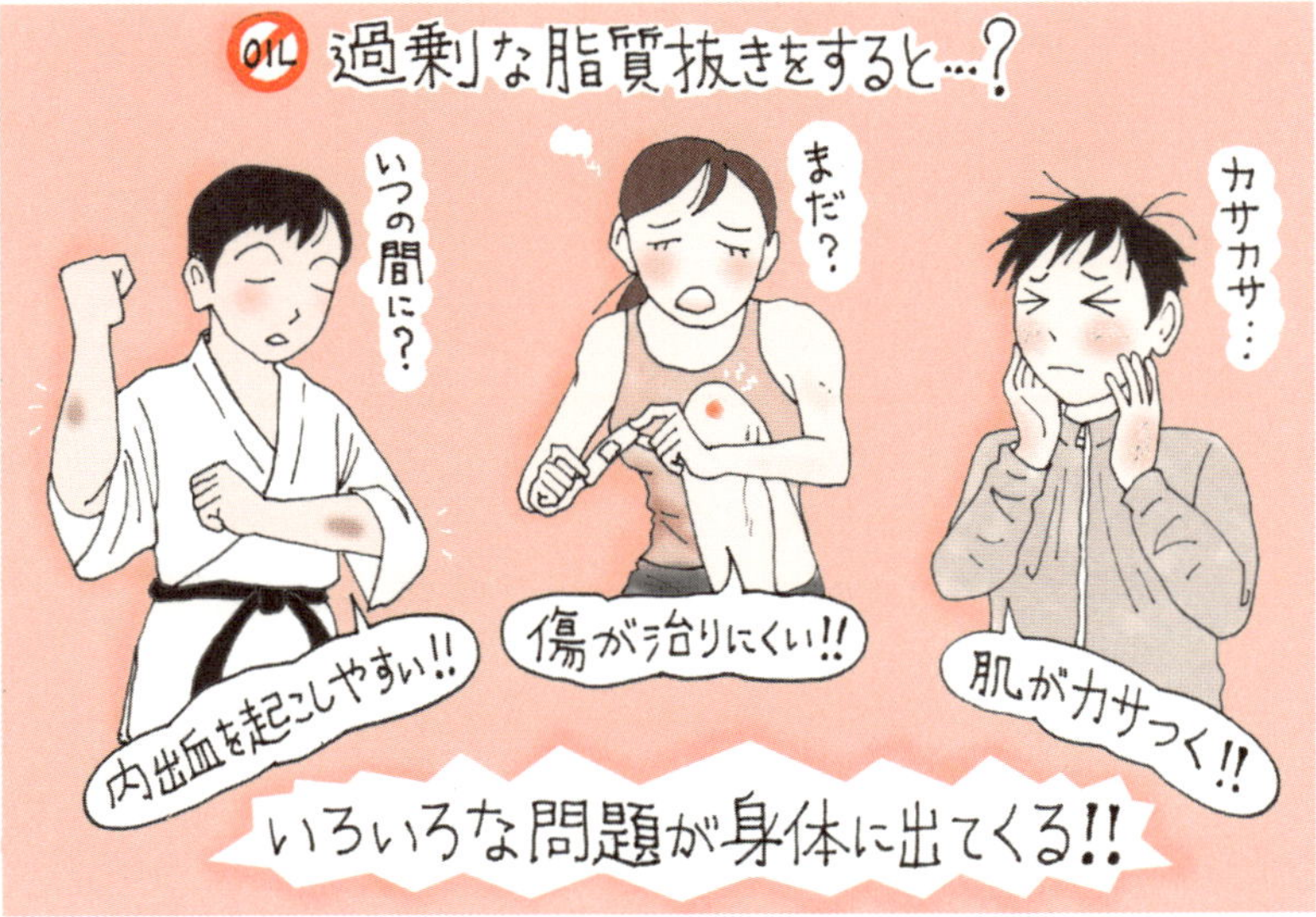
OIL
過剰な脂質抜きをすると…?
いつの間に?
まだ?
カサカサ…
内出血を起こしやすい!!
傷が治りにくい!!
肌がカサつく!!
いろいろな問題が身体に出てくる!!

失われた水分は、水と電解質とスポーツドリンクで補給

　食物で栄養を摂取するのと同じく水分摂取は必要。暑くなり始めの時期は暑さに体が慣れていないので熱中症にもなりやすいですし、下痢や発熱など、前日までに体調不良がある場合はすでに脱水状態の可能性があるので、体調が回復していたとしても十分気を付けなければなりません。こんなさまざまな場面で、水分摂取は重要になってきます。しかし、ただ水を飲むだけでは体液濃度が下がるだけ。こまめに**水分を排出して濃度を保ったり、汗に含まれる成分（ナトリウムやカリウム、マグネシウムなどの電解質）も摂らなければ、体液が薄まるだけで状況は改善されない**のです。

　スポーツドリンクは、含まれる糖質が水分の吸収を良くしますが、糖質濃度が体液より高くなると、濃い糖質を薄めようとしてますます体内の水が奪われることになるので、**水分の吸収をよくするための糖質はスポーツドリンクなどで補い、同時に水分補給もする**ようにしましょう。また、**スポーツドリンクを薄める場合は、それにより電解質濃度が下がってしまうので、塩をひとつまみ入れましょう。**

熱中症の種類と症状

熱射病……40℃を上回る発熱、意識障害、めまい、ショック状態。適切な処置が行われないと多臓器不全で死亡することも。

熱疲労……発汗が顕著。頭痛、全身倦怠感、脱力感、めまい、吐き気、皮膚の蒼白などが起こる。

熱けいれん……四肢や腹筋などに痛みを伴うけいれん。腹痛や嘔吐も。

熱失神……めまい、失神、頻脈、頻回の呼吸、皮膚の蒼白、唇のしびれ。運動終了直後に発生することが多い。

水分損失率と現われる脱水症状

水分損失率	症状
1%	大量の発汗、のどの渇き
2%	強い渇き、めまい、吐き気、ぼんやりする、重苦しい、食欲減退、血液凝縮、尿量減少、血液濃度上昇
3%	3%を超えると、汗が出なくなる
4%	全身脱力感、動きの鈍り、皮膚の紅潮化、いらいらする、疲労および嗜眠、感情鈍麻、吐き気、感情の不安定（精神不安定）、無関心
6%	手先のふるえ、ふらつき、熱性抑鬱症、混迷、頭痛、熱性こんぱい、体温上昇、脈拍・呼吸の上昇
8%	幻覚、呼吸困難、めまい、チアノーゼ、言語不明瞭、疲労増加、精神錯乱
10～12%	筋けいれん、ロンベルグ徴候（閉眼で平衡失調）、失神、舌の膨張、譫妄および興奮状態、不眠、循環不全、血液濃縮および血液減少、腎機能不全
15～17%	皮膚がしなびてくる、飲み込み困難（嚥下不能）、目の前が暗くなる、目がくぼむ、排尿痛、聴力損失、皮膚の感覚鈍化、舌がしびれる、眼瞼硬直
18%	皮膚のひび割れ、尿生成の停止
20%以上	生命の危険、死亡

『基礎から学ぶ！スポーツ栄養学』より

熱中症予防8ケ条

1 知って防ごう熱中症
2 あわてるな、されど急ごう救急処置
3 暑いとき、無理な運動は事故のもと
4 急な暑さは要注意
5 失った水分と塩分取り戻そう
6 体重で知ろう健康と汗の量
7 薄着ルックでさわやかに
8 体調不良は事故のもとである

日本体育協会「スポーツ活動中の熱中症予防8ヶ条」より

試合前・当日・試合後の食事は違う

これまでアスリートの食事を見てきましたが、試合時の食事に関しては、試合でより高いパフォーマンスを発揮するため、消化吸収を重視した考え方となります。

食べ物の胃の停滞時間は、糖質が約2時間、たんぱく質が約4時間、脂質は8時間以上といわれています。もちろん食べる量が多ければ、それだけ時間もかかります。そのため、試合当日は脂っこいものは避け、試合開始時間から逆算し4時間前であれば、高糖質、低脂肪、通常通りのたんぱく質の「食事」を摂ることができます。

一方、1試合目と2試合目の間に4時間も時間がない時には、糖質中心の軽食を摂るようにするとよいでしょう。もちろん、食べる量やタイミングは消化吸収能力やその時の緊張具合などさまざまな要因が関与するので、大事な試合でいきなり試さず、普段の練習や練習試合で一度試してよりよい方法を探ってみてください。回復までに24時間ある場合は、夜ごはんでしっかり糖質、たんぱく質を確保し、回復に努めましょう。

また、試合前日は、万全な体調で臨めるよう、調理してから時間が経ったものなどは食べない。貝類や生モノは避け、十分調理されているものを選ぶ。加えて海外では生水を飲まない等の注意も必要となります。

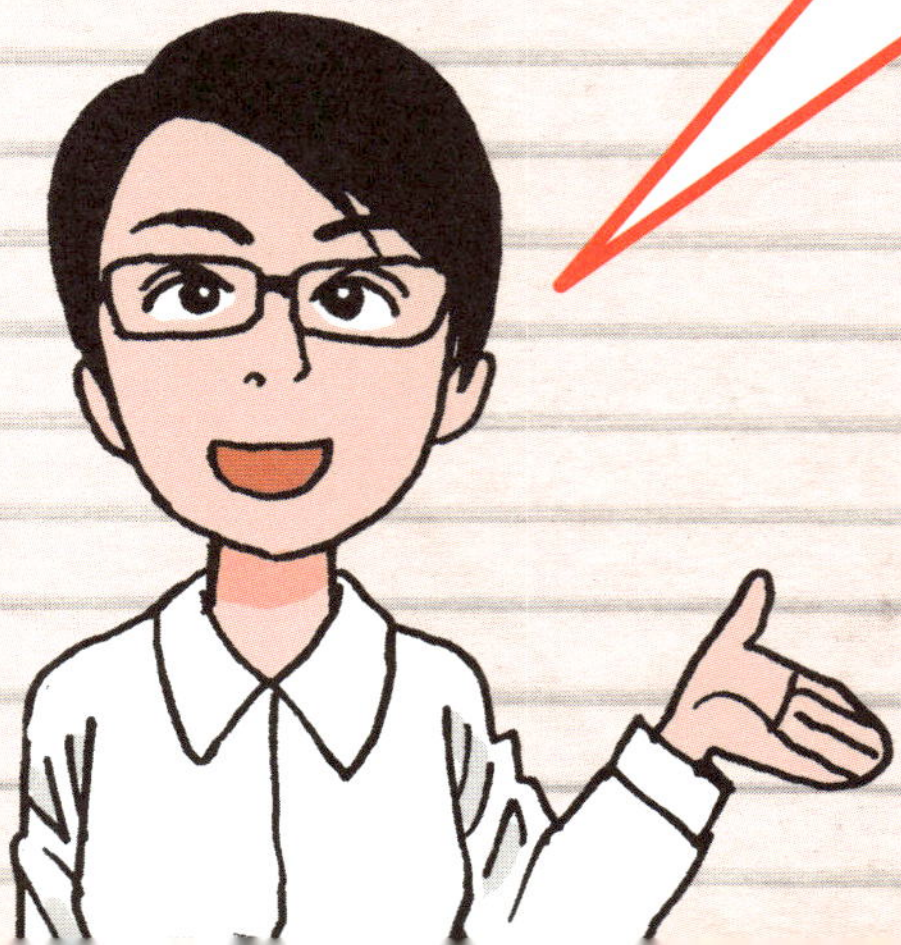

第４章

性別・年代別で体も食事も違う

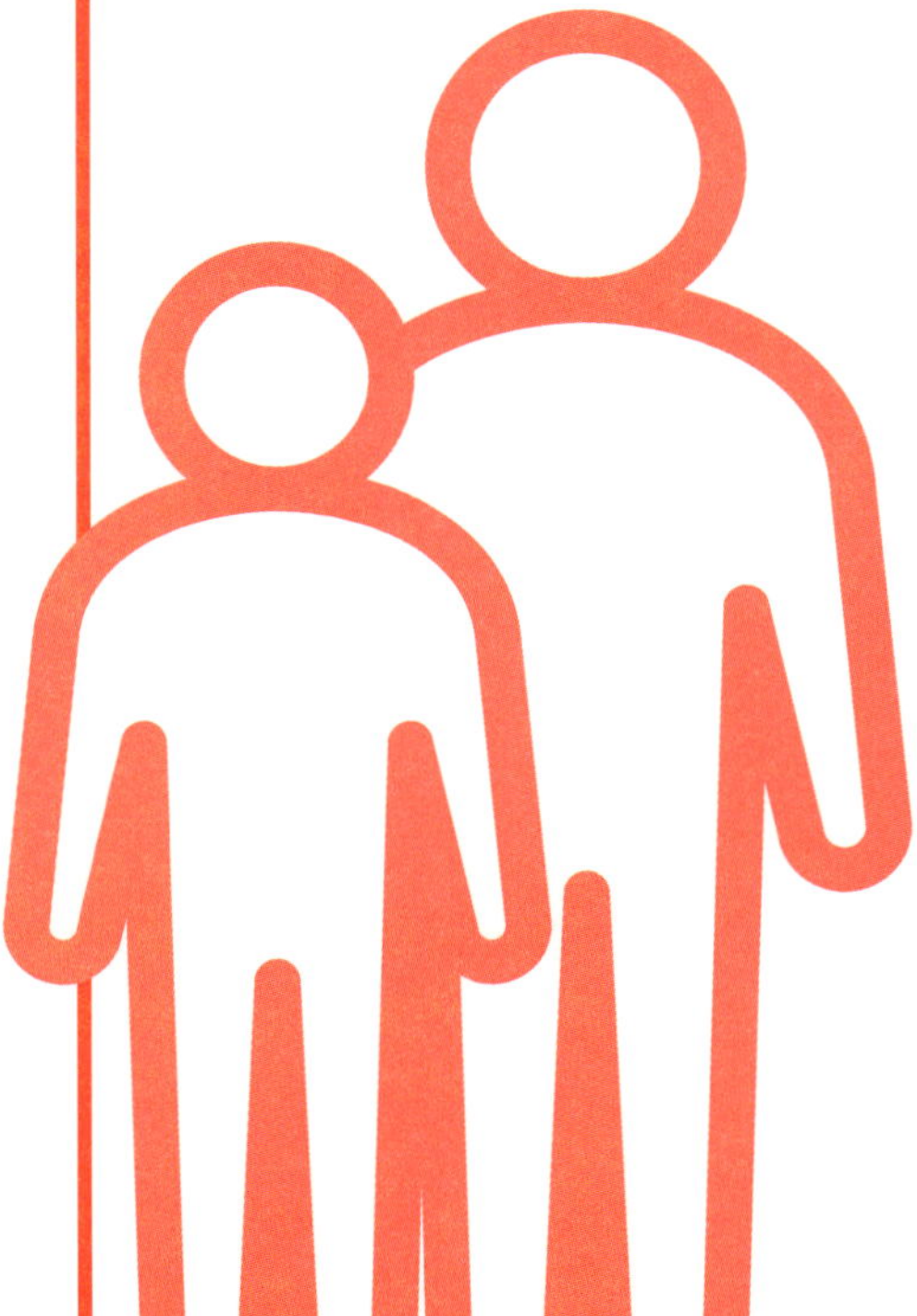

男女の体の違いが、トレーニング内容や食事のとり方に影響する

思春期以降になると男性と女性では体のつくりが大きく異なってきます。次ページを見ても分かるように、男性は筋肉量が多く、骨も太く、脂肪量が少なめのガッチリとした体形です。一方、女性は男性よりも脂肪の量が多くてバストやヒップがふくよか。**見た目にもはっきりと現われる筋肉量、骨の太さ、脂肪量の違いには、性ホルモンの分泌量の差が大きく関わっています**。男性ホルモン（テストステロン）は筋肉を強くし、逞しい体をつくり、皮脂分泌や体毛の発育を促す働きがあります。女性ホルモン（エストロゲンやプロゲステロン）は、月経や妊娠をコントロールするほか、脂肪のあるふっくらとした体を作り、美しい肌、食欲にも関与するほか、骨を丈夫にする働きもあります。第二次性徴からこれらの性ホルモンの分泌が活発となり、男女の違いがはっきりと現われてきます。

男性と女性の体の違いを理解し、トレーニング内容や強度だけでなく、食事のとり方や栄養バランスにも生かすことは、競技力アップにもつながるのです。

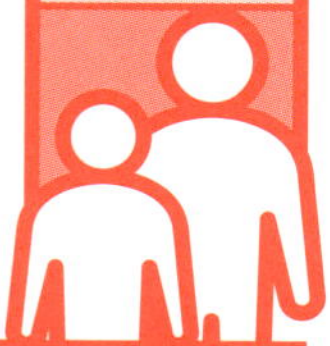

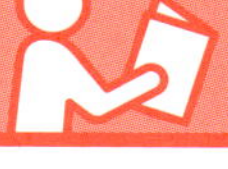

用語説明

エストロゲン……自律神経、感情の動き、骨、皮膚、脳の働きにも関わる女性ホルモン。女性らしい体をつくり、妊娠に備えて子宮内膜を厚くする働きがある。

プロゲステロン……妊娠を助ける女性ホルモン。体内水分の保持や食欲を増進させる働きがある。

テストステロン……精巣、卵巣などの「生殖器」から分泌される男性ホルモン。たんぱく質の合成を促す働きがあり、たんぱく質で構成される筋肉、骨格皮膚、体毛などの形成に作用する。

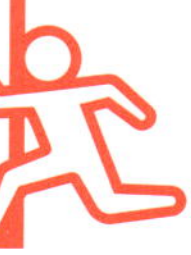

男性の体の特徴

■見た目

- 筋肉質で骨格が太く肩幅が広く胸郭が大きい。

■骨格

- 大きくて重い。
- 女性よりも大きな筋肉が付着する骨の付着部がより大きく太く、関節を作る骨の端も太い。

■脂肪

- 標準体脂肪率は16 ～ 17%。
- 内臓器官の周りに付く内臓脂肪が、女性に比べて付きやすい傾向がある。

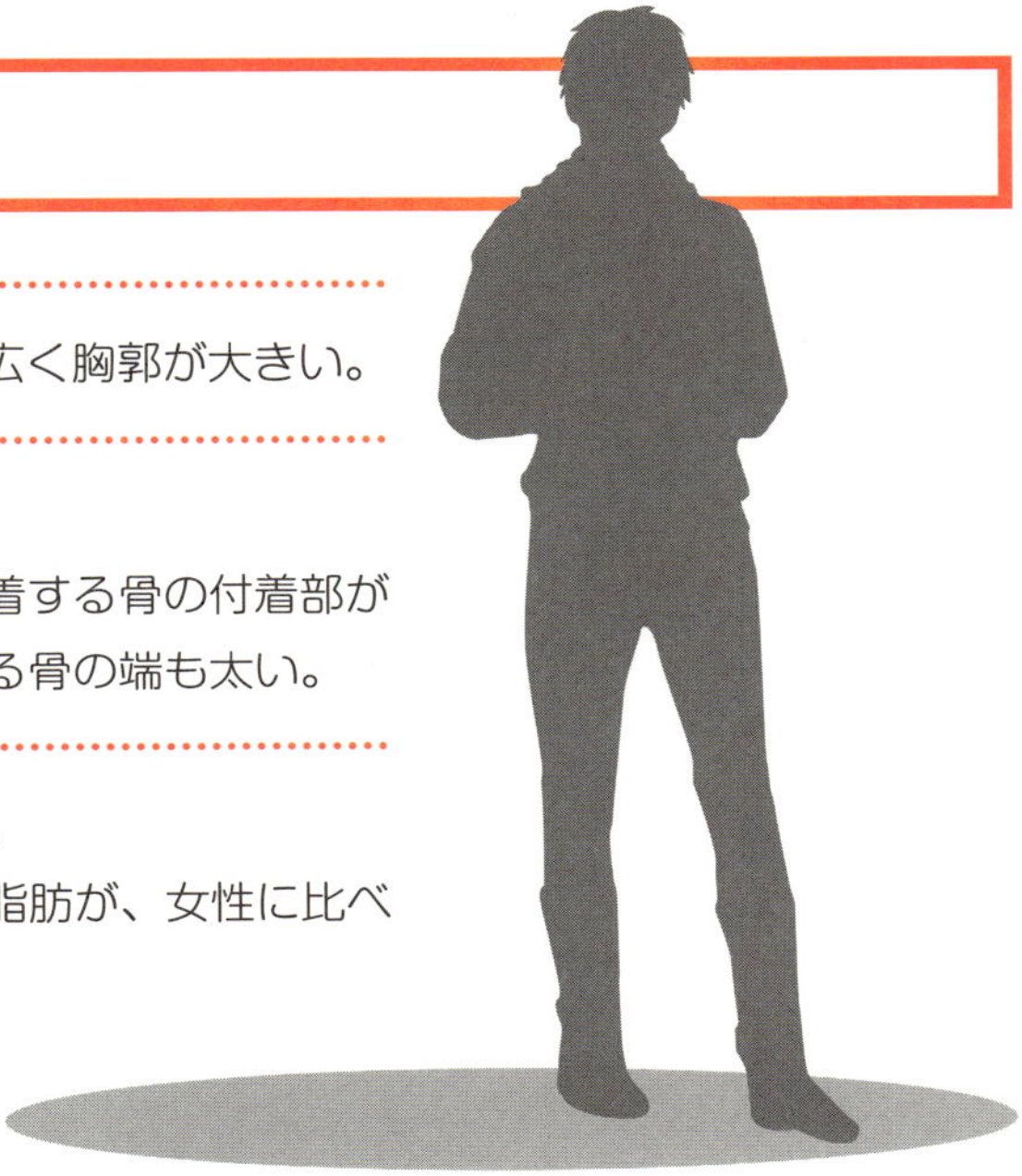

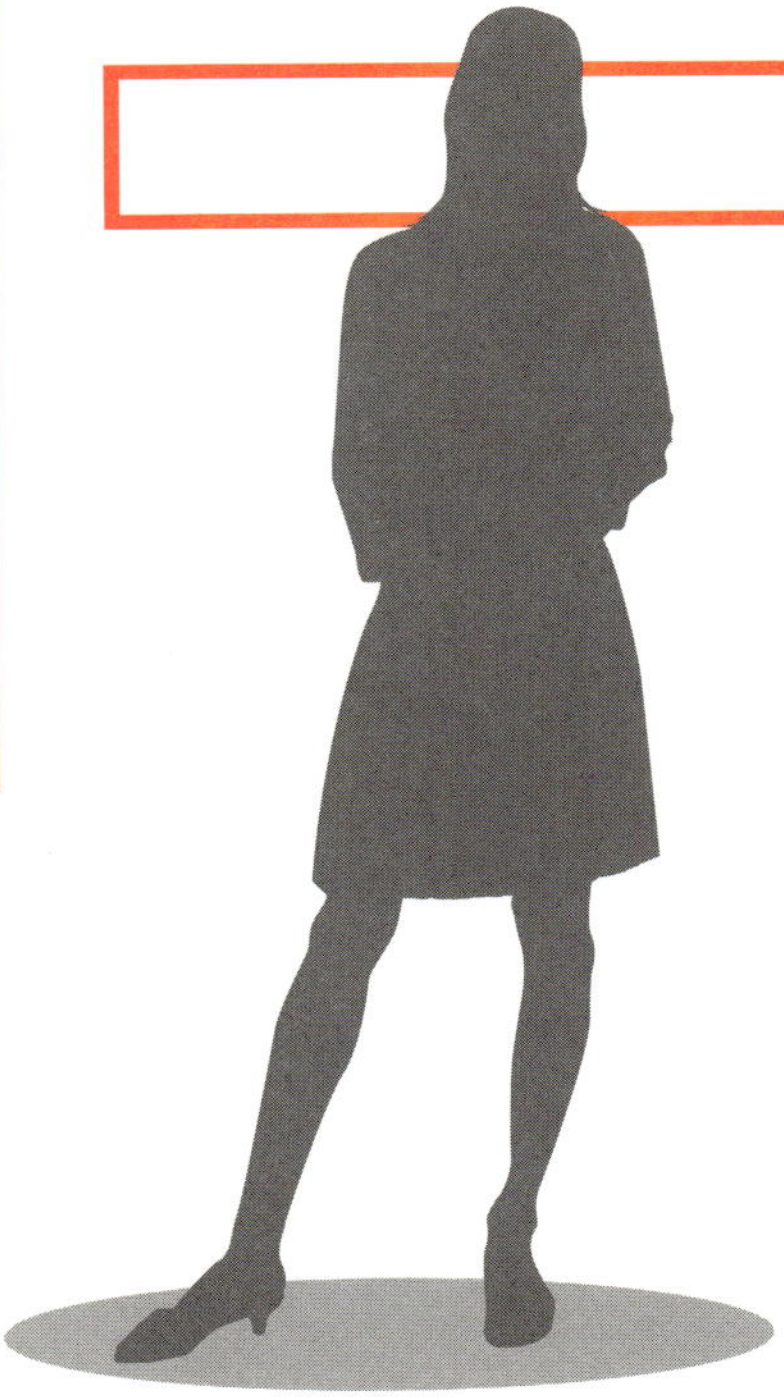

女性の体の特徴

■見た目

- 丸みのある体つき。
- 筋肉が少なく体全体の皮下脂肪が多め。

■骨格

- 骨盤が広い。
- 出産の際に赤ちゃんの通路となるため、女性の骨盤の上と下口が男性に比べて、より広くて浅い形状になっている。

■脂肪

- 標準体脂肪率は22 ～ 23%。
- 妊娠出産などに備えて脂肪を蓄えるために皮下脂肪が多い。
- 皮下脂肪は、付きやすく落ちにくいといわれる。

毎月の生理のリズムを把握して ホルモンバランスをコントロール

男性と女性の体で最も大きな違いが女性だけに備わった機能である妊娠と出産です。女性の体は、初潮から閉経するまではいつでも妊娠出産できる準備として、約28日周期で排卵と生理を繰り返しています。生理は女性の体にいろいろな症状をもたらすことがあり、体調や感情や食欲、味覚などに変化が現われやすいのです。その症状は人それぞれで、イライラしやすくなる、眠たくなる、体が重い、むくみやすい、○○が食べたくなるなど、**比較的症状の軽いケースもあれば、生理痛やＰＭＳや貧血に悩む人**もいます。

これらの生理前後の不調やＰＭＳ、生理中の貧血を予防するためには、日頃からバランスのとれた食事を心がけ、ホルモンバランスを上手にコントロールしたいもの。さらに生理前と生理中には、身体を温めるものや、血行を良くするもの、貧血予防にも効果のある食材を積極的に取り入れましょう。**ベストパフォーマンスのためにも自分の体と毎日の食事にきちんと向き合うことが大切**なのです。ただし、重い症状の場合は医師に相談をしましょう。

PMS

“Premenstrual Syndrome” の略で、日本語では「月経前症候群」。生理の約１～２週間前から起こる「心と体の不調」のこと。

症状……体の不調、精神的な症状、味覚や嗜好の変化など。

原因……原因ははっきりとわかっていないが、黄体期（排卵後）の女性ホルモン（エストロゲンとプロゲステロン）の急激な変動によると考えられている。

PMS軽減に良い食品……豚肉、大豆、玄米、青魚、チーズ、豆類、小魚、黒ごま、黒パン、ひじき、のり、しいたけ、ドライフルーツ、ナッツ類など。

鉄分を多く含む食品例

食品名		1回使用量(g)	鉄(mg)
肉類	豚肉レバー	60	7.8
	鶏肉レバー	60	5.4
	牛肉レバー	60	2.4
	牛肉モモ赤身	80	2.2
	豚ヒレ	80	0.9
	鶏モモ	80	0.8
貝類	アサリ	80	3.0
	シジミ	20	1.1
魚類	イワシ(丸干し)	50	2.2
	カツオ	80	1.5
	マグロ赤身	80	1.4
	アサリの佃煮	20	3.8
	煮干し	10	1.8
	干しえび	10	1.5
卵	鶏卵(卵黄)	50	0.9
	うずらの卵	—	3.1
豆類	油揚げ	50	2.1
	がんもどき	50	1.8
	納豆	50	1.7
	木綿豆腐	150	1.4
	米味噌	20	0.8

食品名		1回使用量(g)	鉄(mg)
海藻類	ひじき(乾)	8	4.4
	きくらげ(乾)	2	0.7
	焼き海苔	1	0.1
野菜類	小松菜	80	2.2
	ホウレン草	80	1.6
	枝豆	50	1.4
	水菜	50	1.1
	かぶ葉	50	1.1
ドライフルーツ	アンズ(乾)	20	0.5
	イチジク(乾)	20	0.3
	プルーン(乾)	20	0.2
種実	アーモンド(乾)	10	0.5
	ゴマ(乾)	5	0.5

文部科学省：『日本食品標準成分表2010』より抜粋

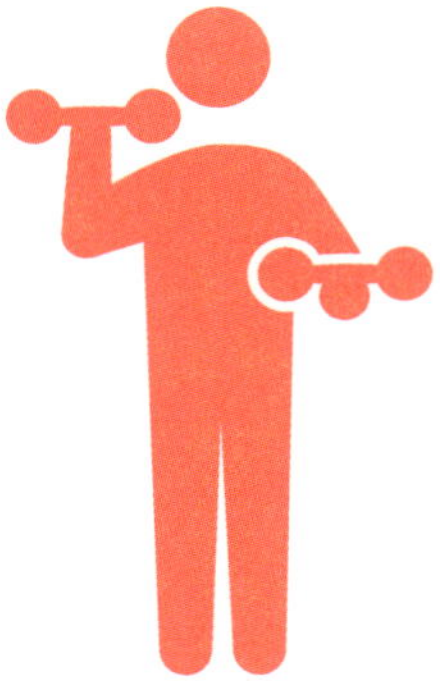

体の土台作りとなる時期は発育と発達を優先した食事に

小・中学生の時期は体も心も大きく成長する時期です。身長と体重は著しく増加し、体組成が日々変化していきます。活動量も増え、将来アスリートを目指す子どもはトレーニング量も増えてきます。しかし、体が発達途上にあるこの時期には、**競技力の向上よりも、発育と発達を優先させた食事をさせることが第一**。

成長に伴って活動量も増加するため、成人の必要量に近い栄養素が必要。特に、学童期に不足しがちな**カルシウムや鉄、食物繊維などは、意識して摂取**させたいものです。

食習慣では、早い時期にご飯とおかずを交互に食べる習慣を身につけさせ、バランス良く栄養が摂れるように指導しましょう。また、10代に入ってくると、容姿を気にして欠食したり偏食になる子どもも増えてきます。これがのちに体に大きな影響を与えることもありますから、日頃の食事の様子に目を配ってあげることも大切です。

この時期は、まず、**親や指導者がしっかりとした判断基準を持った上で、食と体の関係の基礎を作る食育を**試みましょう。

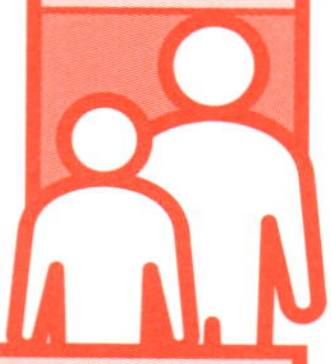

思春期の体と食事

思春期は体だけでなく、心も子どもから大人へと変化してゆく大きな過渡期。成長ホルモンの分泌が急激に増え、性ホルモンの分泌が始まり、ホルモンのバランスは乱れやすい状態になる。大人になろうとしている自分の体に戸惑いもあり、思春期特有の感情の起伏（不安定さ）も生まれる。

変化は体や精神面だけでなく食においても起こる。食欲不振や嗜好の変化もみられるようになるので、親や指導者は、思春期ならではの心の動きを理解した上で、配慮もしてあげよう。

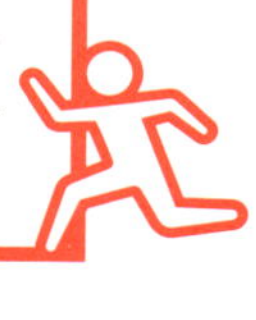

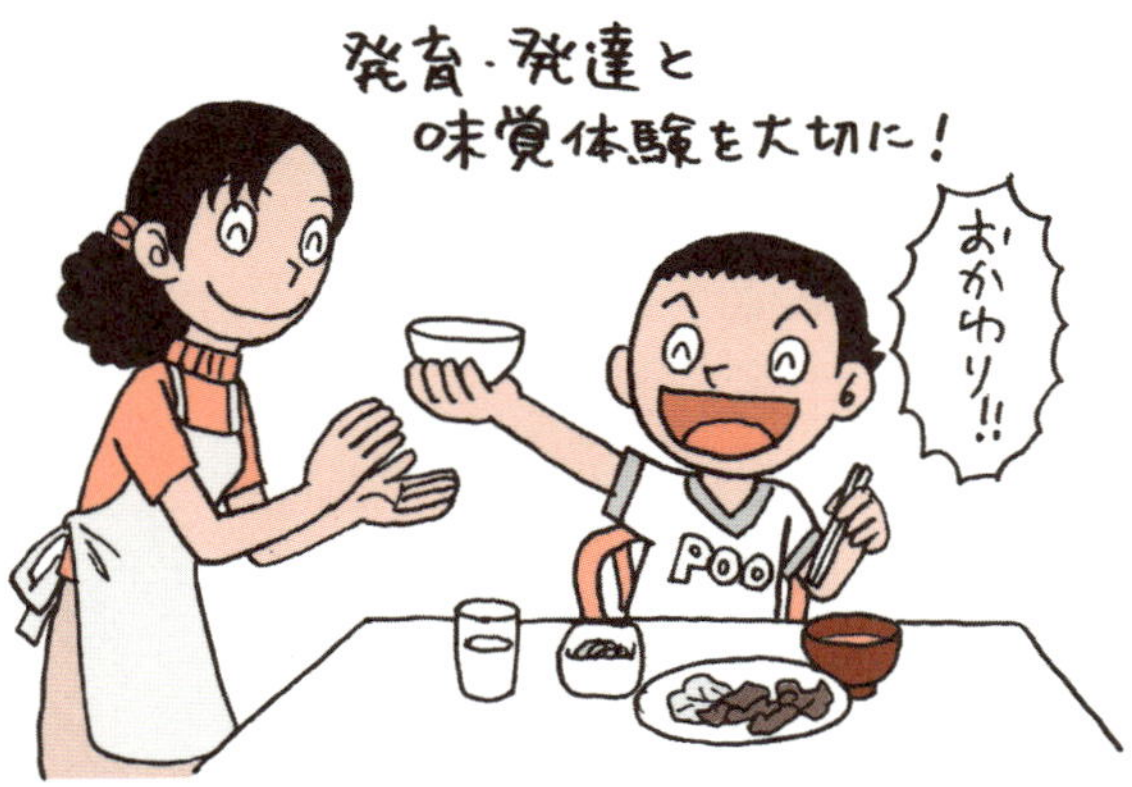
発育・発達と
味覚体験を大切に！
おかわり!!

学童期（小・中学生）の体と食の心得

親や指導者が判断基準を持って食事を管理

体が未発達で体格や体力の個人差が大きい時期。他の子どもと比較したり情報に振り回されず、親や指導者自身が食事の基準やスタンスをしっかり持とう。

消化しやすいものをよく噛んで

子どもの消化器系は未発達。消化器官に負担をかけないためにも、消化しやすい食品を選ぶと同時に、しっかりとよく噛んで食べる習慣を身に付けさせよう。

ご飯とおかずを交互に食べることを習慣づける

好きな物を優先して食べがちなので、バランスよく食べる習慣を付けさせたい。ご飯とおかずを交互に食べる指導で必要な栄養素をしっかりと摂らせよう。

心身の発育・発達を優先させて

将来アスリートを目指していても、学童期の成績や体格で将来が決まるものではない。競技人生の土台作り時期には、心身の発育と発達を優先したバランスのよい食事を心がけて。

楽しい食事と様々な味覚を体験させて

心身の成長が著しい時期には食の好みに変化が生じることがある。正しい食事指導を意識するのは重要だが、厳しくなりすぎないことも大切。さまざまな食材、味覚、楽しさを体験をさせることも意識して。

自分の体に目を向けて必要な知識を身につけ、自己管理を

学童期を終えて高校生になる頃には、体がほぼ出来上がってきます。第二次性徴で起こった体の変化にも慣れ、変化した自分の体との付き合い方も上手になってきます。この時期は大人になる一歩手前。いろいろなことを自分で考えて決められるようになるという精神的な成長もみられるでしょう。クラブ活動を含め、競技をしている人は、好成績を目指したトレーニングも本格的に取り組むようになります。さらに、**将来は最前線で競技を維持するのか、趣味として競技を続けていくのかを見定める時期**でもあります。

食事においては、将来を見据えた体づくりはもちろん、自ら体調を把握することが大切。トレーニングや試合前後に合った栄養や食べ方などの食事管理も必要となります。家庭でサポートすることも大切ですが、それまでとは違い、家庭外で食事をする機会も増えてくる年代です。本格的に競技を継続するのであれば、**スポーツ栄養の専門家や指導者などから食事のアドバイスを得たり、専門書などで知識を得て、自己管理できるように努めましょう**。

サプリメントは正しい知識のもとに

普段の食生活では摂取することが難しい栄養素を補うために開発された栄養補助食品「サプリメント」。基本はバランスのとれた食生活で必要な栄養を摂ることが望ましいが、食事だけでは必要量を補えない時、すぐに食事の準備ができない時、体調不良で思うように摂れない時にはサプリメントの使用も視野に入れてみよう。しかし、正しい知識を持たずに安易に使うと、逆効果を与えたりドーピングにつながる場合もある。食事から栄養を摂ることを基本に、使用する際は正しい知識を持って使おう。（p.88参照）

高校・大学生期（10代後半～20代前半）の体と食の心得

親や指導者は、体の変化が著しい時期であることを考慮して

成長に必要な栄養素量の確保に加えて、トレーニング内容がより専門的になり、トレーニング活動の増加に見合った栄養も必要となる時期。本人はもちろん、親や指導者も体が変化するのを考慮した栄養の知識を身に付けたい。

自己管理で自分の食スタイルを作ろう

外食や間食も増えてくる年代。自分の体に向き合い、食のバランスや体に負担をかけない食べ方、食事のタイミングを身につけることが大切。特にアスリートは、食スタイルが競技力にも影響してくるので自己管理をしっかりと。

アスリートを目指すなら正しい知識を身に付けて

将来を見据えた体作りのためにも、我流ではなく食事のアドバイスを得られる人に相談したり、専門書を読むなどして栄養や食に関する正しい知識を得るようにしよう。

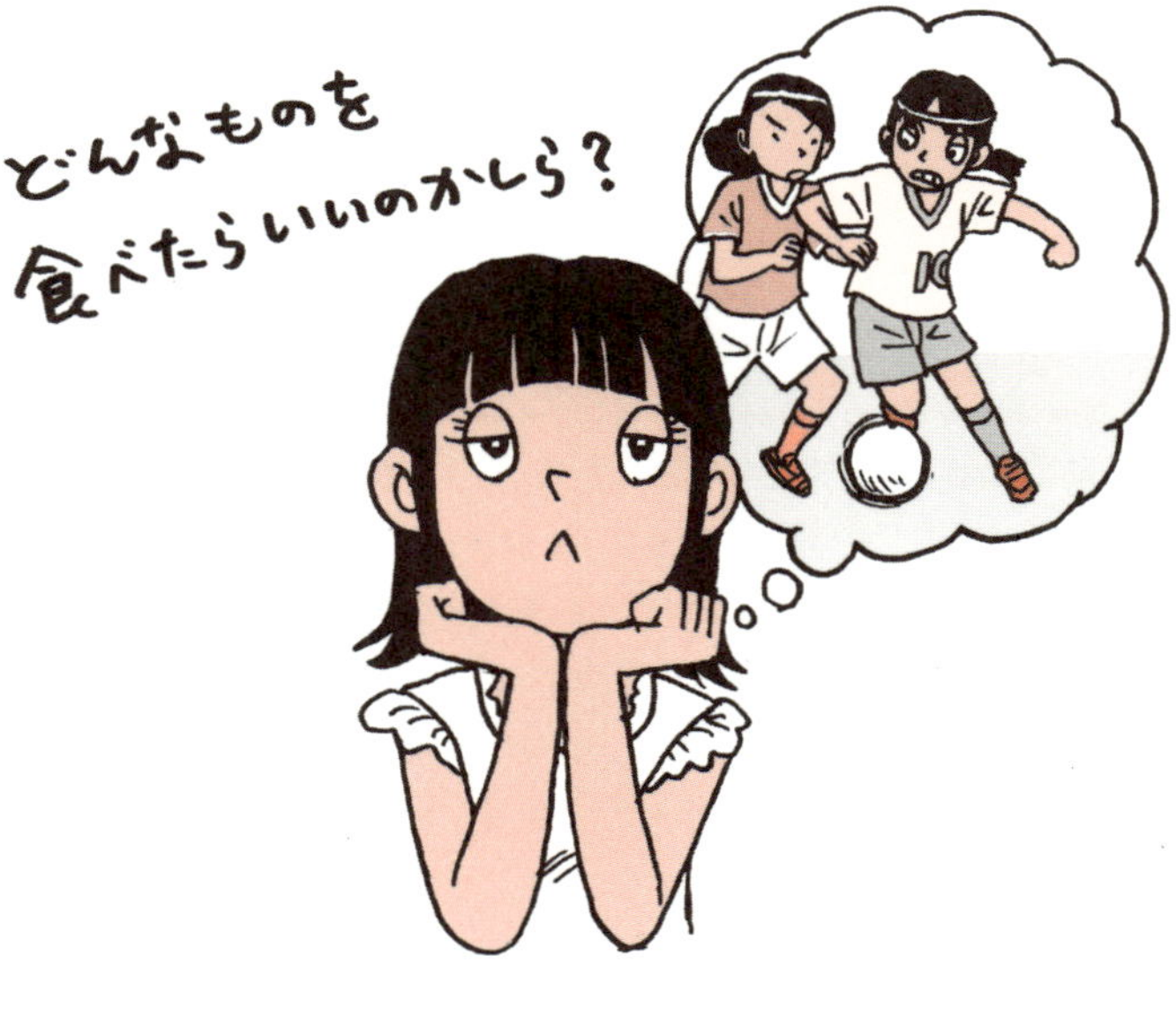

生活環境が大きく変わる時 食の質とパターンを見直してみよう

趣味でスポーツをするにしても本格的な競技者にしても、充実した時期を迎える青年期。しかし、社会人になると、それまでとは生活環境がガラリと変わってきます。就職や結婚、出産をはじめ、アスリートの場合、引退を迎える人もいるでしょう。一生のうちでライフサイクルが大きく変化するこの時期は、食生活も乱れやすくなります。物理的な変化だけでなく、それらが原因で引きおこる心の変動も食生活に影響してくるからです。また「今までなら簡単に痩せられたのに痩せにくくなった」、「メタボが気になる」など、体質の変化に悩みも生まれてくるのもこの時期でしょう。

そんな年代だからこそ、**食や生活サイクル、トレーニングの自己管理をきちんと**したいもの。体重や体組成をどう維持するかというボディイメージを明確にし、生活スタイルや体調に合わせ、食事内容や量を日頃から調整できるようになりましょう。さらに競技引退後には、一般的な食事の量と質に戻すなど、**食事内容を見直すことも大切**です。

成長期以降に減る「基礎代謝量」が肥満の原因

20歳頃まではどんなに食べても太らなかったのに、25歳、30歳…と年齢が上がるにつれて「太りやすくなった」「痩せにくい」と感じる人は増加する。それもそのはず、加齢と共に基礎代謝量が減少するからだ。1日の総消費エネルギーのうちの7割以上を基礎代謝が占めると言われ、体が完成する年代をピークに低下する。消費カロリーが減った体で、摂取カロリーも同じままでは、運動していても痩せにくいのは当たり前。20歳を過ぎたら、トレーニング内容や食スタイルの見直しをしてみよう。

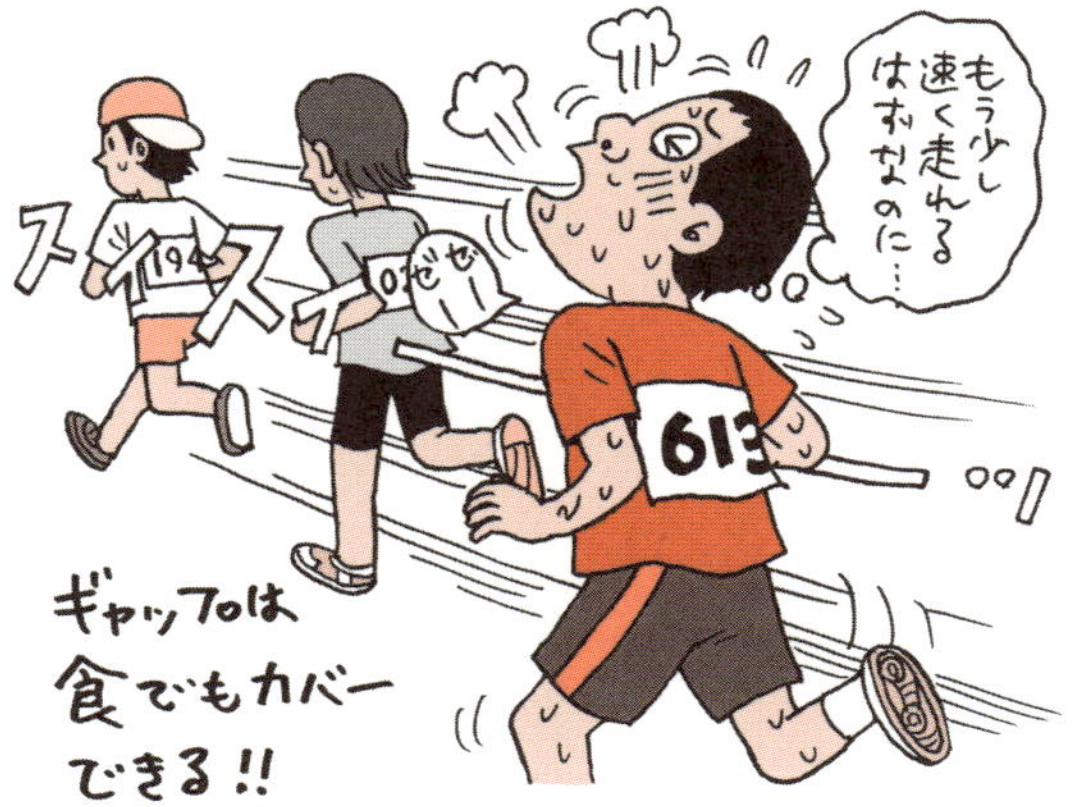
スイスイ
ぜぜ
もう少し速く走れるはずなのに…
613
ギャップは食でもカバーできる!!

青年期の体と食の心得

これまで以上に自己管理を

食の規則性も乱れやすくなるので、生活環境に応じた食事や食スキルを身に付けたい。これまで以上に自己管理が重要となる。

体重や体組成のコントロールを！

アスリートか、趣味で続ける競技者なのか、目標を持って食スタイルを決めていこう。アスリートは、自分の競技計画を立てることで、いつ、どの時期に、どんな体でいるべきかが明確となる。

アスリート引退後には食事を意識して見直すことが必要

アスリート時代は競技生活に適した食スタイルで過ごしていても、引退後、運動せずに同様に食べていたら、太ってしまい、生活習慣病のリスクも高まる。引退後の生活スタイルと食の内容を見直し、その時点でのエネルギー消費量に見合った量と質の食事に戻すように心がけよう。

アルコールとの付き合い方を考える

アルコールにはもともと利尿作用があり、飲酒により摂取した水分以上に体内の水分が失われる。運動で汗をかけば水分量も減るので、運動後の飲酒は運動とアルコールによる脱水症状が同時に起こる。飲酒後の運動や二日酔い時の運動はNG！　さらに運動後の飲酒も注意が必要だ。

体力や代謝の低下が顕著になってくる時期 食を見直し、健康第一のライフスタイルを

中・高年期は、体力や代謝が落ちるだけでなく、生活習慣病になるなど、体の不調が顕著になる年代。さらに、食べ物の好みや考え方も変わってきたりと体の変化も現れてきます。特に高齢期に入ると食事量が極端に減少し、筋力の低下の原因になることもあります。**若いころの体力を過信し、頑張りすぎるのは良くありませんが、筋力が衰えないよう運動を継続することも大切**です。

日常生活の中に軽い運動を取り入れることで、足腰や腹部の筋力、バランス能力、歩行などの能力が改善され、転倒予防にもつながります。例えば、つま先立ちをしたり、椅子を支えに軽いスクワットをするなど、1回の目安を5－15回ほどで1日2－3セットでよいのです。自身の体力に合わせ、継続するとよいでしょう。

もちろんウォーキングも重要です。今より**少し歩幅を大きくすると使用する筋肉が増えるため、エネルギー消費も増えます**。まずは、**今よりプラス1000歩（約10分）を目安に**するとよいでしょう。

食事では、たんぱく質をしっかり摂り、筋肉の維持向上に努めて。

骨がスカスカになる前に予防を！

人の体には206本の骨があり、それらが体を支え、内臓を守り、体が必要とするカルシウムを貯蔵する役割を果たしている。骨量は20代から30代にかけてピークを迎えて加齢とともに減少し、80歳では、若年期に比べて男性で約30%、女性は約40%も減少する。病気を除いた多くの減少要因は主に骨の中のミネラル成分の減少にある。特に女性はホルモン（エストロゲン）の分泌が減る更年期前後から急激に低下し、骨粗鬆症になりやすい。中・高年期はカルシウムを含む食品を積極的に摂取して、骨粗鬆症を予防しよう。

中・高年期の体と食の心得

思っている以上に体が衰えていることを自覚しよう

若い頃にハードな運動をしていた人ほど、自分の体力や身体能力を過信してしまいがちな年代。健康診断などを活用して体の変化を敏感に把握し、体の状態に合う食生活を心掛けたり、トレーニング方法を見直してみよう。

プラス10分を心掛けよう

中・高年が若い頃のように無理に競技を優先すれば、疲労の回復は遅れるばかりか、健康を損ねる危険もある。自分の体調に応じたトレーニングメニューや食生活のコントロールを心掛けたい。体を動かす時間を10分プラスしよう。

食事内容をいま一度見直そう

年齢を重ねるにつれ、食欲も低下しがち。さっぱりした食品を好むようになる傾向があるが、日本の「健康長寿」と言われる人たちは、意外にも肉をしっかり食べている。高齢になるとむしろ食欲があることは健康な証拠。野菜ばかりにならずタンパク質食品もしっかり食べるよう心がけよう。

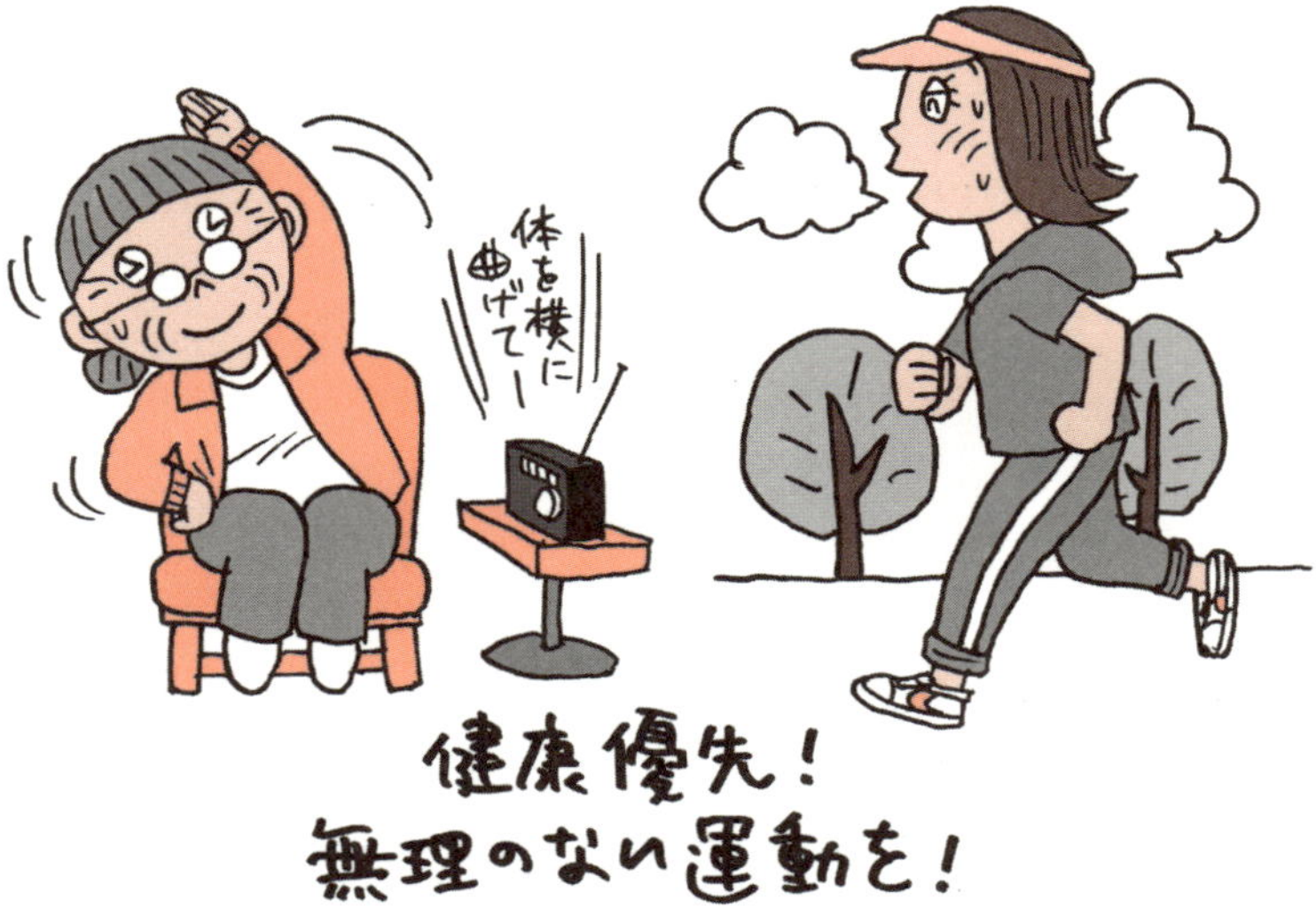
体を横に曲げて
健康優先！
無理のない運動を！

女子アスリートの疲労骨折の原因は…

「疲労骨折」…過去に経験したことのある選手もいるのではないでしょうか？

特に、体重が競技に影響する陸上長距離、体操などの審美系競技は、体重コントロールのため食事制限をする結果、体脂肪が低下し、それが月経異常につながって月経が長期間ない状態が続くと、女性ホルモンであるエストロゲンの分泌が低下します。エストロゲンは、骨を強くするホルモンでもあるため、長期間の無月経は骨粗鬆症の状態となり疲労骨折を引き起こします。「食」を起点に全ての現象が繋がりをもって発症するのです。

しかし、最近ではそれほど痩せていない選手でも無月経が起こることが注目され、「利用可能なエネルギー不足」と表現されています。つまり、消費量に大きく見合わない食生活が続き、脳が「月経を起こすより生きるためにエネルギーを温存しよう」と機能をストップさせてしまうのです。エネルギーが不足すると、必要なカルシウムや鉄などのミネラルも不足します。そうすると当然、貧血や骨折にも繋がっていきます。

特に骨がまだ弱く、成長途中の中学生頃までは、エネルギー不足のところにハードな運動が続くと骨折のリスクも高くなります。ジュニア世代から、しっかり食べて動く習慣を築くことが何よりの予防につながるのです。

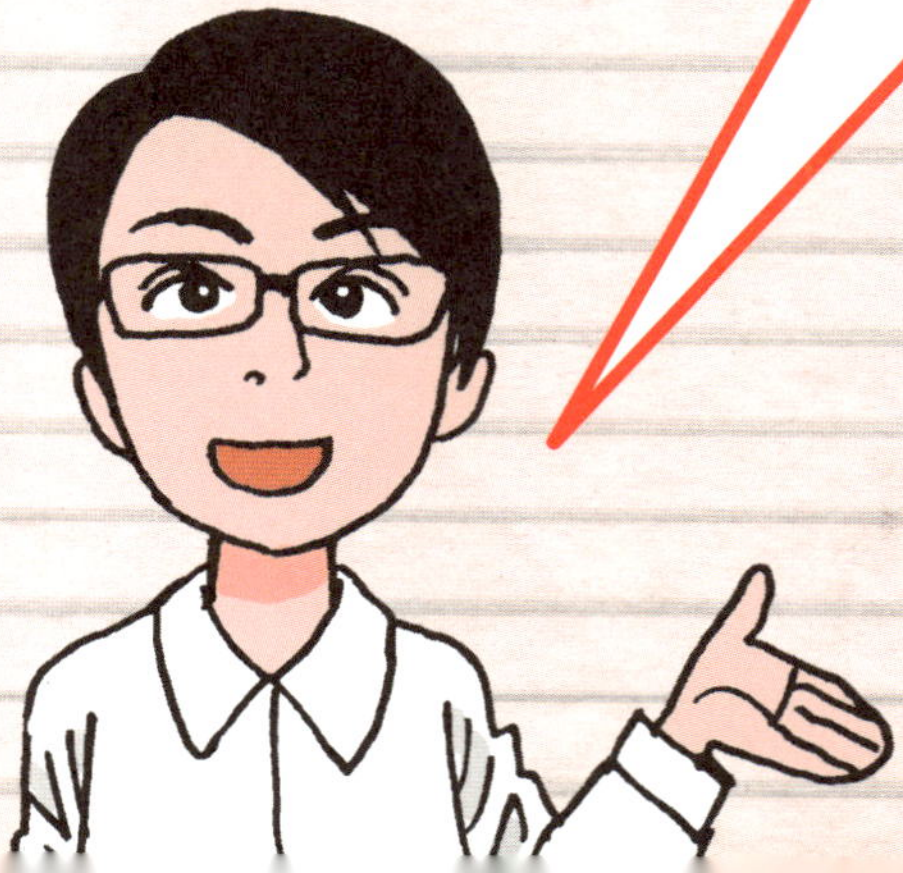

第5章

なりたい体別　食との関わり方

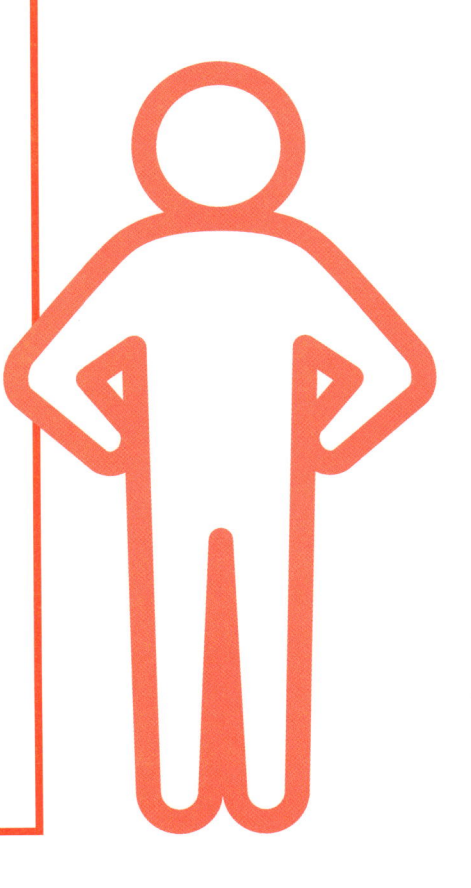

とにかく痩せたいんです やっぱり食事を減らすのが早道ですか？

アドバイス

食事を減らすだけのダイエットでは、筋肉量が減って、体脂肪は減ってない状態になります。

消費が摂取より少なければ体重が増加し、消費が摂取より多ければ体重は減る。つまり、食事の調整で摂取を減らすか、運動で消費を増やすかということになりますが、すでに運動をバリバリ行なっているアスリートと一般の方では考え方が少し異なります。

減量には「摂取より消費を多く」ですが、アスリートがさらに運動を追加するのは難しい場合も。揚げ物を食べ過ぎてないか、甘いドリンクを飲んでないかなど振り返り、問題点を探ることが必要。

一般の方の食事調整のみによる減量は、体重減少効果も即効性があるように見えますし、一時的にも体重は減りますが、**体脂肪はそれほど減っておらず、筋肉量が減少している状態**。サウナ前後の体重減少も汗により、水分が減っただけです。急速な体重減少はリバウンドしやすい体になってしまいます。決して1日で太ったわけではありません。痩せるにも時間を有することを肝に銘じましょう。

やむを得ず摂取量制限のみをする時は…

アスリートでも食物の摂取量を極端にセーブして減量することはある。ボクサーなど、試合を前にして体重を急速に落とす必要のあるスポーツの場合だ。だが、この場合の摂取量制限は、試合までの回復も視野に入れ、厳密に計画・実行されている。

規定の体重をクリアしなければ試合には出られないが、勝ち進むことが最大の目的。急速に体重を落とす割合が多くなりすぎないよう、日頃から食生活に気をつけることも重要となる。

アスリートの減量ポイント

1 目的に合わせた減量期間を設定・計画すること

2 体重と体脂肪率は毎日計測する習慣をつけ、体脂肪量の変化をチェック

3 体脂肪量の減り方によっては計画を修正すること

4 食事制限をする場合は、食の専門家にアドバイスを受けること

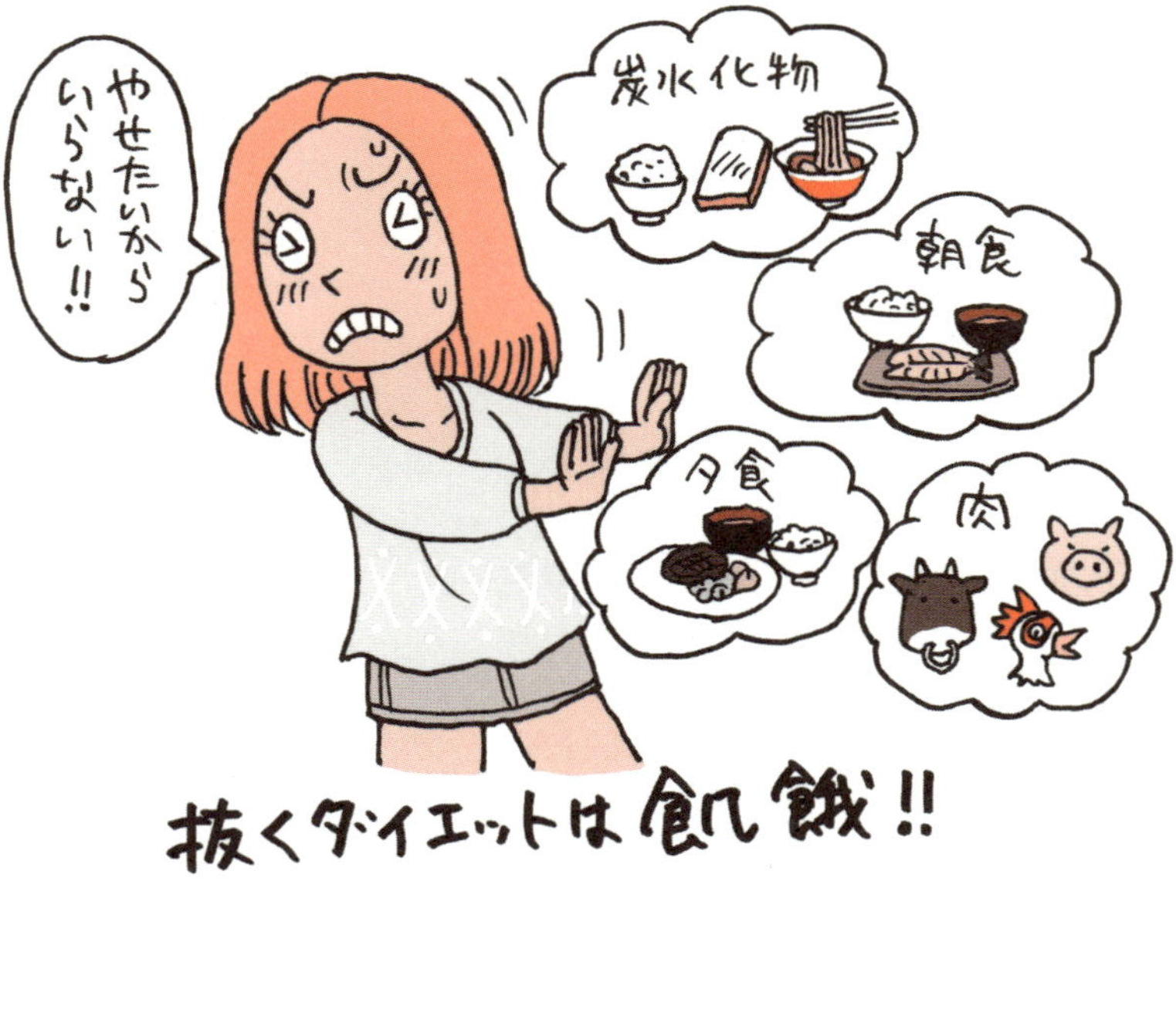
やせたいから
いらない!!
炭水化物
朝食
夕食
肉
抜くダイエットは飢餓!!

痩せるために運動をしたくても まとまった時間がとれません…

アドバイス

朝15分・夜15分と分けてもＯＫ。日常生活の中で、今までより活動量を増やす工夫をしましょう。

食事＋運動でダイエットする場合は、運動でエネルギーを消費する分、食事調整もゆるくて済みます。食事で摂取した分は運動で消費するというイメージでいれば、ストレスを抱えることも少なく食事を減らすことができます。「減らさなきゃ！」と自分を追い込まなくていいんですね。運動がセットですから「その分、運動しよう！」と、少し気分も楽になると思います。

運動をする時間が確保できないという人も、日常生活の中で活動量を増やすように心がけましょう。たとえば、朝夕の出勤時に電車を利用しているのであれば1駅手前で降りて歩く、早起きして、ウォーキングやジョギングをしてみるなど、工夫次第で活動量を増やすことができます。また、**一気に1時間とか30分とか時間を作らずとも、朝15分、夜15分と時間を分けてもいいんです。**食事と運動は併用で、ストレスがかからない工夫をして実践しましょう。

満腹中枢と摂食中枢

食欲は脳の奥深くの視床下部にある摂食中枢と満腹中枢によって司られている。「食べたい！」というアクセルの役目をするのが摂食中枢で、「腹いっぱい」というブレーキの役目をするのが満腹中枢である。

食事で摂った栄養素が分解されて血液中にグルコースが増え（血糖値の上昇）、満腹中枢を刺激すると食欲が抑えられるので満腹感となり、食事を摂ることをやめる。体内の脂肪が分解されて脂肪酸が出てくると（血糖値の減少）、摂食中枢を刺激し、空腹を感じて食欲が出てくるのである。

ダイエット効果を上げるための 満腹中枢と摂食中枢の利用

よく噛んで食事の時間を長くする	満腹中枢が刺激されるまで食べることを抑えられないので、よく噛んで、満腹中枢が刺激されるまでにたくさん食べないようにする。
量の調整	摂食中枢を刺激するような食事をする時には、あらかじめ食べる量を決めておく。
食事を選ぶ	摂食中枢を過度に刺激しないために、脂肪の多い料理や食品をたくさん食べない。
我慢する	ゆっくり食べることができない料理（麺類、カレーライスなどのルーもの、丼ものなど）の時には、食べる量を決めておく。食べ終わってからも食欲が残るが、食べたものが消化・吸収され、グルコース濃度が高まり、満腹中枢が刺激されるのを我慢して待つ（我慢さえできれば、早食いでも太らないといえる）。
和食にする	野菜や豆類などのよく噛まなくては飲み込めない料理を食べる。和食の特徴である「交互食べ」は、よく噛まなくてはいけない野菜を使った副菜がある、交互に食べるので主菜だけを一気に食べることはない、満腹中枢を刺激する糖を含む主食を定期的に食べることができる、という点から、「太らない食べ方」として理にかなっていると考えられる。

『Q&Aでわかる食事・運動指導のエビデンス50』より

たんぱく質をたくさん摂っていれば筋肉はつきますか？

アドバイス

筋肉は破壊と再構築を繰り返してつくられていくもの。筋肉をつけたいなら運動はまず不可欠です。

筋肉の材料はたんぱく質です（p74参照）。しかし、**たんぱく質の摂取量を増やすだけでは筋肉はつきません**。筋肉を使う運動を行なって体を〝破壊〟し、栄養が補填されて再構築する…ということを繰り返して筋肉は大きくなっていくのです。破壊されたまま材料（栄養）が補填されないでいると、筋肉は減ってしまいます。

良質なたんぱく質を摂ることはもちろん必要ですが、体の中でたんぱく質を合成（体たんぱく質）するためには食べるタイミングも考えるといいでしょう。スポーツをしている場合、同じ運動をして同じ食品を食べたとしても、**運動直後の方が時間が経ってからの摂取より、体たんぱく質合成には効果的**という結果が報告されており、タイミングもカギだからです。また、たんぱく質の摂取に関してp94でも触れましたが、過剰摂取は肝機能低下など弊害も招きかねません。左ページの表を参考に、摂取量もコントロールしましょう。

NEXTステージは…

アスリートは、試合前や連日試合が続く場合の食事は「高糖質・低脂肪・たんぱく質はそのまま」が基本で、筋肉に重きをおいたものとなるが、試合後は消費したエネルギーの補給を優先した食事になる。

エネルギー源として使われた糖質と、エネルギー代謝に必要なビタミンを試合直後、速やかに摂取し、回復に努めよう。

たんぱく質の食事摂取基準

（推定平均必要量、推奨量、目安量：g/日、目標量（中央値）：%エネルギー）

性別	男性				女性			
年齢等	推定平均必要量	推奨量	目安量	目標量[1]（中央値[2]）	推定平均必要量	推奨量	目安量	目標量[1]（中央値[2]）
0～5（月）*	—	—	10	—	—	—	1 0	—
6～8（月）*	—	—	15	—	—	—	1 5	—
9～11（月）*	—	—	25	—	—	—	2 5	—
1～2（歳）	15	20	—	13～20 （16.5）	15	20	—	13～20 （16.5）
3～5（歳）	20	25	—	13～20 （16.5）	20	25	—	13～20 （16.5）
6～7（歳）	25	35	—	13～20 （16.5）	25	30	—	13～20 （16.5）
8～9（歳）	35	40	—	13～20 （16.5）	30	40	—	13～20 （16.5）
10～11（歳）	40	50	—	13～20 （16.5）	40	50	—	13～20 （16.5）
12～14（歳）	50	60	—	13～20 （16.5）	45	55	—	13～20 （16.5）
15～17（歳）	50	65	—	13～20 （16.5）	45	55	—	13～20 （16.5）
18～29（歳）	50	60	—	13～20 （16.5）	40	50	—	13～20 （16.5）
30～49（歳）	50	60	—	13～20 （16.5）	40	50	—	13～20 （16.5）
50～69（歳）	50	60	—	13～20 （16.5）	40	50	—	13～20 （16.5）
70以上（歳）	50	60	—	13～20 （16.5）	40	50	—	13～20 （16.5）
妊婦（付加量） 初期 中期 後期					 +0 +5 +20	 +0 +10 +25	—	—
授乳婦（付加量）					+15	+20	—	—

＊乳児の目安量は、母乳栄養児の値である。
1 範囲については、おおむねの値を示したものである。
2 中央値は、範囲の中央値を示したものであり、最も望ましい値を示したものではない。

厚生労働省策定『日本人の食事摂取基準（2015年度版）』より

筋肉を付けるたんぱく質を、どんな食品から摂取すればいいですか？

アドバイス

アミノ酸スコアの値が高い食品を知ることで、良質のたんぱく質を摂るように心掛けて。

体づくり（筋肉をつける）には、必須アミノ酸をまんべんなく摂ることが重要になってきます。アスリートとたんぱく質の関わり方についてはｐ94で触れましたが、一般の人の場合、まずは「何に多く含まれているかを知りたい」ということでしょう。よく「良質のたんぱく質」という言葉を聞きますが、**良質のたんぱく質とは、アミノ酸スコアが高い食品**を指します。「アミノ酸スコア」とは、食品中の必須アミノ酸の含有比率を評価するための数値のこと。そして、アミノ酸スコアの値が100のものが「良質のたんぱく質」となるのです。では、アミノ酸スコアが100ではない食品はダメなのかというとそうではありません。仮に食べたい食品の数値が低かったとしても、他の食品と組み合わせればＯＫ。表からもわかるように、ごはん、パンのみの生活でも生きてはいけますが、アミノ酸スコアは低い。つまり、主食のみの生活は体づくりにはＮＧということです。

くさいおならの元はたんぱく質!?

おならにはくさいおならとそうでないおならがある。ニオイの元は、おならに含まれる微量成分の量や質によるが、中でもアンモニア・硫化水素・インドール・スカトールという成分が特にくさいニオイを発し、これらは腸内でたんぱく質が分解されるときに発生しているのだ。炭水化物は善玉菌の活動で分解されて臭わないおならとなるが、たんぱく質や脂肪はウエルシュ菌など悪玉菌に分解されてくさいおならになる。たんぱく質の過剰摂取はくさいおならの元にもなるから注意。腸内に善玉菌を増やすようにしよう！

アミノ酸スコアとは？

　食品中の必須アミノ酸の含有比率を評価するための数値。国際基準はFAD ／ WHOで提示され、日本では1973年及び1985年に提案されたものをアミノ酸スコアと表記し用いている。

　制限アミノ酸（一定の値より低いアミノ酸）がない場合が100となり、アミノ酸スコアの低い食品は、アミノ酸スコアが100の食品と併せて食べることで、不足するアミノ酸を補充することができ、体内でのアミノ酸の利用が高まる。

食品たんぱく質のアミノ酸スコア

食品	アミノ酸スコア
鶏卵	100
牛乳	100
牛肉	100
鶏肉	100
豚肉	100
アジ	100
イワシ	100
サケ	100
マグロ	100
豆腐（木綿）	82
精白米	61
パン	44
うどん	41
じゃがいも	73

（1985年評点パターンより算出）

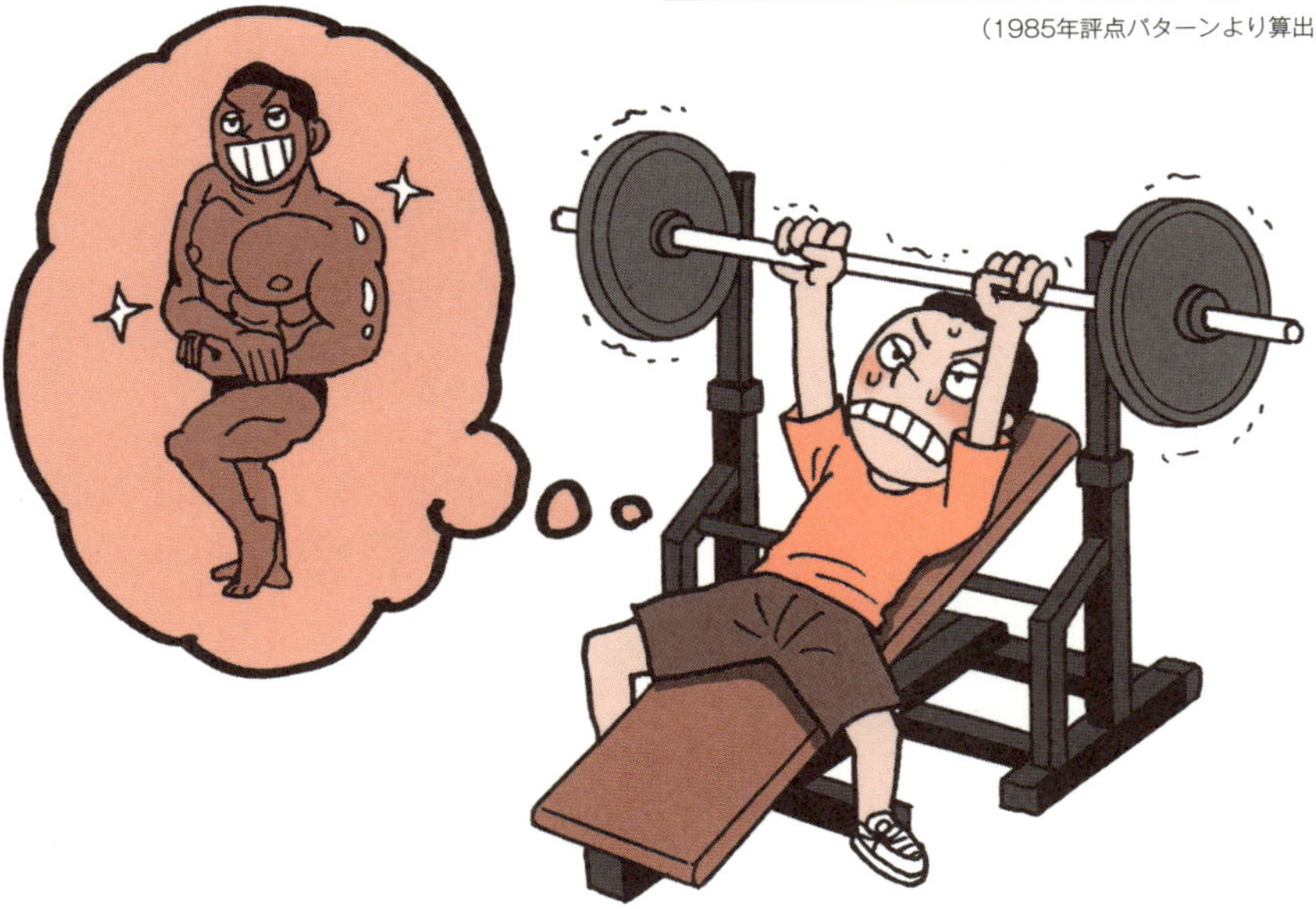

骨を丈夫にするには、カルシウムさえ摂っていれば大丈夫ですか？

アドバイス

骨は常に破壊と形成を繰り返している活発な器官。カルシウム以外の食品も一緒に摂って強化しましょう。

骨の構造を建物にたとえると、コンクリート部分がカルシウムなどミネラル、骨組みがコラーゲンとなります。

コンクリート部分に必要な栄養素は、カルシウム（小魚、乳製品）、マグネシウム（ごま）、ビタミンK（納豆、ブロッコリーなど）、カルシウムの吸収率を高めるために必要な栄養素としては、ビタミンD（魚、きのこ類）です。骨組み部分に必要な栄養素はコラーゲン合成のために必要な栄養素で、たんぱく質＋ビタミンCとなります。

骨づくりのためには**カルシウムを多く含む食品はもちろんですが、魚、納豆、緑黄色野菜、ごま、きのこ類をまんべんなく、かつ一緒に摂ることが大切**。特に45歳以降、加齢とともに骨量は減少しますが、女性の場合、閉経後の骨量減少は顕著です。丈夫な骨を作るため、将来の骨粗鬆症予防のためにも、これらの食品は、子どもから大人まで摂取を心がけましょう。

カルシウムで身長は伸びるのか？

子どもの頃に「身長が伸びるからカルシウムを摂りなさい」と言われた経験がある人は少なくないだろう。カルシウムが骨を強くするのは事実として、カルシウムで身長が伸びると言えるのだろうか？

カルシウムは骨を強化するが、骨をつくるのはたんぱく質。たんぱく質には、“成長ホルモン”の分泌を促進させる働きもあるので身長に関係はするが、身長が伸びるメカニズムは「○○を摂ればいい」という簡単なものではない。身長と食を関係づけるなら、「バランス良く栄養素を摂る」に尽きるだろう。

カルシウムを含む食品

食品名	分量	含有量(mg)
普通牛乳	1カップ(200g)	220
ヨーグルト(全脂無糖)	1/2カップ(100g)	120
脱脂粉乳(国産)	大さじ2(12g)	132
チーズ(プロセス)	厚さ4mm2枚(25g)	158
鶏卵(全卵)	1～2個(50～100g)	26～51
アーモンド	中皿1盛り(30g)	69
ゴマ	大さじ1強(10g)	120
小松菜	1/4把(80g)	136
豆腐(木綿)	1/2丁(150g)	180
豆腐(絹ごし)	1/2丁(150g)	65
油揚げ	1枚(25g)	75
納豆	1/2包(50g)	45
昆布(削り)	1/2カップ(10g)	65
ひじき(乾燥)	1/5カップ(10g)	140
わかめ(乾燥)	1/4カップ(5g)	48
マイワシ	大1匹	49
うなぎ	1串(90g)	117
しらす干し	大さじ1強(10g)	52

『新版 コンディショニングのスポーツ栄養学』より

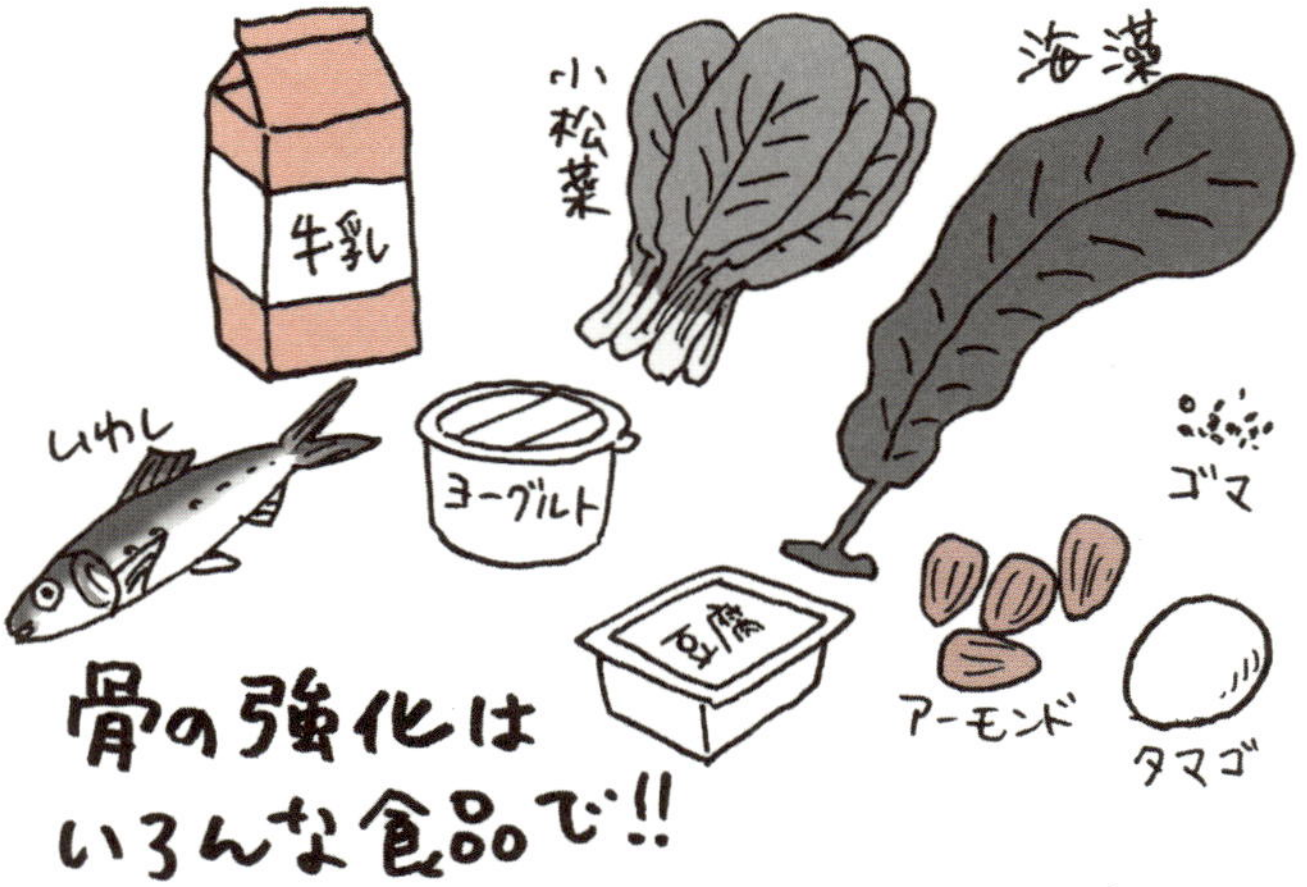

しょっちゅう風邪をひいている気がするから免疫力をアップさせたいです

アドバイス

必要なのは抗酸化と腸内細菌の活性化。免疫力をあげたいなら日本の伝統食を食べるのが一番です。

免疫力を上げるためには、**「抗酸化作用のある食品」**と**「腸内細菌活性化食品」**で体内の〝戦う力〟をアップさせましょう。

抗酸化物質とそれを含む食品の代表例は、リコピン（トマト）、カロチン（ニンジン）、ポリフェノール（赤ワイン）、スルフォラファン（ブロッコリースプラウト）、カテキン（緑茶）、アントシアニン（ナス、赤シソ）、アスタキサンチン（甲殻類、鮭）、ビタミンC（野菜、柑橘類）です。また、腸内細菌活性化食品は、善玉菌が好きな味噌、納豆、黒酢、ヨーグルト、オリゴ糖（バナナ、はちみつ、大豆、玉ねぎなど）、ほかに、不溶性食物繊維や水溶性食物繊維を含む食品（p87参照）も有効です。

これらの食品をながめると、特に腸内細菌を活性化させるものは、日本の伝統食の中に多いことがわかります。ご飯と味噌汁、おかずに納豆と焼き鮭というような食事が免疫力をアップさせるのです。

そもそも「免疫」って…？

「免疫」とは、その文字が示すように「疫＝病気」から「免れる」ということ。私たちが住む世界には細菌やウイルスが多く存在していて、それらは体内にも侵入している。体内では、免疫細胞が協調しあって細菌やウイルスと戦うのだが、体力がない場合や加齢などが原因で戦う力は落ちるため、病気になりやすくなったり、ケガや病気が治りにくくなったりするのだ。

腸は、免疫細胞の約6割を持つ人体中最大の免疫器官。病原菌の侵入をくい止める力を存分に発揮させるためにも、腸内環境を整えることは大切なのだ。

抗酸化作用のある栄養素と食品の例

栄養素	食品
リコピン	トマト
βカロチン	ニンジン、カボチャ、バナナ
ポリフェノール	赤ワイン、ウコン、コーヒー、そば
スルフォラファン	ブロッコリースプラウト
カテキン	緑茶
アントシアニン	ナス、赤シソ
アスタキサンチン	甲殻類、鮭、イクラ
ビタミンC	野菜、柑橘類

腸内細菌活性化食品

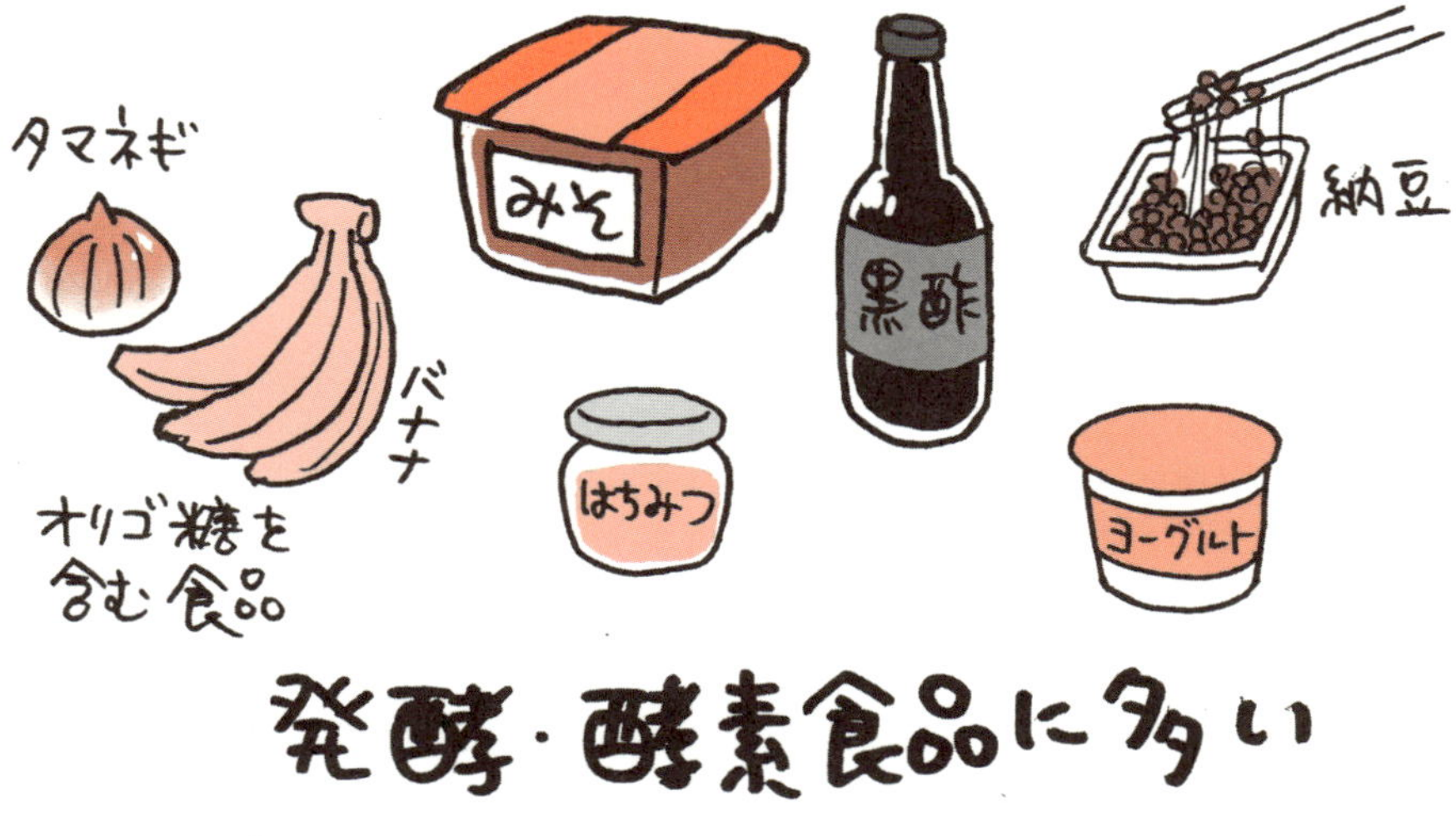
タマネギ
バナナ
オリゴ糖を含む食品
みそ
黒酢
はちみつ
ヨーグルト
納豆
発酵・酵素食品に多い

貧血になるたびに鉄のサプリを飲みますが効いてない気が…貧血と決別したいです

アドバイス

鉄分には「ヘム鉄」と「非ヘム鉄」があります。鉄の吸収率を高める食品と一緒に摂りましょう。

貧血を予防するためには、鉄分が多い食品を摂ることが大切ということは一般によく知られていることかと思います。

鉄分には、ヘム鉄（動物性食品に含まれる鉄）と非ヘム鉄（植物性食品に含まれる鉄）があり、ヘム鉄の方が非ヘム鉄より吸収が高いので、動物性食品から鉄を摂る方が理想的です。植物性食品も鉄分を多く含むものは多くありますが、ヘム鉄より吸収率が落ちるので、**鉄の吸収率を高める効果のあるビタミンC、クエン酸、酢酸などの有機酸、アミノ酸（たんぱく質食品）を一緒に摂りましょう。**

また、酸素を運ぶヘモグロビンは、たんぱく質＋鉄でできています。鉄の多い食材に加え、たんぱく質もしっかり毎食摂れているでしょうか？　鉄分を多く含む食品を食べたからといって、その効果をすぐに得られるわけではありません。**日頃から鉄分を意識的に摂取し、予防することが一番大切**なのです。

鉄分を多く含む食品は……

■ヘム鉄を多く含む食品例■

豚レバー、鶏レバー、レバーペースト、牛肉（ミノ）、ビーフジャーキー、卵黄、あさりの佃煮、煮干し、干しえび、削り節の佃煮、はまぐりの佃煮など。

■ 非ヘム鉄を多く含む食品例■

青のり（乾）、ひじき（乾）、きくらげ（乾）、ごま、大豆（乾）、きな粉、切り干し大根（乾）など。

貧血の症状

自覚できる症状

- だるい
- なんとなく調子が悪い
- 力が入らない
- 立ちくらみする
- フラフラする
- めまいがする
- 動いた時にすぐ息切れする
- 脈が早くなる
- 練習についていけない
- 競技成績が下がる

（練習についていけない・競技成績が下がる → アスリート）

周囲の人から見ると…

- 顔が青白く見える
- 眼瞼結膜が白くなっている

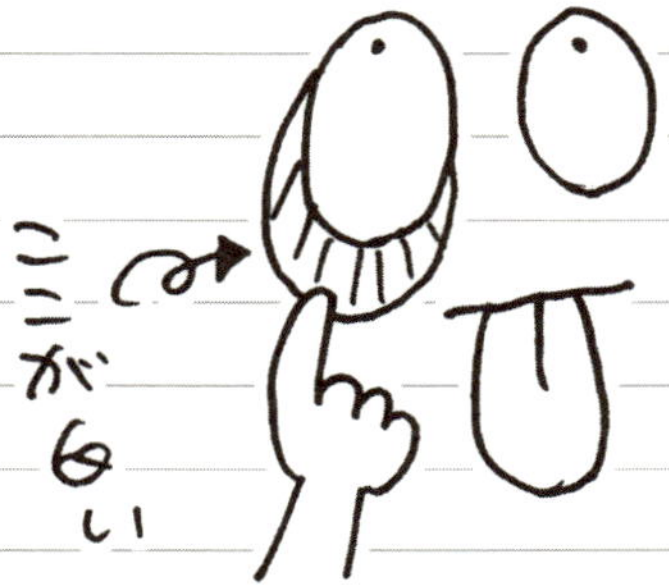

貧血＝貧弱というイメージがありますが、スポーツ選手は貧血にはならないものですか？

アドバイス

スポーツをしていても貧血になります。「鉄欠乏性貧血」と「溶血性貧血」が特徴的でしょう。

貧血の原因を大きく分けると「出血」「赤血球の産生低下」「溶血」の三つと考えられており、スポーツをしていれば貧血にならないということはありません。

アスリートの貧血には「鉄欠乏性貧血」と「溶血性貧血」があります。「鉄欠乏性貧血」は消化管の出血や発汗、月経などによるもので一般の人でも発症しやすいものですが、「溶血性貧血」は足の裏に長期間または継続的に衝撃を加えたり、激しい運動で体液や血液が酸性に傾くことで、赤血球が破壊されて起こる貧血で、剣道や新体操、マラソン選手、ジュニアアスリートにこの傾向が多いようです。アスリートにとって貧血は重大問題です。サプリメントだけに頼らず、**p128で紹介した食品とともに、酸素を運ぶヘモグロビンを作るたんぱく質や、造血に関係するビタミンB_{12}と葉酸も摂取**するようにして、貧血を予防しましょう。

女性に貧血が多いのは…

p.104でも触れているように、女性は男性より貧血になりやすい。

貧血を引き起こす要因はさまざまあるが、その1つに女性特有の月経がある。1日にたった2mlの血液が出るだけで貧血になるといわれるほどなので、正常な月経であっても貧血の症状が出たりするのは十分に起こりうる。子宮筋腫などで月経量が多いとなおのこと、鉄欠乏性貧血になってしまうのだ。また、極端な摂食制限によるダイエットでも貧血は起こる。女性は男性以上に貧血になりやすい要因を抱えているといえる。

治療期間

鉄欠乏性の場合は1カ月程度でヘモグロビンの値が基準値に戻る。しかし、体の中の貯蔵鉄が増えるのに3カ月〜半年以上かかるので、症状が見られなくなったからといってもこの期間は様子をみるようにして。

貧血と判定された時の改善方法

鉄欠乏症貧血の場合は医師に処方してもらった鉄剤を、日々の食事に気を付けつつ補給する。

溶血性貧血（物理的刺激で赤血球が壊れてしまったためによる貧血）では、厚底のシューズを使用したり、芝生など柔らかい場所での練習を取り入れる。

血液検査項目とその指標

目的	検査項目	基準値	
		男	女
貧血の判定	ヘモグロビン濃度(g/dl)	13.5〜16.5	11.5〜14.5
貧血の種類鑑別	ヘマトクリット(%)	40〜50	34〜42
	赤血球数(10^6/μL)	4.0〜5.6	3.7〜4.7
貧血予備軍の早期発見	総鉄結合能(μg/dL)	290〜360	290〜360
	血清鉄(μg/dL)	90〜140	60〜120
	フェリチン(ng/mL)	40〜350	12〜120

↓

	赤血球	ヘモグロビン	血清鉄	フェリチン
正常	○	○	○	○
前潜在性鉄欠乏性貧血	○	○	○	↓
潜在性鉄欠乏性貧血	○	○	↓	↓
鉄欠乏性貧血(軽度)	↓	↓	↓	↓
鉄欠乏性貧血	↓	↓	↓	↓

○基準値／↓減少

『市民からアスリートまでのスポーツ栄養学』より

便秘薬が手放せないくらいのひどい便秘で悩んでいます

アドバイス

食物繊維の多い食品と発酵食品で腸内環境を整え、便意をなるべく我慢しないようにしましょう。

便秘は病気ではありませんが、便が出ないと不快感が続いて嫌なものですよね。

便で健康チェックができる（p86参照）といわれますが、中でも便の大きさはそのまま腸内環境を表しています。バナナ状の便が出る人は、善玉菌が多くて腸内環境もよく絶好調ですが、便秘の人は、便が出てもコロコロしていることが多いと思います。これは大腸で便の水分が吸収されて硬くなっているから。便秘を解消する1つの方法として「便意を我慢しない」があります。我慢して便を大腸に留まらせておくと、その分、水分が吸収されてしまうからです。

食事の面で便秘を解消するには、やはり**食物繊維**（**p87参照**）の**摂取**ですが、発酵食品も食べていますか？　**味噌やヨーグルトに代表される発酵食品は善玉菌の好物**です。**「食物繊維で腸の掃除＋発酵食品で善玉菌増」で、腸内環境を整えましょう。**

「下痢」のメカニズムと原因

通常は大腸で水分が吸収されて便が出るが、それが十分になされず、水分を多くのこしたまま便意をもよおすのが下痢。パターンは「腸の過剰な蠕動《ぜんどう》運動により水分吸収が十分になされない」、「腸の水分吸収が不十分」、「腸からの水分分泌が過剰」の3つと考えられている。原因は食あたりやウイルス感染、冷え以外に、過食や早食い、就寝前の食事による消化不良、飲酒後、海外で食べ慣れないものを多量に食べた場合、ベルトをきつく締めすぎていた時…とさまざま。腸に負担をかけすぎないことと食事に気を付けることが予防の第一歩だ。

アスリートが便秘になる時は…

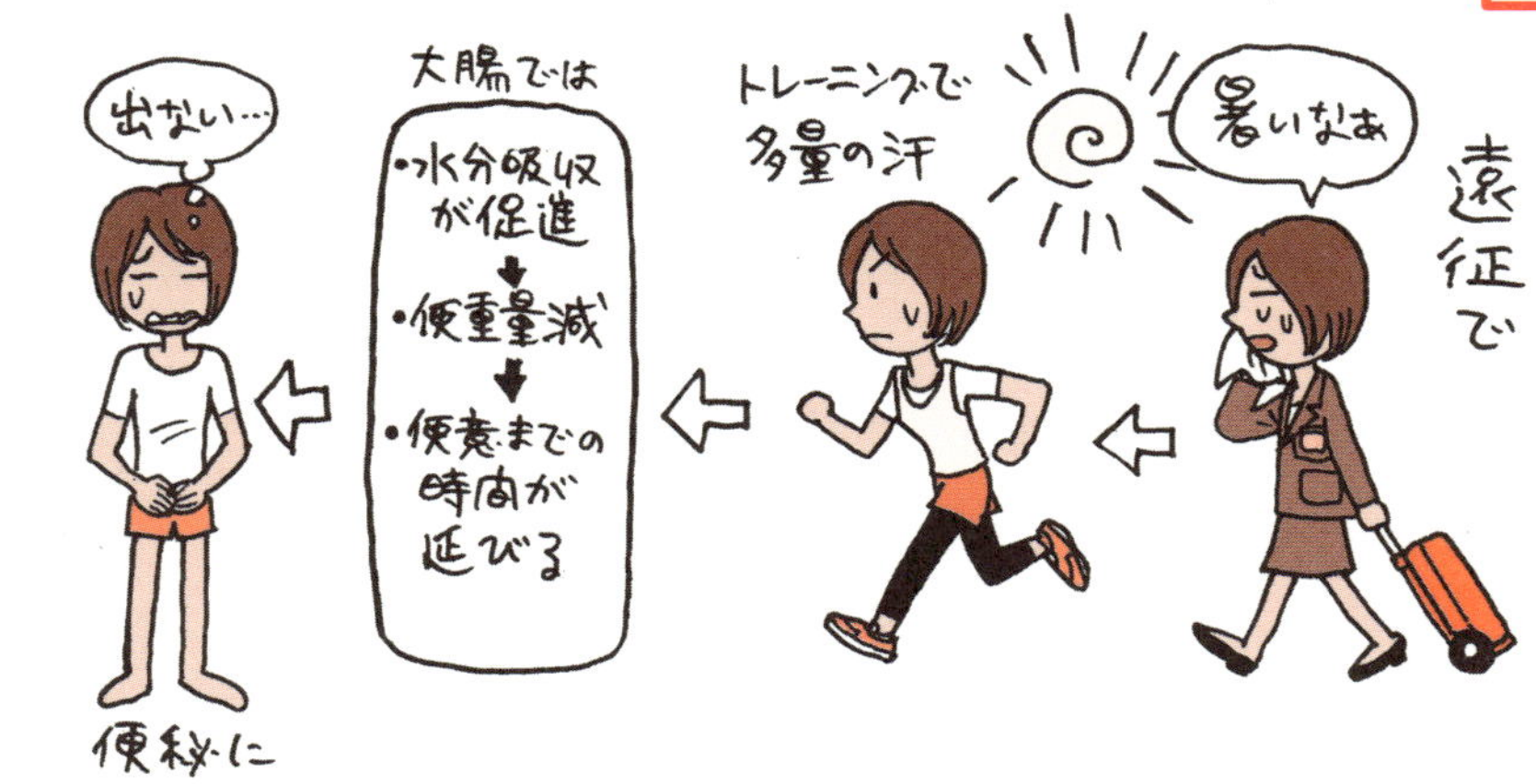
遠征で
暑いなぁ
トレーニングで
多量の汗
大腸では
•水分吸収が促進
•便重量減
•便意までの時間が延びる
出ない…
便秘に

寒いところから暑いところへの遠征の際、気温の変化で水分の摂取と排泄の調節がうまくいかない場合に起こりやすい。

アスリートが下痢になる時は…

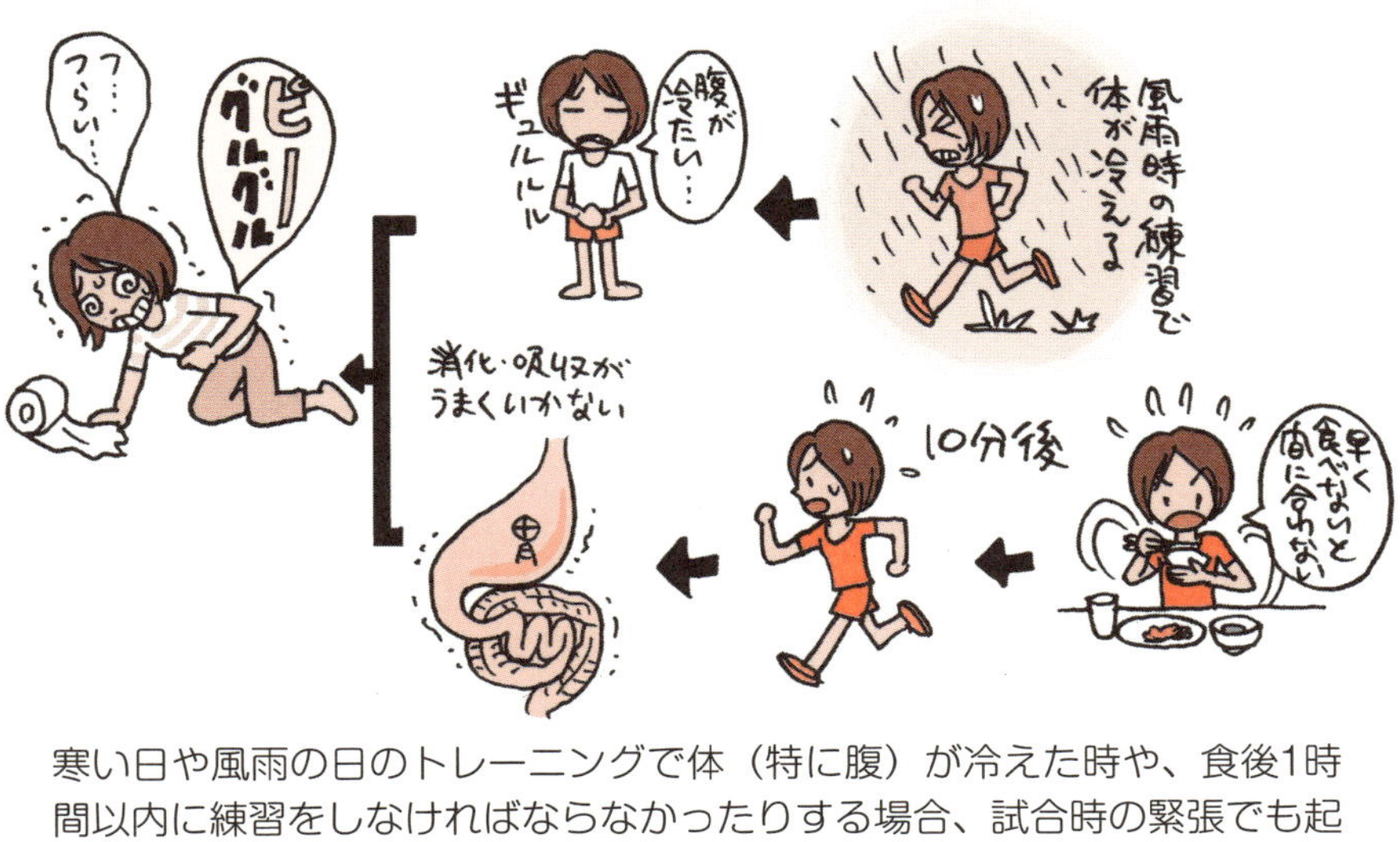

寒い日や風雨の日のトレーニングで体（特に腹）が冷えた時や、食後1時間以内に練習をしなければならなかったりする場合、試合時の緊張でも起こりやすい。

よく肌荒れもするし、紫外線も気になります 美肌になれる栄養素ってあるんでしょうか？

アドバイス

真《しん》皮《び》を支えるコラーゲンの分解・合成を促進するビタミンCを摂って美肌を目指しましょう。

化粧品ではよく「コラーゲンを」という言葉を耳にします。肌の表面（表皮）から0.3㎜ほど内側にあるのが真皮ですが、それを支えているのがコラーゲンなのです。

コラーゲンはたんぱく質の一種で、体内では細胞同士をつなげる土台のような役割を持っています。分解や合成を常に繰り返し、新しいコラーゲンを作り出しているのですが、単体では合成や分解はできません。そこで、**コラーゲンの分解と合成を促進させるためのビタミンCが必要**になります。さらには、コラーゲン合成に必要なアミノ酸を作り出し、弾力性のあるコラーゲンを作る**鉄分も摂取するとよい**でしょう。

肌荒れに悩んでいる場合は、**皮膚や粘膜を強くするビタミンA**、紫外線にさらされがちな場合は、**肌の抗酸化を高めるために、抗酸化物質（p78参照）を多く含む食品**を積極的に摂りましょう。

肌トラブルに効く食品

■肌荒れに■

ビタミンAを多く含む食品……レバー（鶏・豚・牛）、あんこうの肝、うなぎ、ほたるいか、シソ、にんじん、とうがらし、パセリ、モロヘイヤ、よもぎ、バジル、ホウレンソウ、明日葉、春菊、ニラ、海苔など、

■紫外線対策に■

抗酸化物質を多く含む食品……緑黄色野菜、ブルーベリー、大豆、りんご、玉ねぎ、ソバ、イチゴ、ゴマ、ウコン、海藻類、黒酢など。

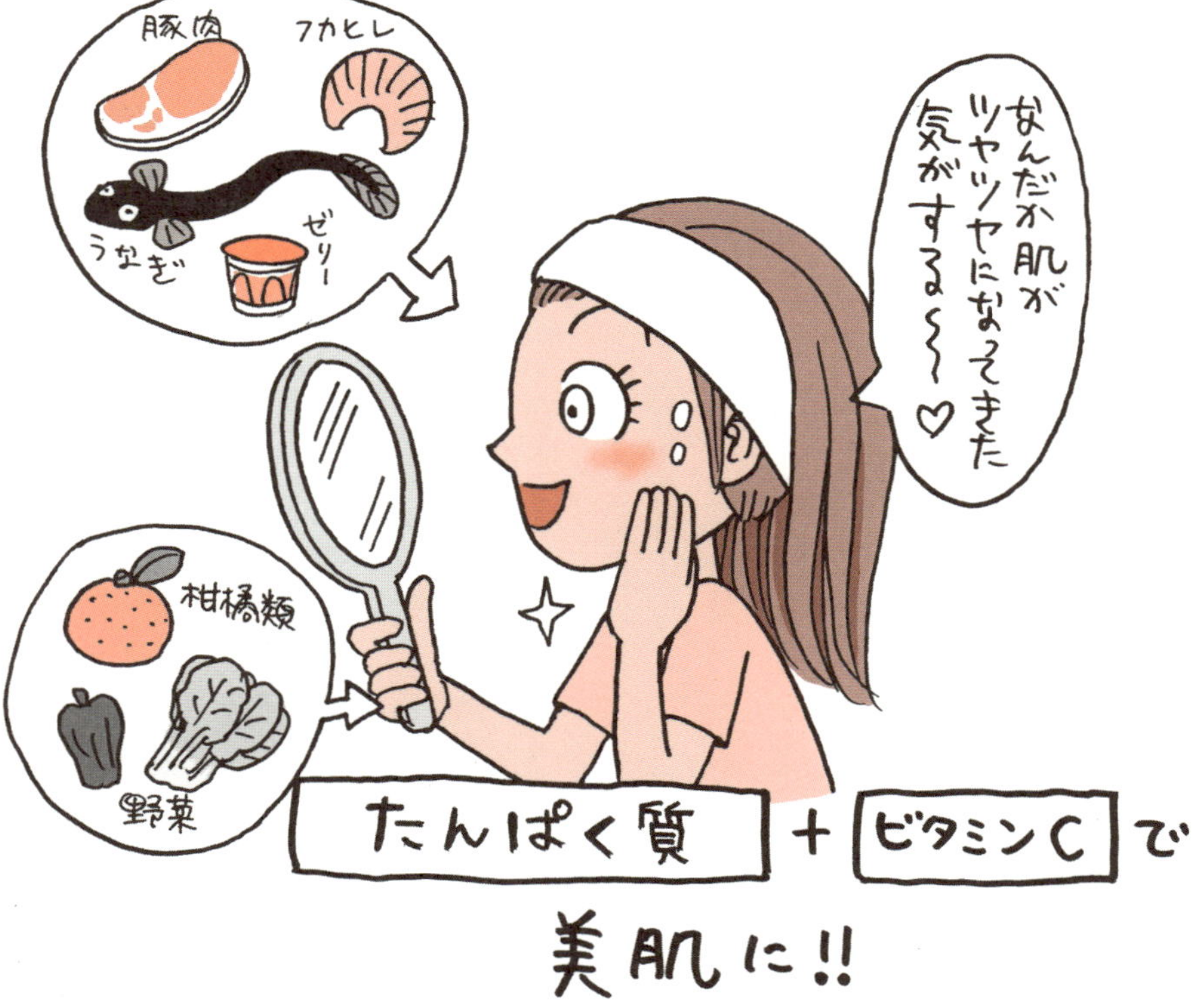

コラーゲンの機能

さまざまな結合組織に力学的な強度を与えるとともに、若干の弾力性がある。

美容効果で知られるコラーゲンだが、コラーゲンと非コラーゲン性たんぱく質で骨基質の90%を構成していて、骨や軟骨の弾力性を増すのに役立つため、美容面だけでなく、衝撃による骨折から守ってくれたり、骨粗鬆症、骨形成促進などにも作用するのだ。

毎日頑張るためにも疲れにくい体になりたいです 翌日に疲れを残さないようにする食事は何ですか?

アドバイス

仕事やスポーツのあとの夕食は何時くらいで、どんなものを食べているかというところから見直しましょう。

まずはあなたの日常生活を振り返ってみましょう。仕事が終わってから何時間後に夕飯を食べていますか。スポーツをしている人であれば、練習終了後2時間以上経ってから食事をしていたりしないでしょうか。

残業などをする場合は早い段階で、トレーニングなど運動した場合はできるだけ30分以内に、**まずは糖質を摂取**しておきましょう。空腹の時間が長いと、ようやく食事となった時に食べ過ぎてしまったり、その後すぐに就寝すると疲れが残った状態で目が覚めたり、胃もたれを感じたりしやすくなります。**夕食後すぐに就寝する場合は、内臓への負担を考えて脂っこいものは避けるのが賢明です。**

食品で疲労回復を考えるなら糖質のほかに、糖質の燃焼に関与し**「疲労回復ビタミン」とも呼ばれるビタミンB_1や、たんぱく質、加えて水分も適度に補給**することが大切です。

ビタミンB_1を多く含む食品を見てみると…

ビタミンB_1が多い食品は、水分を40％以上含む食品では、豚ヒレ肉（0.98mg）、生ハム、豚もも肉（0.90mg）、ボンレスハム、焼きたらこ、うなぎ、豚ロース肉（0.69mg）、豚ひき肉（0.62mg）、ベーコン、豚バラ肉（0.54mg）…となる。ビタミンB_1といえば豚肉だが、部位によって含有量に差があることがわかる。

ほかに、青のり、大豆、昆布、きな粉、焼き海苔、玄米、ぬか漬など。

やってはいけない悪習慣

- 食事が寝る前で、しかもドカ食い
- コーヒーをよく飲む（多飲）
- 寝る前にタバコを吸う
- 運動をほとんどしない

↓

睡眠の質が悪くなる

↓

翌日、疲れた体に…

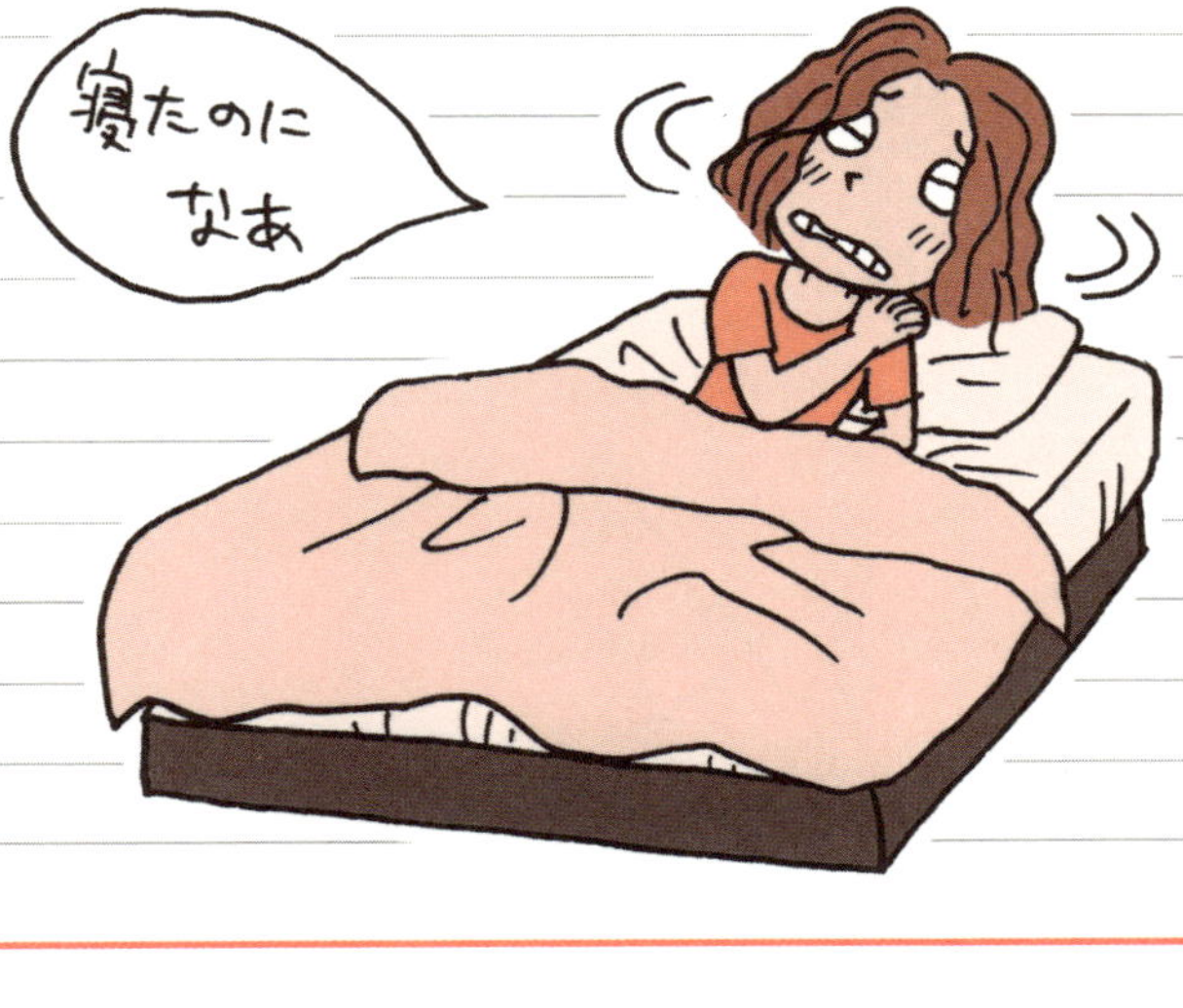

なりたい体の基本は、自分の体を知ること

アスリートにもなりたい体はあります。目標とする体は、自分の種目、ポジションによってさまざまです。

なりたい体になるためにまず最初にすることは、自分の体を知ること。つまり、現在の体重、体脂肪率、筋肉量がどのくらいあるのかを把握することです。それを基にすれば、いつまでにどのようにしたいのかという具体的な目標の設定ができます。また、食事に関しても、現状の内容を把握し、何が不足して何が多いのかを考え、自分自身が目標達成をするためにやるべきことを明確にすることができます。

今の自分の体に目を向けて、現状をどう変えていけばその理想になるかを考える。そして正しい情報を仕入れ、実践する。Plan（計画）→Do（実行）→Check（評価）→Action（改善）の繰り返しが大切なのです。

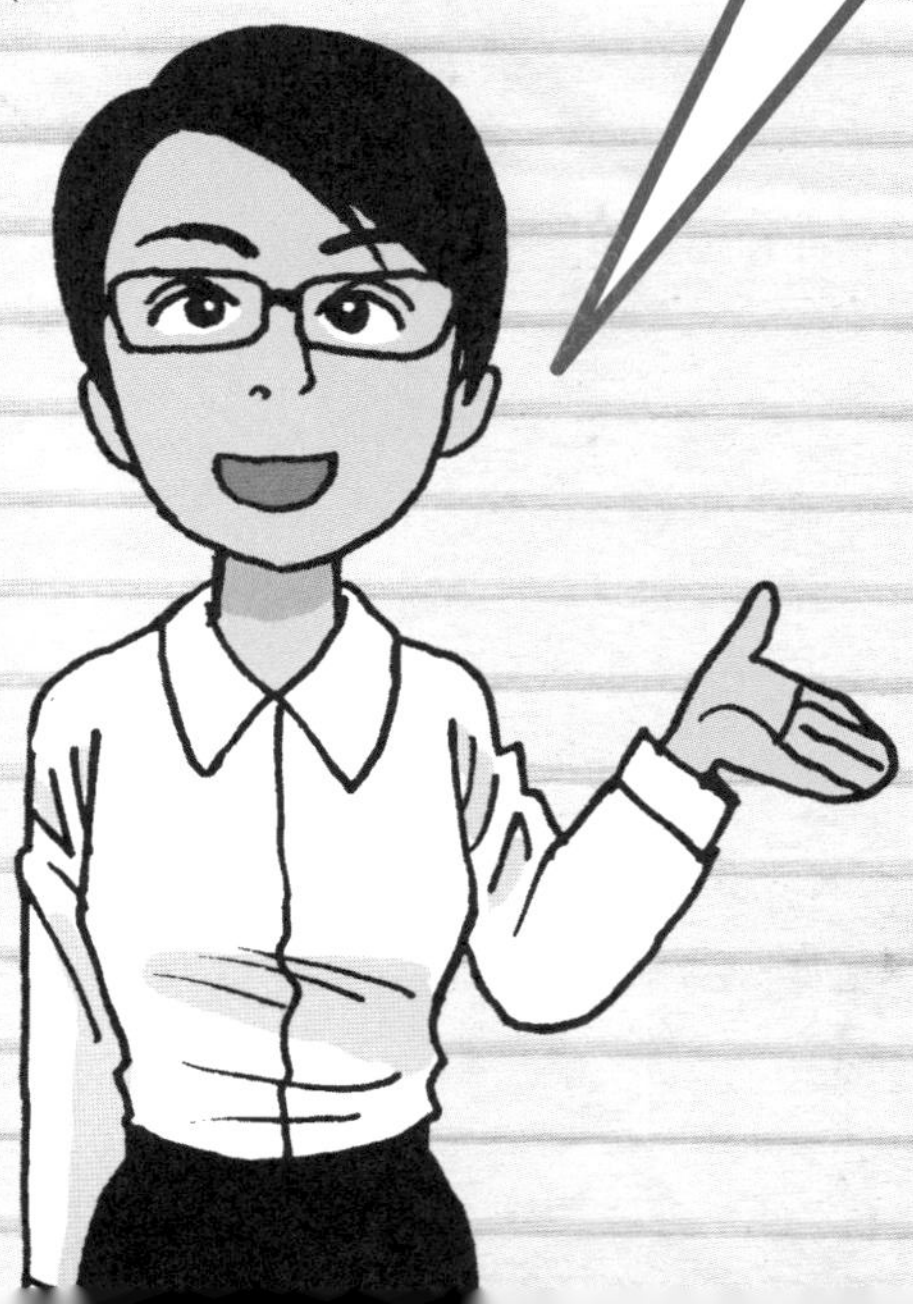

第6章

お悩み別 食アドバイス

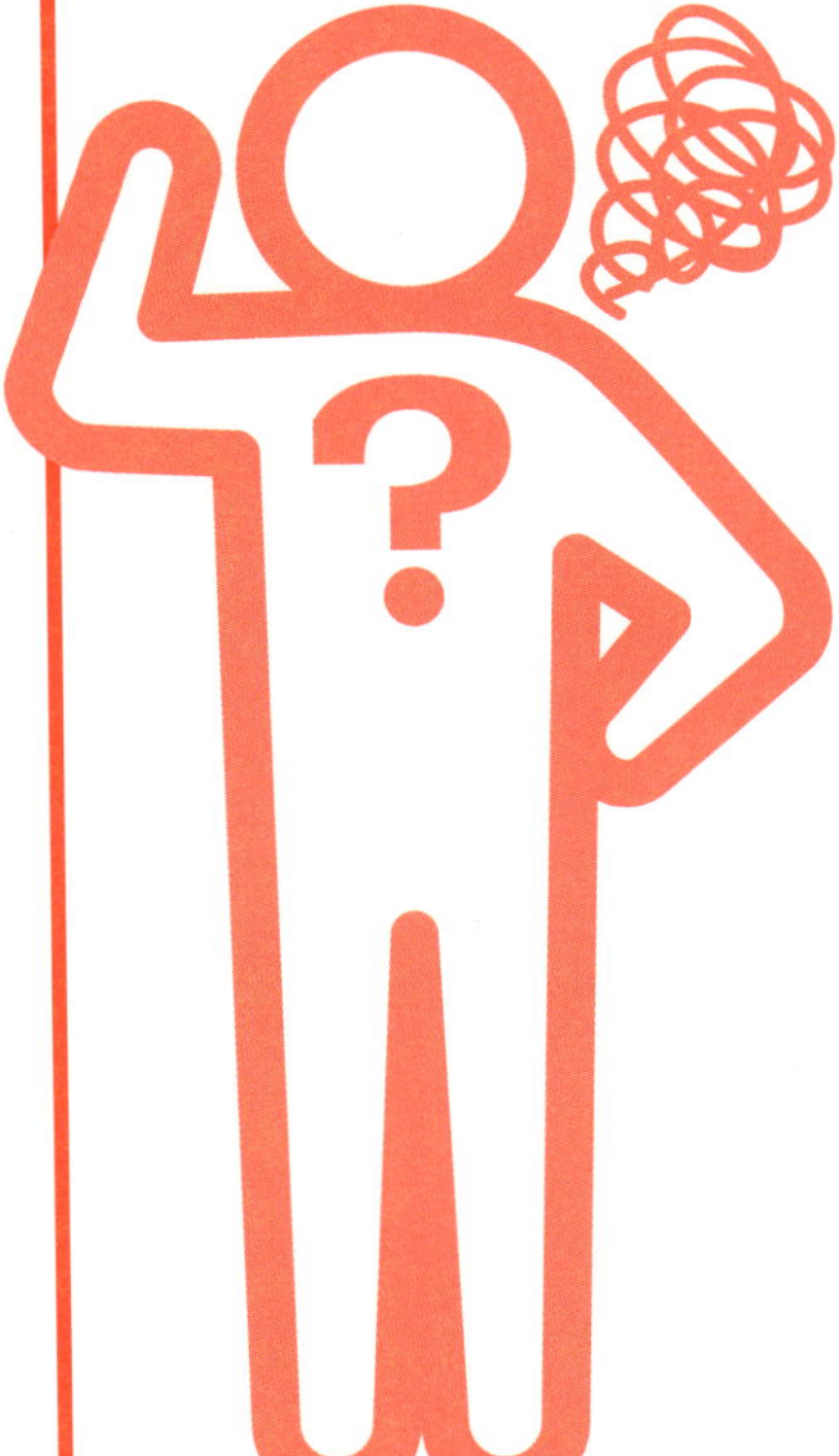

お悩み1

三日坊主の性分です 体にいい食事を続ける秘訣って…？

解決！

まずは、少し頑張ればできそうな目標を立ててみましょう。もちろん、それを達成した後の自分の姿も想像して！

どんなに体にいい食事をしたとしても、継続しなければあまり意味はありません。でも、毎日続けるのが大事だと頭ではわかっていても、実践するのは容易なことではないでしょう。

そんな時には、**決して無理をせず、できることからやってみること**。また、やっていて、**自分にとって比較的楽しいことを実行する**ことです。日々の生活パターンを大きく変えないといけないものや、やっていて苦痛に感じるものは長くは続きません。小さなことからコツコツと。それが継続のコツなのです。また、一緒に実践する仲間を見つけるのもよいでしょう。

続けるために大切なことは変化を感じること。朝起きた時の体重や体調のメモなど、劇的な変化はなくても「あれ？何か変わってきた？」というものを、感覚だけではなく、可視化することも大切です。そのような変化に目を向けると一層楽しくなってきます。

理想的な食生活とは!?

理想的な食生活とは一体どんなものなのか？　厚生労働省は、国民の健康の保持・増進を図る上で摂取することが望ましいエネルギー及び栄養素の量の基準を示す「食事摂取基準」を発表している。しかし、自分に適した量がどのくらいかは、体格、年齢、性別、活動量など、消費エネルギー量は個人で差があるため、一概に摂取カロリーは決められない。適正量を知る目安は“体重”。食べた量が動く量より多ければ体重は増え、その逆は減る。つまり、体重を維持しているということは食べた量と動く量が釣り合っているということになる。

続けるための4つのポイント

1 できることからやってみよう

2 やってみて楽しいことをまたやってみよう

3 小さなことからコツコツと

4 仲間を見つけよう

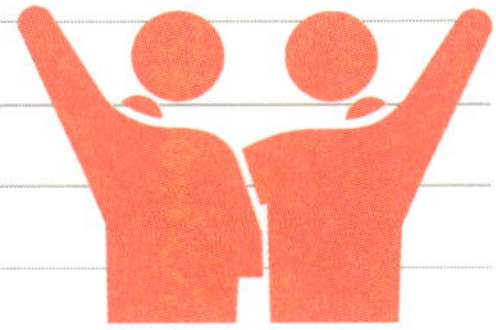

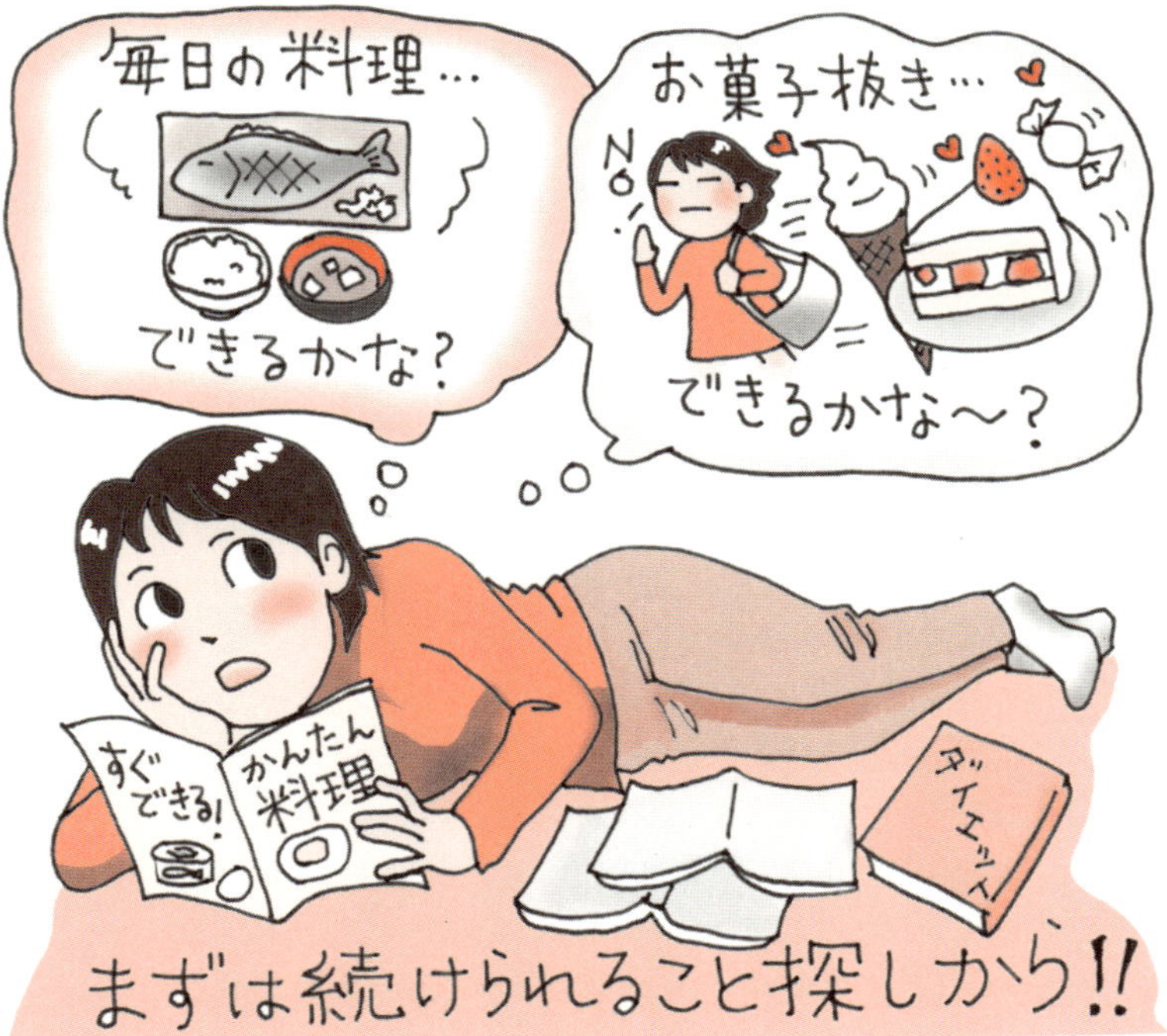
毎日の料理…
できるかな?
お菓子抜き…
NO!
できるかな〜?
すぐできる!
かんたん料理
ダイエット
まずは続けられること探しから!!

お悩み❷

外食かコンビニ食ばかりです よくないとは思っているのですが…

解決！

外食では、丼ものや麺などの単品ではなく、定食をチョイス。コンビニ食は、サラダをプラスしてみましょう。

外食やコンビニ食ばかりの食生活では、摂取するエネルギー量や栄養素に偏りが出やすい上、味付けなどの面でも、家で摂る食事とは異なってきます。自分にとって、必ずしも適正量ではない食事となってしまう可能性が高く、太る要因ともなりかねません。また、塩分などの摂り過ぎにも注意する必要があります。

外食時でもできるだけバランスを考えて、野菜やみそ汁など**いろいろな食材がセットになっている「定食」系を選びましょう**。また、コンビニを利用する場合にも、プラスでサラダを購入するなどして、**できるだけ多くの食材を口にするように心がけるとよい**でしょう。

外食やコンビニ食でも、工夫すれば、ある程度は必要な栄養素を補えるものです（P46－47参照）。

それでも、それは一時しのぎなもの。外食やコンビニ食をできるだけ減らし、なるべく家で食事するように心がけたいものです。

バランスの良い食事の意義とは

健康な体づくりのために欠かせないバランスの良い食事。基本は、米などの穀物を「主食」に、魚や肉などたんぱく源となる「主菜」、野菜や海藻などの「副菜」を摂ること。これに汁ものなどを加えた定食スタイルが良いとされる。

そうはいっても、忙しい日々の中で何品も作るのは大変なもの。そんな場合は、皿数ではなく、使用している食品（食材）数を増やそう。スープにたくさんの種類の具を入れたり、野菜炒めに様々な野菜を加えるだけでも栄養はＵＰする。少し普段とは違う視点で野菜を加えてみると、料理も楽しくなる。

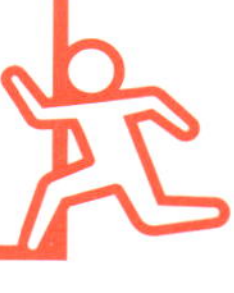

その食事、バランスは取れていますか？

1日に何をどれくらい食べればよいか、日頃の食事はバランスが取れているかを知るために、厚生労働省では『食事バランスガイド』を示しています。イラストの独楽が倒れないようにバランスのよい食事を心がけましょう。

▼主食と副菜が欠け、主菜が多すぎの場合、"コマ" はバランスを崩す。

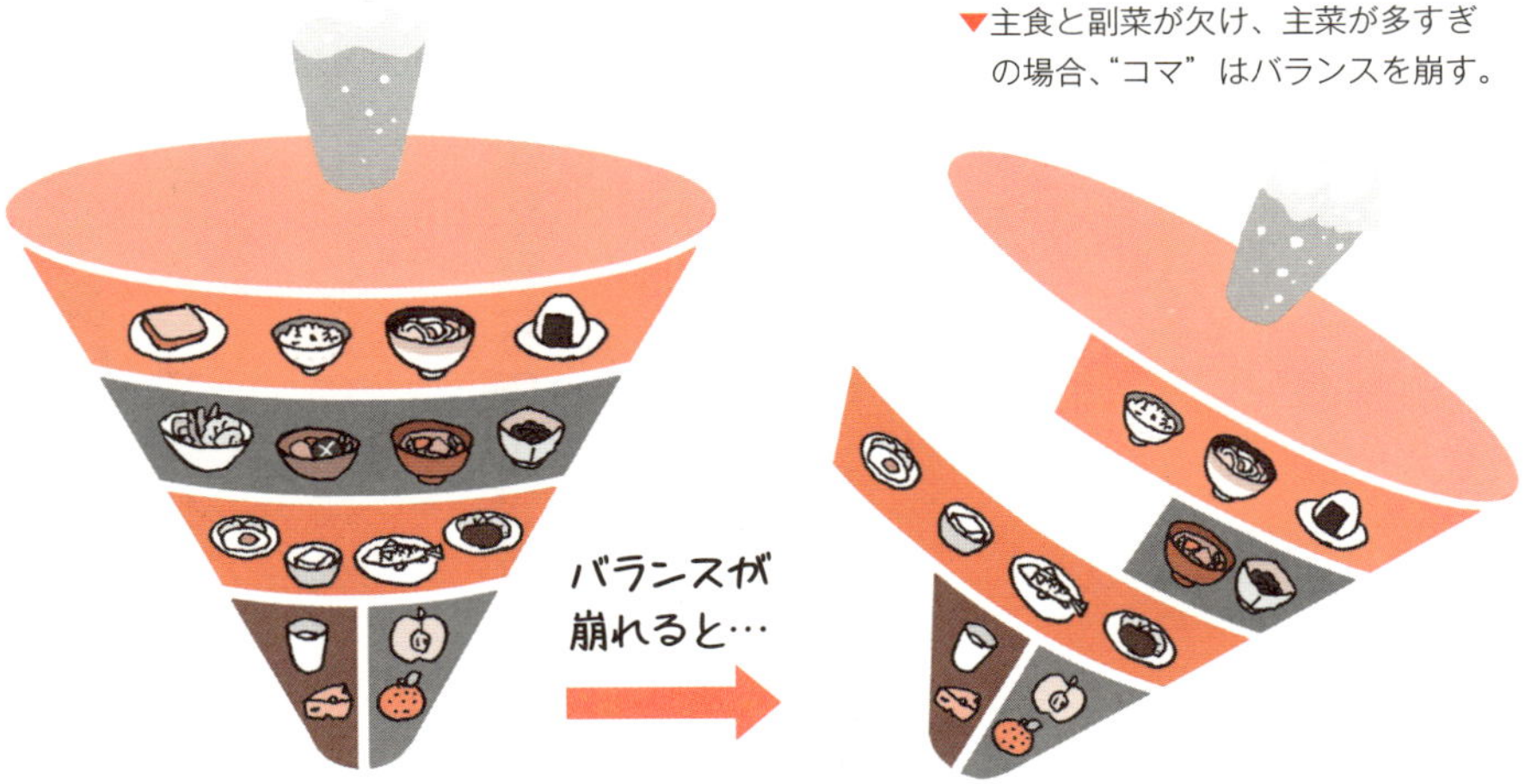

厚生労働省・農林水産省決定『食事バランスガイド』より

外食やコンビニ食では…

● バランスを考える

足りないものはプラス1品で補う
＝なるべく多くの食材を！

● 適正量を食べる

見落としがち!!

お悩み③

忙しくて早食いが身についてしまいました 何か問題はあるでしょうか？

解決！

よく噛むことを意識して。咀嚼に少しでも時間をかけることで消化力アップ！

早食いは、食事中に満腹中枢（p118－119参照）が刺激されないため、食べ過ぎの原因となります。食べ過ぎはカロリーオーバーだけでなく、脂肪の蓄積や塩分過多にもつながります。

満腹中枢は、食べ物の消化吸収によって血糖中のブドウ糖とインスリンの濃度が上がることで刺激され、食事をやめるように指令を出します。満腹中枢に指令が出され、満腹だと感じるまでには20分程度かかるとされます。

また、早食いの人はよく噛まない傾向にあるので、**胃や腸への負担も大きく、消化に時間がかかります。**よく噛むことで、唾液の分泌が促され、消化を助けてくれるのです。早食いが習慣になってしまっている人は、噛まないでいいようなメニューを選んでることもあるので、消化管に負担がかかり、栄養素を上手に吸収できていないかもしれません。食事に野菜を加え、噛む習慣をつけて。

早食いは太るって本当？

平成21年度国民健康栄養調査によると「食べるのが早い」と答えた割合は、肥満者男性で63.9%、女性で46.5%であり、痩せや普通の体格の人に比べ多かったという結果が出ている。また現在の、1回の食事の噛む回数と食事時間は戦前と比べ、約半分に減っているといわれている。

満腹中枢を刺激しづらい柔らかいメニューだけでなく、根菜など、よく噛まなければ食べられない食材をメニューに取り入れることが、早食いを脱するカギとなる。

よく噛む(咀嚼)ことで…

- 消化管の負担を軽減してくれる
- おいしさをUPさせる

  食物の味物質を溶出するので味を感じやすくなり、満足感を得やすくなる。

- 口腔内の環境を良くする

  唾液の分泌が多くなるので、消化はもちろん、口腔内の清掃になる。

- 脳に循環する血液量が増える

…など利点が多い!

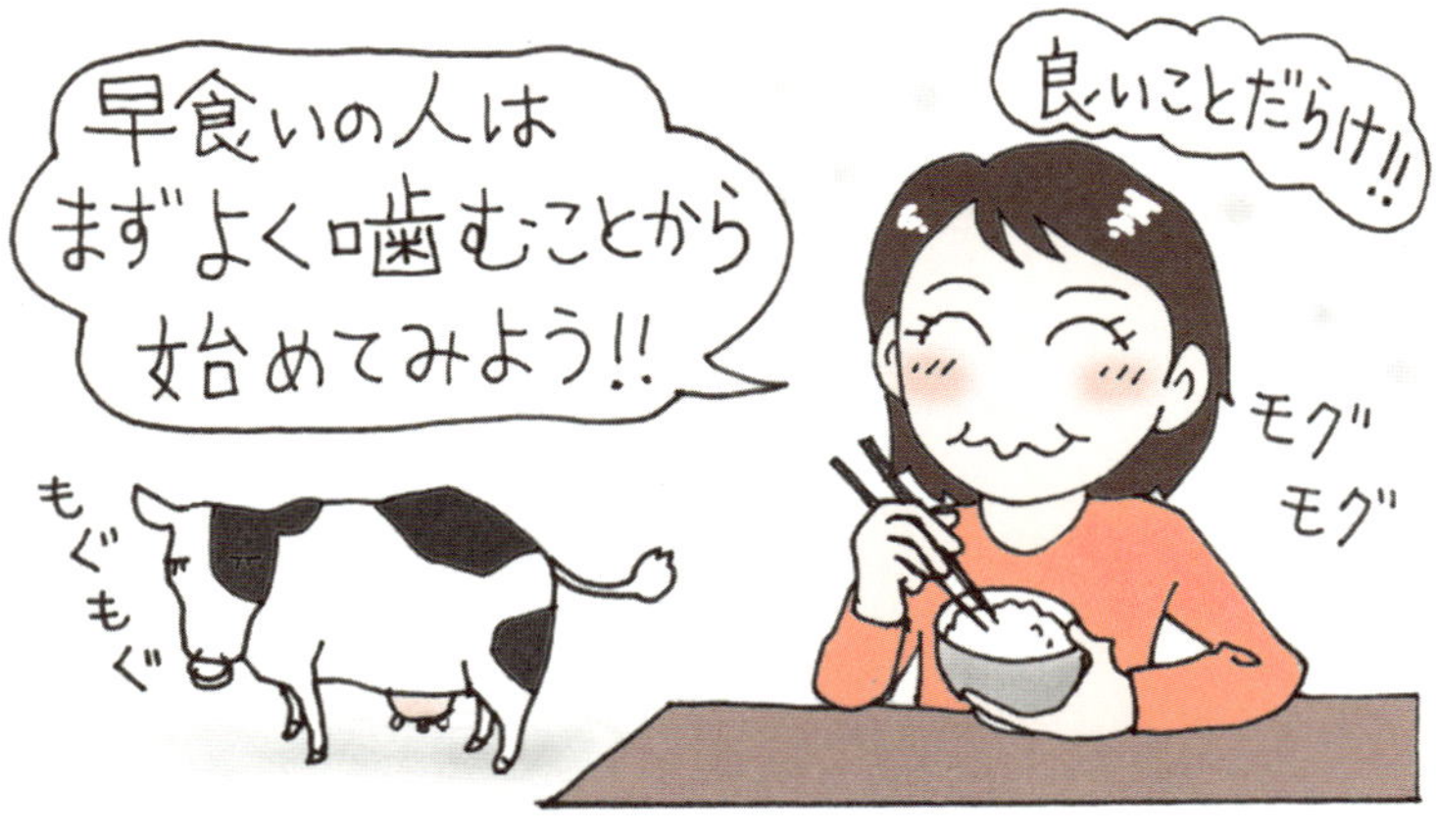
早食いの人は
まずよく噛むことから
始めてみよう!!
良いことだらけ!!
モグ
モグ
もぐもぐ

お悩み4

お酒が大好きで毎日飲んでいます

解決！

肝臓は常に働き続けています。休肝日を設けて肝臓をいたわりましょう。

お酒はおいしく楽しく飲みたいもの。でも、体を壊してしまっては本末転倒です。体内に入ったアルコールは胃や小腸で吸収された後、最終的に肝臓に運ばれ、分解されます。肝臓がアルコールの分解に要する時間には個人差があり、一般的に、男性でビールの中瓶1本におよそ2時間以上。女性では3時間程度とされています。毎日大量に飲酒をすれば、肝臓はそれだけ働き続けているわけです。

飲む量にもよりますが、**1週間のうち少なくとも1日は休肝日を**設け、アルコールを代謝するために日夜働いている肝臓をいたわることも大事。さらに、運動（特に持久系）を行なう人の場合、乳酸の代謝や運動中のエネルギーを作り出すため肝臓は働き続けているので、そこにアルコールが入るとさらに負担が大きくなります。疲れがなかなか取れないという状況になるので、運動した際のアルコールは要注意なのです。

お酒を飲みすぎると本当に太る？

左ページの表にもあるように、当然のことながらお酒にもカロリーがある。だが､アルコールのカロリーは体に貯蔵されることなく熱として放出される｢エンプティーカロリー」と呼ばれるもの。ということは、いくら飲んでも太らないのかというと、必ずしもそうとは言えない。

お酒といえばおつまみが付きもの。お酒で摂取したカロリーが優先的に消費されるということは、脂質や糖質のカロリー消費は後回し。残れば体内に蓄積されてしまう。この、おつまみこそが太る最大の原因となっているのだ。

酒のアルコール度数とカロリー

酒の種類	平均的なアルコール度数	アルコール1%当たりのエネルギー	100ml当たりのエネルギー	1杯分のエネルギー
赤ワイン	12%	約5.8kcal	約73kcal	88kcal グラスワイン(120ml)
ビール	5.0%	約8.4kcal	約42kcal	183kcal 中ジョッキ(435ml)
日本酒	15%	約7.0kcal	約105kcal	189kcal 1合(180ml)
焼酎	25%	約5.6kcal	約140kcal	252kcal 1合(180ml)
ウイスキー	40%	約5.8kcal	約237kcal	71kcal シングル(30ml)

『Q&Aでわかる 食事・運動指導のエビデンス50』より

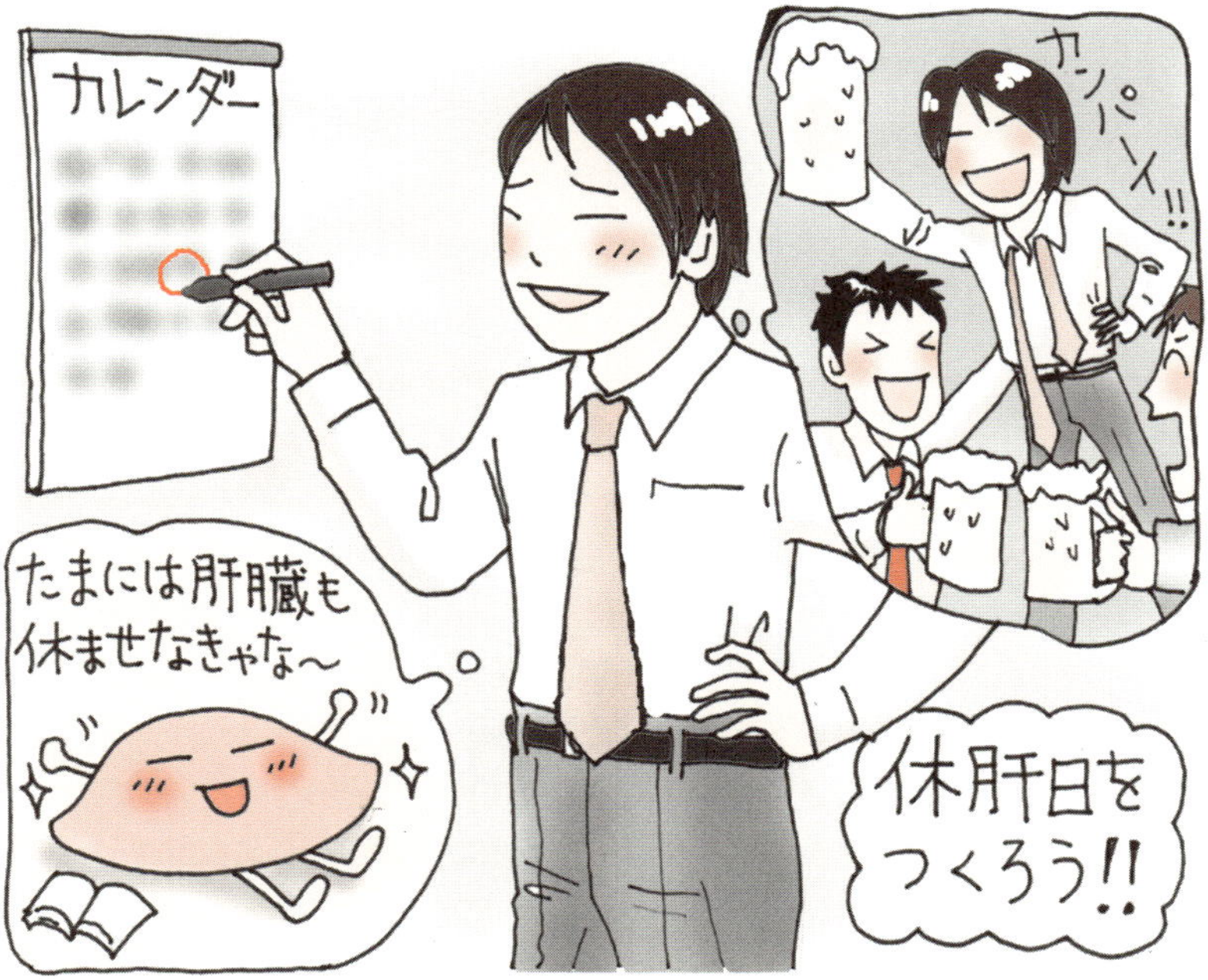
カレンダー
カンパーイ!!
たまには肝臓も休ませなきゃな〜
休肝日をつくろう!!

子どもが魚嫌い（肉嫌い）なので たんぱく質が摂れていない気がして…

解決！

たんぱく質は肉や魚でなくても摂取はできます。でも魚や肉は、たんぱく質以外に摂りたい栄養素も含んでいるのです。

たんぱく質は魚以外でも摂ることはできるので、そこは問題ありません。しかし、それ以外にも食品にはさまざまな栄養が入っており、それぞれに特徴もあります。

魚には、カルシウムの吸収を高めるビタミンDが多く含まれており、背が青く身が赤い、いわゆる「青魚」には、左ページにもあるように血液サラサラ効果も期待されるＥＰＡやＤＨＡなど、体によい脂が含まれています。これらは子どもから高齢者まで必ず摂って欲しい栄養素です。**肉は**、いわずと知れたたんぱく源。体づくりには欠かせない栄養素です。そのほかにも**ビタミンB_1などのビタミン類も豊富**なので、こちらもちゃんと摂取したいものです、

肉や魚というとたんぱく質に目がいきがちですが、たんぱく質だけを摂取しているわけではありません。**食品は「栄養素の集合体」**。いろんな食品を偏りなく摂りたいものです。

子どもの魚嫌いにはどう対処する？

子どもには魚嫌いが多い。多くは「生臭い」「骨があるから」など、口に入れる以前の理由。回転寿司や手巻き寿司パーティーなど、イベント的状況ということもあるが、刺身や寿司など食べやすくなっていると見違えるように魚を食べる。各家庭、魚を調理をする上で工夫を凝らしているだろうが、そこに缶詰も活用してほしい。栄養素は十分に含まれている上、お母さん方の調理も楽になる。成長を促し、肥満になりにくくする魚はぜひ子どもに食べさせたいものだ。

「青魚」と呼ばれる魚には体に良い脂が含まれている!

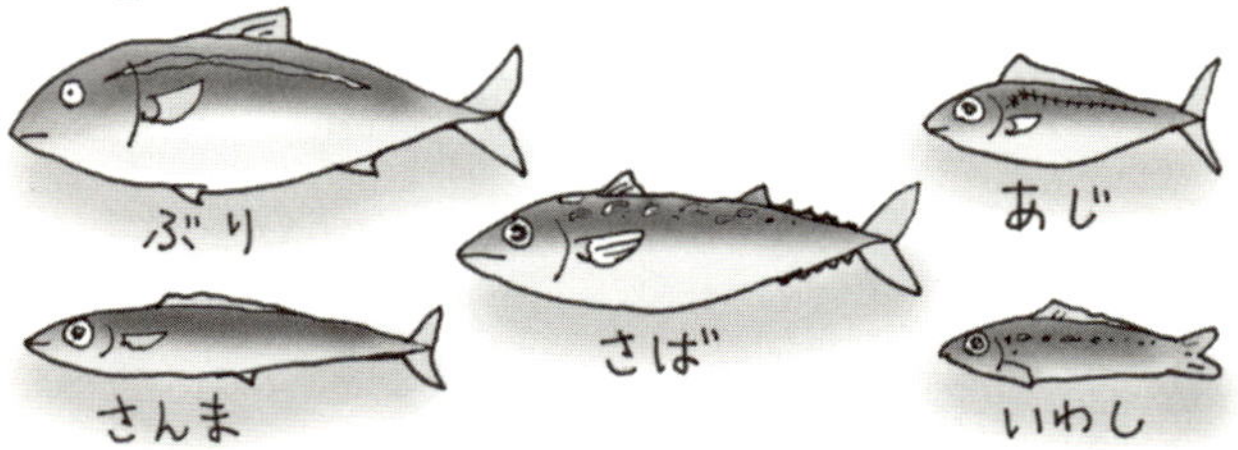

EPA

エイコサペンタエン酸の略称。健康を維持するのに欠かせない必須脂肪酸で、いわし、サバ、アジなどの青魚に多く含まれている。体内で作ることができないため、日々の食事での摂取が必要だ。

■期待される効果

血液サラサラ効果、血管の老化防止、動脈硬化予防、抗炎症作用、持久力の向上効果など

DHA

ドコサヘキサエン酸の略称。ＥＰＡと同じく常温で固まりにくい不飽和脂肪酸で、脳や眼の網膜に多く存在する。そのため、脳や神経組織の発育や機能維持に重要な役割を担つ。青魚のほか、マグロやカツオに多く含まれる。

■期待される効果

記憶力、判断力の向上、視力回復効果、抗アレルギー作用、精神安定効果など

お悩み6

野菜は体にいいとわかってはいるんですが、野菜嫌いなんです…

解決！

歳を重ねていくと野菜不足は確実に体に影響してきます。まずは食べられる野菜を見つけることから始めて。

他の章でもお話してきたように、野菜はビタミンやミネラルの宝庫ですから、やはり摂るべき食品です。

特にアスリートの場合、あなたが20歳を越えていてさらなる上を目指しているならば克服すべき課題です。20歳まではさまざまな回復力が早いため、野菜を食べなくても何とかなり「野菜なんか食べなくても大丈夫！」と思うかもしれません。しかし、20歳を越えた年齢で、トレーニングが量・質ともに上がってくると、必ず体調を崩します。本当にすべての野菜が嫌いですか？「これなら食べられる」という野菜はありませんか？ **食べることができる野菜があれば、それだけは食べるというところから始めて**みてください。

また、**旬の野菜や新鮮な野菜が手に入るようなら、ぜひ試して**みましょう。今まで思っていた味とは違って「おいしい」と思えるものに出会えるかもしれません。

旬の野菜の役割は…

最近では技術の進歩のおかげで、旬がいつなのかがわからないくらい、多くの野菜が通年手に入るようになった。しかし、やはり野菜はその旬にこそ力を発揮する。キュウリやナス、トマトなど夏野菜は生のまま食べるものが多く体を冷やす働きがあるため、体温が上がってしまいがちな暑い夏には是非とも食べたいもの。冬野菜は火を通して食べるものが多いので大量に摂取できる。大根やネギは風邪予防などによく、白菜は、微量栄養素の摂取源として侮れない。旬の野菜は食べ方も含め、季節季節で人間に必要なものを与えてくれるのだ。

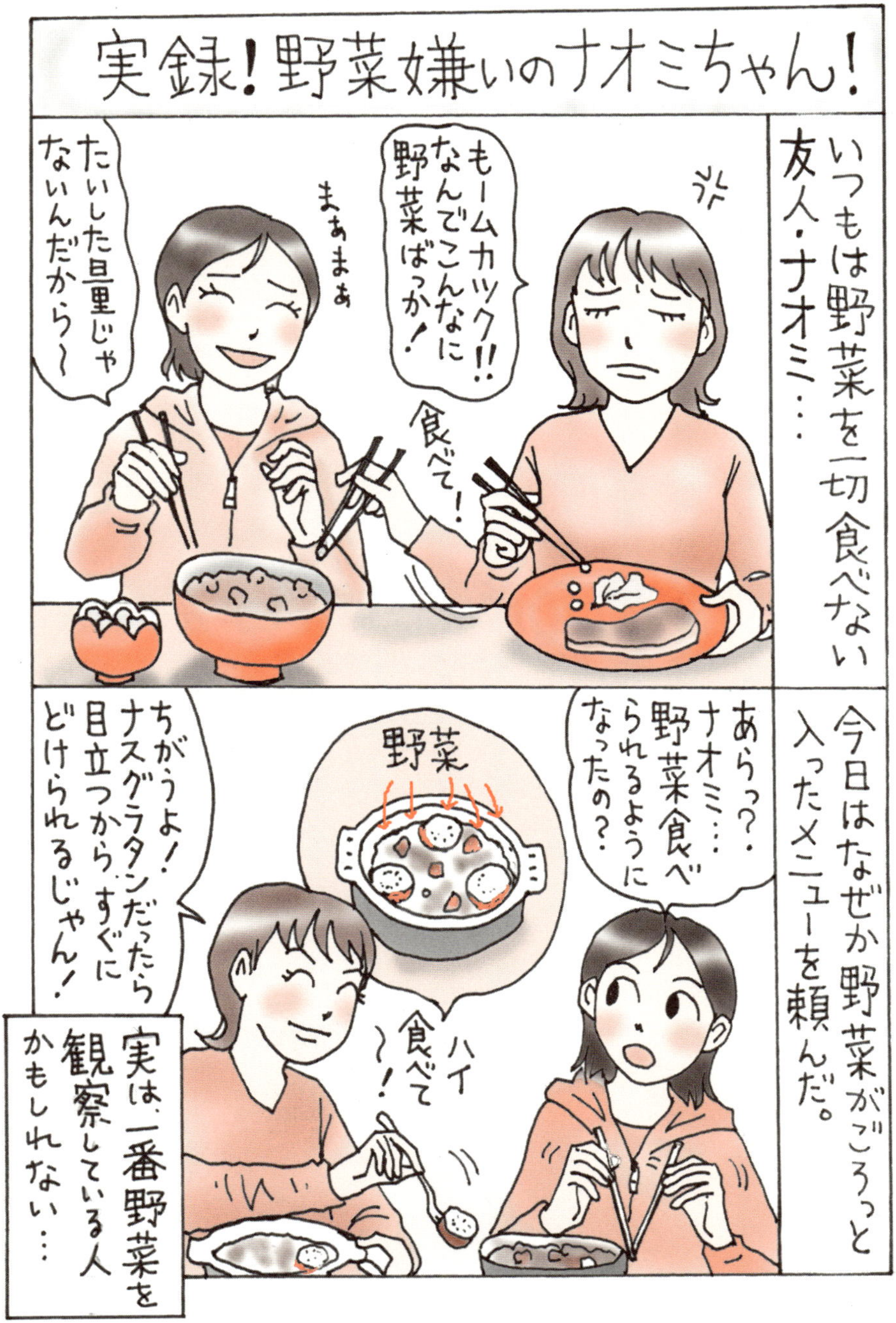
実録！野菜嫌いのナオミちゃん！
いつもは野菜を一切食べない友人・ナオミ…
もームカツク!! なんでこんなに野菜ばっか！
食べて！
まあまあ
たいした量じゃないんだから～
今日はなぜか野菜がごろっと入ったメニューを頼んだ。
あらっ？ナオミ…野菜食べられるようになったの？
野菜
ハイ食べて～！
ちがうよ！ナスグラタンだったら目立つからすぐにどけられるじゃん！
実は、一番野菜を観察している人かもしれない…

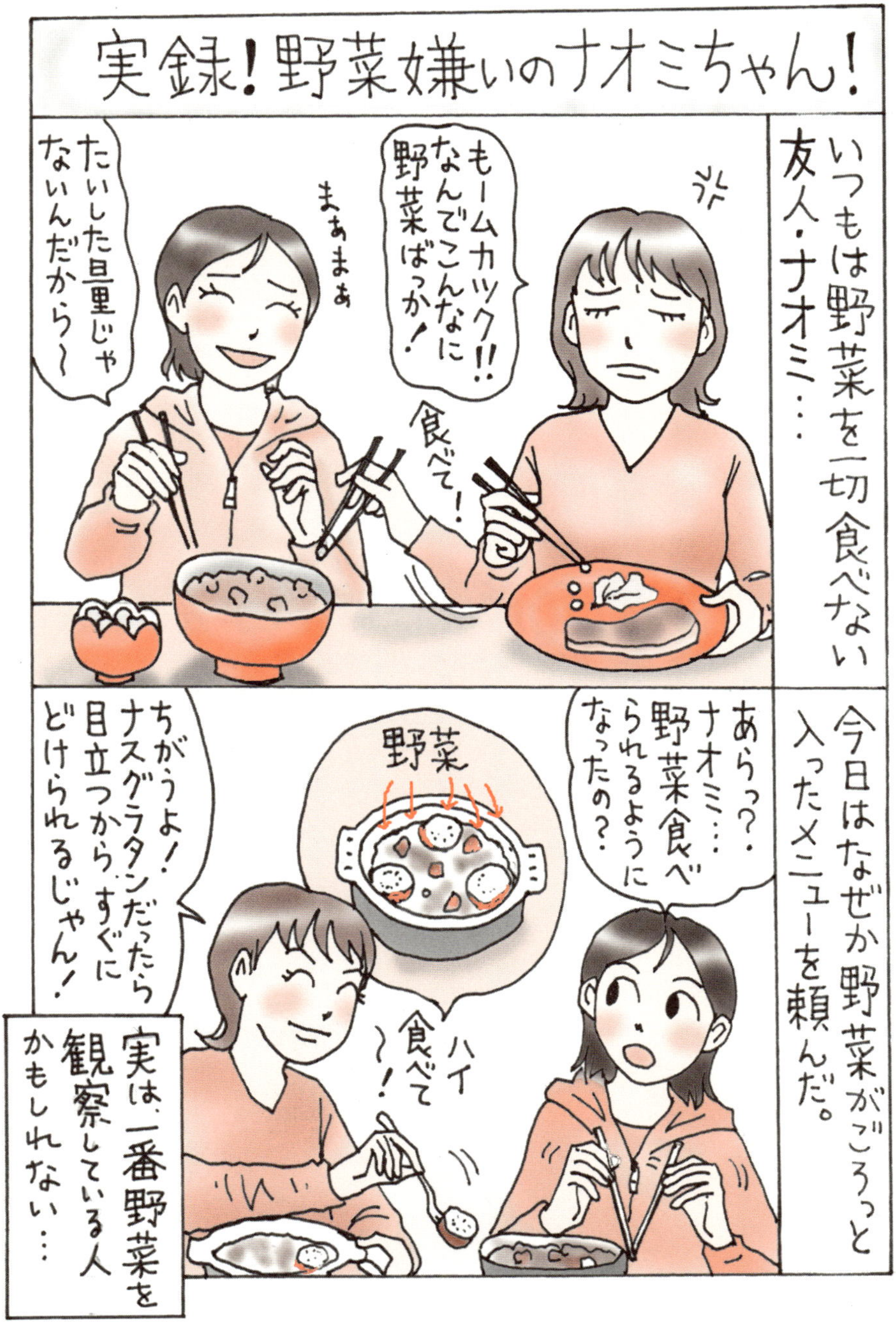

お悩み７

野菜ジュースさえ飲んでいれば野菜はとらなくてもいいですか？

解決！

1日に必要な栄養成分をジュースですべて摂取しようとするのではなく、不足している分を補うつもりで利用しましょう。

「野菜不足だな」と感じた時に手に取りやすいのが野菜ジュース。「野菜を食べないと！」と思うと、多少のプレッシャーがあるかもしれませんが、野菜ジュースなら手軽ですし、野菜汁だけで作られたものもあれば果汁を含んだものもあり、好みや気分で選べるので、野菜ジュースを毎日の習慣にすることも苦ではないでしょう。

しかし、「野菜ジュースを飲んでいるから大丈夫」と考えるのは少々問題があります。

商品によって使用される野菜の種類は異なり、糖質が高くなってしまっているものもあるので、**体にいい成分をとっているつもりが同時に糖質過多になっている場合も多い**からです。

基本的にはやはり、野菜そのものを食べることを心がけ、野菜ジュースは不足している分を補うつもりで摂取するのが賢明でしょう。

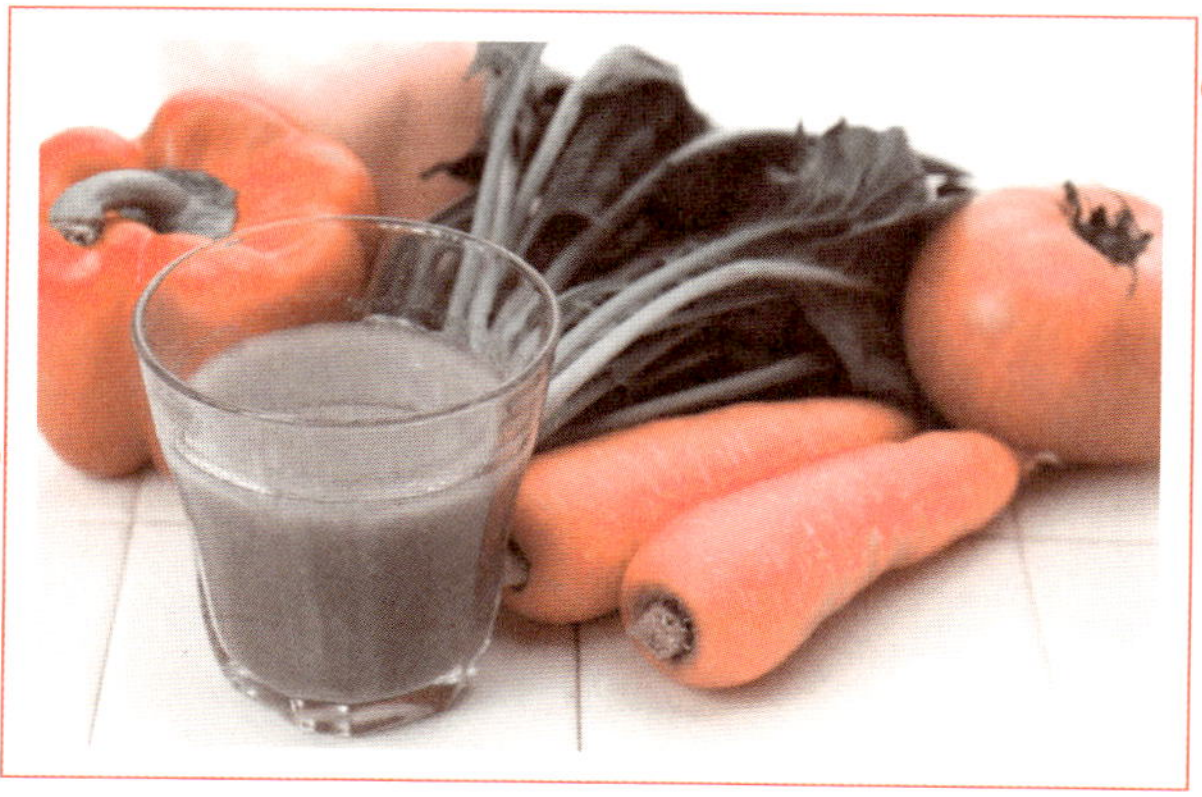

タイプ別野菜ジュースの成分比較

	エネルギー (kcal)	糖質 (mg)	食物繊維 (g)	カリウム (mg)
野菜汁100%（濃縮還元）	42	8.0	1.4	560
野菜汁100%	72	14.8	2.0～4.2	770
野菜汁90%	41	8.2	1.2	400
野菜汁60%＋果汁40%	64	14.8	0.3～1.2	340
野菜汁50%	77	17	2.0～2.8	303

※野菜ジュース200mlあたりの栄養成分

1日に必要な糖質ってどのくらい？

糖質は、炭水化物の話（p.70）にもあるように、砂糖や果物などだけでなく、ご飯やパンなどの炭水化物にも含まれる。厚生労働省の『日本人の食事摂取基準（2015年版）』では、18歳以上の人が1日に必要なエネルギー量のうち炭水化物から糖質をとる割合の目標を50～70%にしている。

1日に必要なエネルギー量は、年代や性別、運動をしているかいないかなど人によって変わるので、糖質量は各自で算出する必要があるが、甘いものを食べなくても糖質を摂っていることは頭に置いておこう。

菜食主義者になれば、体に一番いいことをしていることになりますか？

解決！

一見、体に良さそうでも栄養に偏りがあることに変わりありません。大豆製品でたんぱく質を摂取しましょう。

野菜には多くのビタミンが含まれますが、**ビタミンの中には野菜には含まれないビタミンも存在します。ビタミンB_2やビタミンB_{12}はたんぱく質食品に含まれる**ため、菜食主義者にはたんぱく質はもちろん、これらのビタミン不足も心配されます。

ビタミンB_2はエネルギー代謝に関与し、ビタミンB_{12}は造血に関与するビタミンです。菜食主義の人によくある、口内炎になりやすい、頭が重い感じがするといった健康障害は、これらのビタミンとたんぱく質が不足していることも考えられるのです。

菜食主義者には宗教上の理由も含め、人それぞれに理由があるので一概にやめた方がいいとは言えませんが、体のことを考えるとやはり、たんぱく質の摂取は大切なことです。肉や魚でなくともたんぱく質自体は補えますから、大豆製品などで積極的にたんぱく質を摂取するようにしましょう。

菜食主義者とサプリメント

菜食主義者は一般的には一緒くたに「ベジタリアン」と呼ばれるが、厳格に野菜しか食べない「ストリクト・ベジタリアン」、乳製品は食べる「ラクト・ベジタリアン」、魚は食べる「ベスクタリアン」…と、実は細分化している。

一般人より栄養成分の必要量が多いアスリートの中にも菜食主義者はいる。この場合、必要な栄養素を食品から摂ることが難しいため、不足する恐れのある栄養素はサプリメントを利用することで補っている。アスリートでない菜食主義者もサプリメントを利用して体に必要な栄養素は取り入れるようにしよう。

菜食主義になることで体に起こる問題点は…

1 たんぱく質不足

貧血、疲労感、下痢、むくみ、免疫力が落ちるため病気になりやすくなる、成長障害などの影響が出てくる。大豆製品などでたんぱく質を補って。

2 ビタミンB_2やB_{12}の不足

エネルギー代謝に関与するビタミンB_2や造血に関与するビタミン$_{12}$が不足すると、口内炎ができやすい、頭が重い感じがするなどの影響が出てくる。

3 必須脂肪酸の不足

EPAの不足でケガが治りにくくなったり、DHAの不足で精神が不安定になるといった影響も。

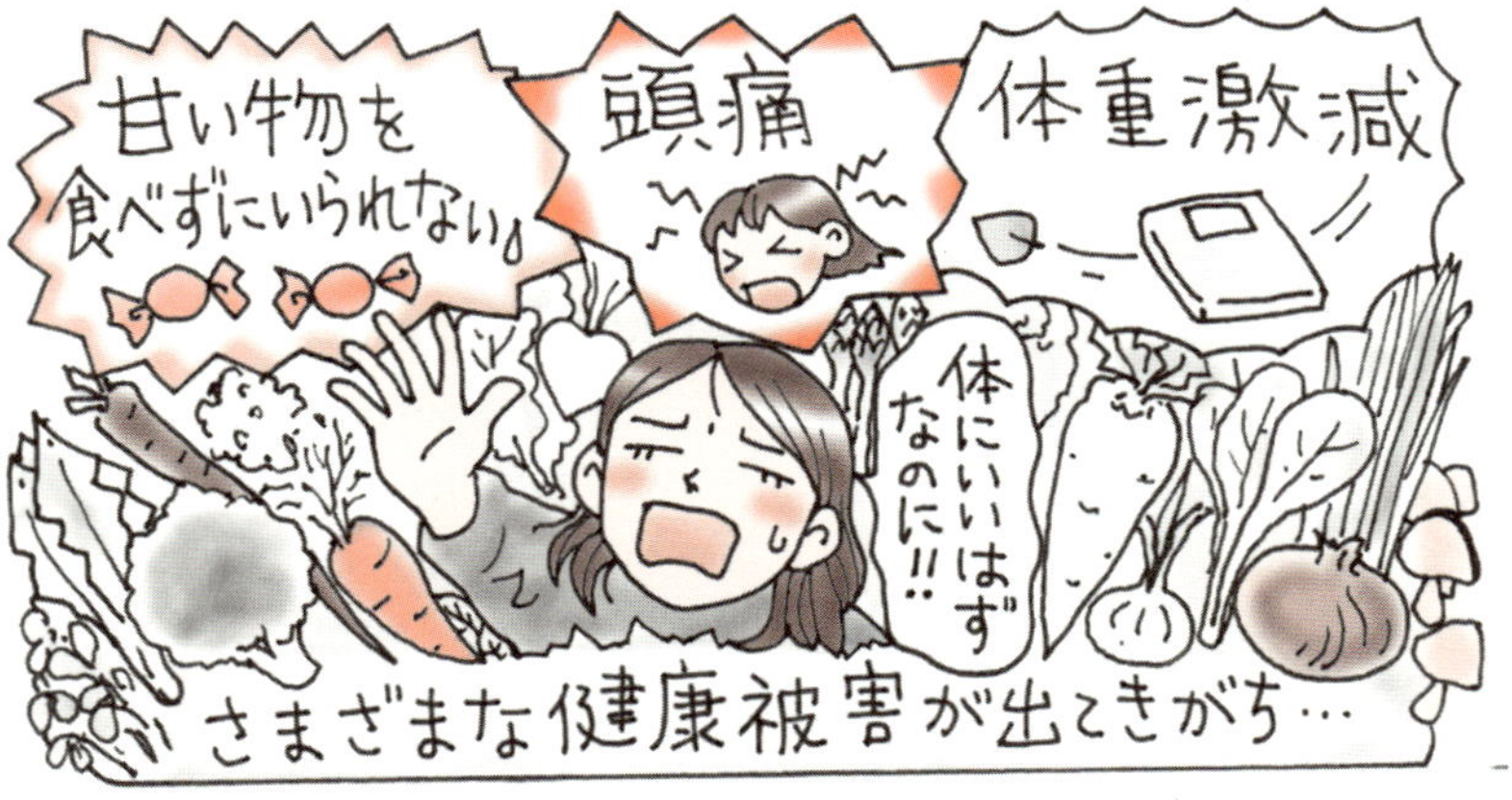
甘い物を食べずにいられない!
頭痛
体重激減
体にいいはずなのに!!
さまざまな健康被害が出てきがち…

お悩み9

菓子が好きで食事はあまりしません いけないとは思ってますが…

解決！

あなたの体はあなたの食べたものでしか作られないということを肝に銘じて！

まず最初に伺います。あなたはアスリートですか、それとも一般の方ですか？　アスリートだとしたら、どこを目指してトレーニングをしているのでしょう？　はっきりいって、競技力向上以前に、体の成長すらうまく行なえていないでしょう。

なぜなら、お菓子には体を構成する栄養素がまったく含まれないからです。あなたがアスリートならば、お菓子ばかり食べるというのは言語道断。一般の人でも**「自分の体は自分が食べたものでしか作られない」**ということを忘れてはいけません。**小腹を満たしたい場合は〝食事で摂ることができなかった栄養素を補給する〟ということを心がけ、おやつではなく「間食」をしましょう。**エネルギーが必要であれば糖質を、たんぱく質食品が足りなかった時は牛乳などを取り入れるのが間食で、おやつのように、好きだから食べるとか、おいしそうだから食べるということとは違うのです。

おやつと間食

おやつも間食（補食）も食事の間にとるものだが、その本質はまったく違う。「おやつ」は、菓子類を楽しみとして摂取すること。気分転換やリフレッシュなどが目的となる。一方の「間食」は、エネルギーや栄養素を補うために摂るもので、食事の補助的な役割を担う。

特にアスリートにとっては、場合によっては、三度の食事だけでは必要なエネルギーや栄養素を補うことは難しいので、間食は重要となり、トレーニング効果や競技力向上につながると考えられている。

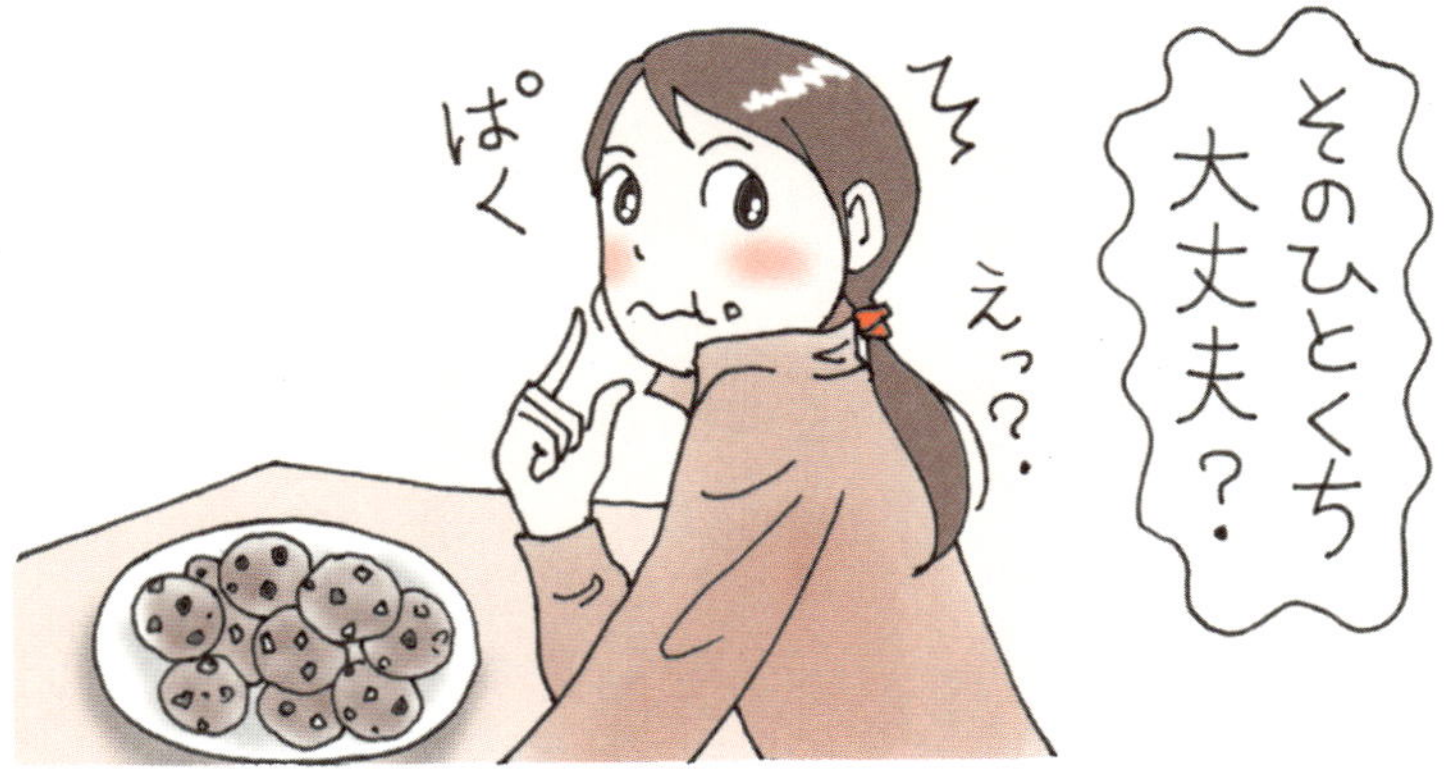

アスリートの練習前後の補食例

時間	補食のポイント	補食例
2時間前	糖質(主食)中心の油の少ない軽食	おにぎり、もち、かけうどん、だんご、ロールパン、食パン(ジャム、はちみつ付)、あんぱん、カステラ、バナナ、100%果汁ジュースなど
1時間～30分前	消化吸収のよい糖質を少量	バナナ、100%果汁ジュース、果物、エネルギーゼリーなど
練習直前	吸収の速い糖を少量	ぶどう糖のタブレット、はちみつ、あめ、スポーツドリンクなど
練習中	トレーニングが長い場合水分と糖質の補給	スポーツドリンク、ミネラルウォーター、バナナ、100%果汁ジュース、エネルギーゼリーなど 食事時間が取れないときは、ロールパン、食パン(ジャム、はちみつ付)、おにぎりなど
練習後(できるだけ早く)	糖質とたんぱく質が摂れるもの	肉まん、ヨーグルトドリンク、チーズサンドイッチ、チーズと100%果汁ジュース、果物、おにぎりなど

『新版 コンディショニングのスポーツ栄養学』より

お悩み10

油っこいものが好きなんです　でも、やっぱり健康のことも気になって…

解決！

油脂の多いものを食べる時には、キャベツのように消化酵素の多いものを一緒に。

揚げ物を夕食に食べた際、翌朝、胃が重たい感じがした経験はないでしょうか？

油はもっとも消化に時間がかかります。また、やっかいなことに、油を使った料理を食べることで取り入れられた油は、調理方法によって含まれる量が異なるため、摂取量がわかりにくいということがいえます。

油っこいものを食べる時は、夕食時は避けるなど**食べる時間帯を考えるようにするとよい**でしょう。また、**消化を助けてくれる酵素を摂る**ことが大切です。

その酵素をもっとも多く含んでいるものがキャベツです。とんかつにキャベツという組み合わせは、実に理にかなった組み合わせなのです。油っこいものを食べるときは、キャベツの千切りをセットでいただきましょう。

キャベツって実は優れもの！

キャベツの代表的な栄養素である「ビタミンU」。別名「キャベジン」と呼ばれ、胃腸薬などにも使われるように、胃や十二指腸の炎症・潰瘍の予防や改善効果が期待される。また、キャベツに含まれる各種ミネラルは、消化や吸収を助けてくれる。

ただし、ビタミンUは水に溶けやすく熱に弱い。加熱したものよりも生の方がビタミンUの恩恵をもっとも受けられるのだ。そういう意味でも、とんかつなど揚げ物に添えられたキャベツの千切りは当を得ているといえる。

消化を助ける主な酵素と食品の例

役割	酵素名	食品例
たんぱく質分解酵素	プロテアーゼ	キャベツ、セロリ、ピーマン、パセリ、ショウガ、パパイヤ、パイナップル、キウイ、梨、バナナ、リンゴ
	ムチン	オクラ、長芋、昆布
	セテラーゼ	大根
炭水化物分解酵素	アミラーゼ	キャベツ、レタス、ホウレンソウ、サラダ菜、モロヘイヤ、クレソン、ゴーヤ、カブ、柿、ブドウ、リンゴ、メロン
	ジアスターゼ	大根
脂肪分解酵素	リパーゼ	ホウレンソウ、大根、セロリ、ニンジン、キュウリ、トマト、パセリ、スイカ、梨

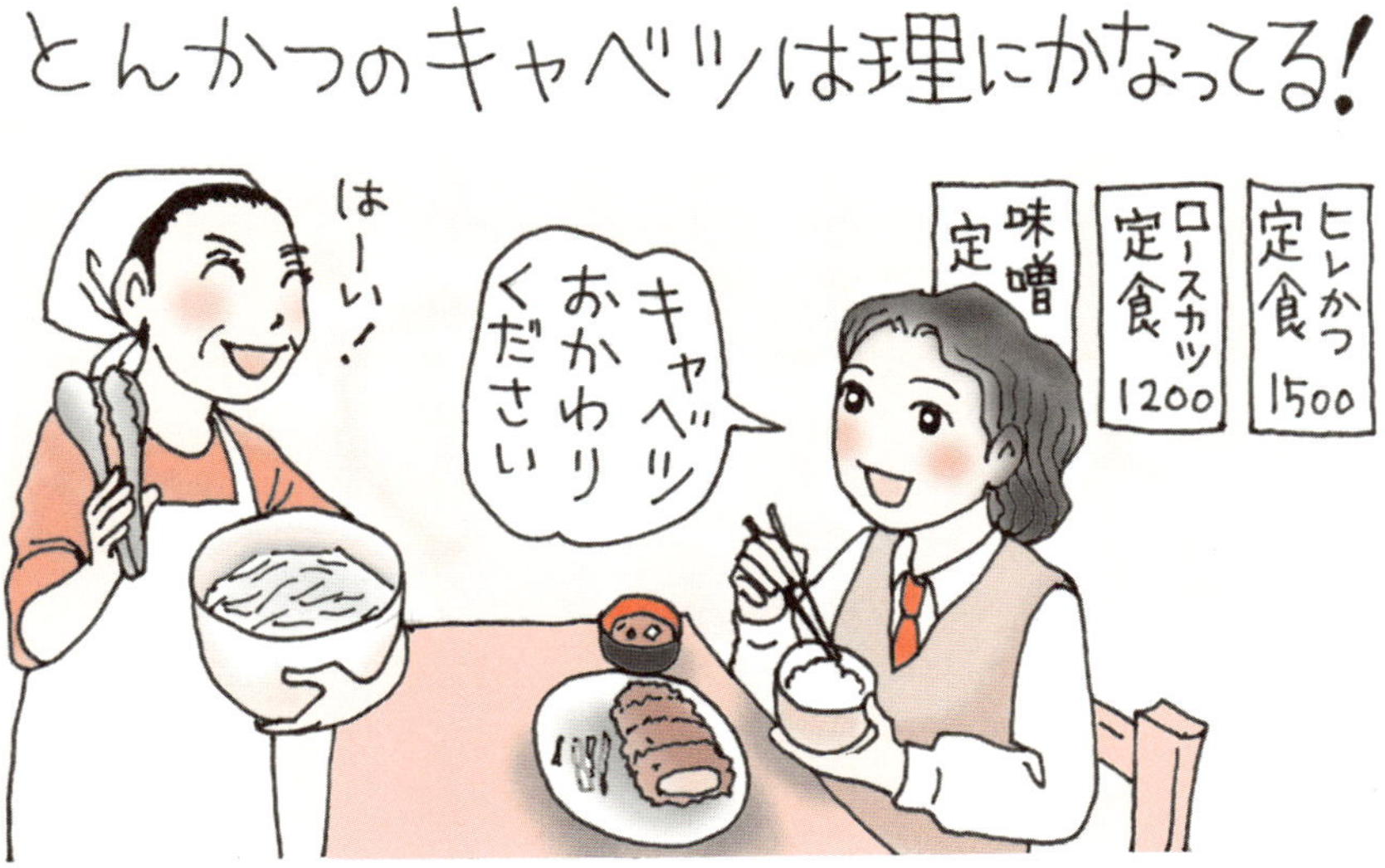

とんかつのキャベツは理にかなってる!
ヒレかつ定食 1500
ロースカツ定食 1200
味噌定
キャベツおかわりください
はーい!

炭水化物が大好き！ ご飯のおかわりは当たり前で、ラーメンは大盛りです

解決！

炭水化物の摂りすぎは脂肪の蓄積に。量より質で食欲を満たしましょう。

皆さんは、体脂肪は、脂っこいものからのみできていると思っていませんか？

炭水化物も摂りすぎれば中性脂肪として蓄積します。炭水化物が大好きで、いつもたくさん食べてしまうという人は、できれば、食生活を改善していきたいところですが、痩せたいと思う反面、大盛りにしないと満足感が得られないということもあるでしょう。そんな時は、野菜がたっぷり入ったちゃんぽんを選んだり、ラーメンにもやしをプラスで入れてもらうなど工夫してみましょう。

特に、炭水化物のダブル食いは内臓脂肪増加のもと。肥満のみならず、糖尿病、動脈硬化など生活習慣病の原因にもなるということを肝に銘じておいてください。**量ではなく、質で食欲を満たせるよう、定食などを積極的に取り、バランスよい食事を身につけるようにしましょう。**

低炭水化物ダイエットの効果は

即効性があり、リバウンドもしない。また、厳しい食事制限も要らないということで話題になった「低炭水化物ダイエット」。「糖質制限ダイエット」とも呼ばれるように、糖質の摂取を減らし、不足したエネルギーは体脂肪の分解で補うというものだ。確かに効果はあるようだが、p.96にもあるように、アスリートにとってはもっとも必要な栄養素ともいえる糖質がなければエネルギーは供給できない。頭がボーッとしたり、体がだるくなったり…と体に影響も与えるので、過剰な糖質制限はなるべく避けよう。

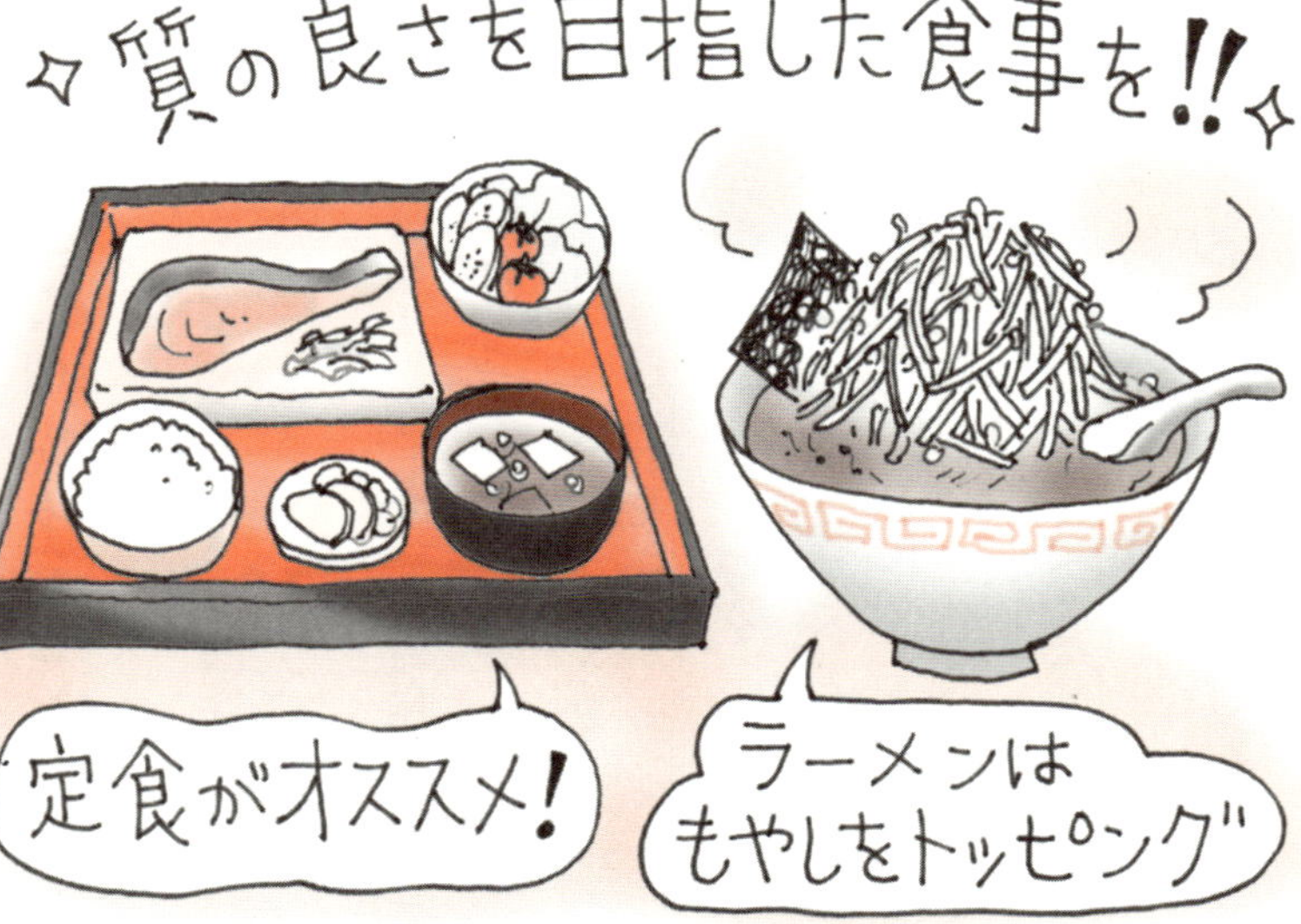
質の良さを目指した食事を!!
定食がオススメ!
ラーメンは
もやしをトッピング

もやしの力

- 低カロリーでヘルシー
- 水溶性と不溶性両方の食物繊維が入って、便秘や生活習慣病に効果
- アミノ酸の一種アスパラギン酸が含まれ、疲労回復にもいい
- 実はビタミンCが多い

お悩み⑫

濃い味が好きで、薄味のものを出されると調味せずにいられません

解決！

薄味でも満足できるよう、薬味や香辛料などを利用することで味覚に満足感を与えましょう。

若くて、スポーツをしている人は汗をかくので、味の濃い食事を食べていても特に支障はありませんが、その食習慣が、年齢を重ねてからも継続していると高血圧の原因になります。

薄味でも満足できる工夫として、薬味（わさび、しょうがｅｔｃ…）や香辛料（カレー粉、コショウ、唐辛子ｅｔｃ…）、レモン果汁やお酢などの酸味の活用が挙げられます。「少し薄いかな」と思うくらいのスープに、最後にしょうがを加えたり、お酢を加えると味が引き締まり、味を足さずとも美味しくいただけます。

塩分はスポーツをする上で必要ですが、体液の濃度は一定に保たれなければならないので、たとえ塩辛いものを食べたとしても、そ**れを薄めようとのどが渇き、水分も多く摂ってしまうため、むくみの原因にもなります**。つまり、塩分をため込むことはないので、スポーツ活動中は水分補給の中でこまめに摂取することが重要です。

アスリートと塩の関係

生活習慣病の要因として嫌われる塩分だが、アスリートにとっては塩分補給も重要なもの。汗をかくと、塩分のほか、カリウム、マグネシウム、カルシウム、亜鉛などが流れ出てしまう。いずれも体に必要なものなので、水分とともに補給しなければならないのだ（p.98参照）。

また、熱中症の防止にも水分と塩分は必要となるため、練習中にはこまめな補給が求められるが、日常生活では摂り過ぎには注意したい。

加工食品に含まれる塩分

調味料・加工食品	塩分量
濃い口しょうゆ 大さじ１	約2.6g
めんつゆストレート 大さじ１	約2.6g
ポン酢しょうゆ 大さじ１	約1.5g
中濃ソース 大さじ１	約1.0g
マヨネーズ 大さじ１	約0.2g

調味料・加工食品	塩分量
ケチャップ 大さじ１	約0.5g
バター 大さじ１	約0.2g
プロセスチーズ １切れ(20ｇ)	約0.6g
ロースハムうす切り １枚(20ｇ)	約0.6g
焼き豚 １切れ(25g)	約0.6g

外食に含まれるおおよその塩分量（1人前あたり）

メニュー	塩分の量
天ぷらそば・ 山かけそば・月見そば	約6g
ざるそば	約3g
ラーメン	約4g
チャーハン	約4.7g
カツ丼	約4.5g

メニュー	塩分の量
天丼	約4g
握りずし	約4g
サンマの塩焼き (しょうゆはかけない)	約1.5g
豚肉のしょうが焼き	約3g
ビーフカレー	約4.1g

お悩み⑬

ヨーグルトが好きなので毎日食べていますが、乳製品の摂りすぎでしょうか？

解決！

ヨーグルトは、1日に100～200g程度ならむしろ毎日食べて欲しい食品です。

ヨーグルトを1日にどのくらいの量を食べているでしょうか？食べる量によっては、含まれる脂肪量も気になるところですが、食べる量が普通量の**100～200g程度であれば、毎日食べることはとてもいいこと**です（適量は左ページの表を参照）。最近では各社乳酸菌の研究を盛んに進めているので、いろいろな機能性を持ったヨーグルトも増えています。低脂肪のものも多くありますから、自分に合ったものを選んで賢く取り入れたいもの。

ヨーグルトに含まれる栄養素の中でも、特に乳酸菌は腸内環境を整えるために重要な役割を持っています。ヨーグルトをそのまま食べるのもいいですが、たまには**目先を変えて、きな粉と黒ごまをトッピング**することもおすすめします。腸内環境正常化に加え、きな粉と黒ごまが**骨づくり**に一役買うという、ダブル効果のヨーグルトになります。

ヨーグルトで下痢になりやすい人は…

ヨーグルトには、骨の強化、便秘改善、生活習慣病の予防、免疫力の向上などさまざまな効果があるので積極的に食べたい食品。しかし、中には「体にいいことは知っているけど、ヨーグルトを食べると下痢になってしまう」という人もいるのではないか？ ヨーグルトが原因と思われる下痢は２～３日もすれば治まることもあり、また、最低２週間程度は同じ製品を食べ続けると効果が実感できるが、それでも下痢が治らない場合は、乳酸菌が自分に合ってない可能性も考えられるので、他のヨーグルトに変えてみよう。

1日分の適量は…

対象特性別、料理区分における摂取の目安

単位:つ(SV)

対象者	エネルギー Kcal	主食	副菜	主菜	牛乳・乳製品	果物
6～9歳の子ども 身体活動量の低い (高齢者を含む)女性	1600	4~5	5~6	3~4	2	2
	1800					
	2000	5~7		3~5		
ほとんどの女性 身体活動の低い (高齢者を含む)男性	2200					
	2400					
12歳以上の ほとんどの男性	2600	7~8	6~7	4~6	2~3	2~3
	2800					

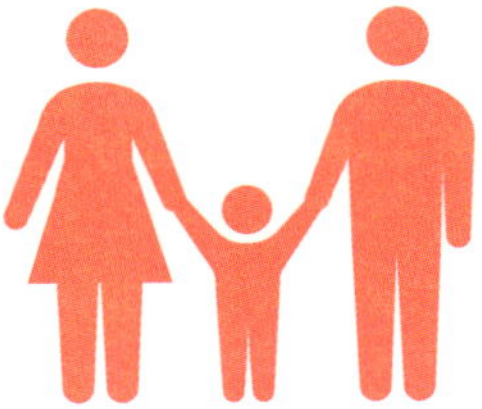

- 1日分の食事量は、活動（エネルギー）量に応じて、各料理区分における摂取の目安（つ(SV)）を参考にする。
- ほとんどの女性と活動量の低い（高齢者を含む）男性向けの場合(2200±200Kcal)、副菜（5～6つ(SV))、主菜（3～5つ(SV))、牛乳・乳製品（2つ(SV))、果物（2つ(SV)）は同じだが、主食の量と、主菜の内容（食材や調法）や量を加減して、バランスの良い食事にする。

厚生労働省『食事バランスガイド 食事の組み立て方』より

食べても食べてもお腹がすいてしまいます 食べた直後はお腹一杯になっているのに…

解決！

糖質中心の食事をしていませんか？ 食物繊維を増やして、満腹感を持続させましょう。

日頃食べているものを振り返ってみてください。消化のいいものばかり食べていないでしょうか？

過食に走ってしまう原因は人それぞれなので、一概には言えませんが、食の見地からいえば、消化のいいものばかり食べていると「食べても食べてもお腹が空く」という状況になるようです。糖質は他の食品と比べて消化が良いため、糖質（炭水化物）中心の食事ではお腹が空きやすくなる可能性が高いのです。

少しでも腹持ち良くするには、消化に時間のかかる食品を選ぶといいでしょう。消化に時間がかかるものといえば油か食物繊維で、それを増やせばよいということになりますが、油を多く摂取するとカロリーも上がってしまいますので、**食物繊維が豊富な野菜類や豆類、海藻類を摂るように心がけて。食物繊維を多く摂る際は、同時に十分な水分も摂るようにしましょう。**

満腹感を得やすくするには

食物繊維を摂ること以外にも満腹感を得やすくするために、小鉢を増やす、お盆やランチョンマットを使ってセット感を出す、といった見た目で脳に満足感を与える方法や、食事では必ず汁物も食べる、とろみをつけたものを食べる、魚を食べる時は刺身など食べやすいものではなく、食べる時に小骨を取らなければならないものにするなど、調理面で工夫する方法もある。

外食時もこれらを考えてメニューを選ぶようにすれば1回の食事での満足度が上がり、バランスも良い食事になる。

食物繊維の豊富な食品

- 切り干し大根
- 干し柿
- きくらげ（乾）
- 大豆（乾）
- ごま
- ひじき（乾）
- わかめ
- 昆布
- 干ししいたけ
- アーモンド
- ごぼう
- 納豆
- かんぴょう（乾）
- おから

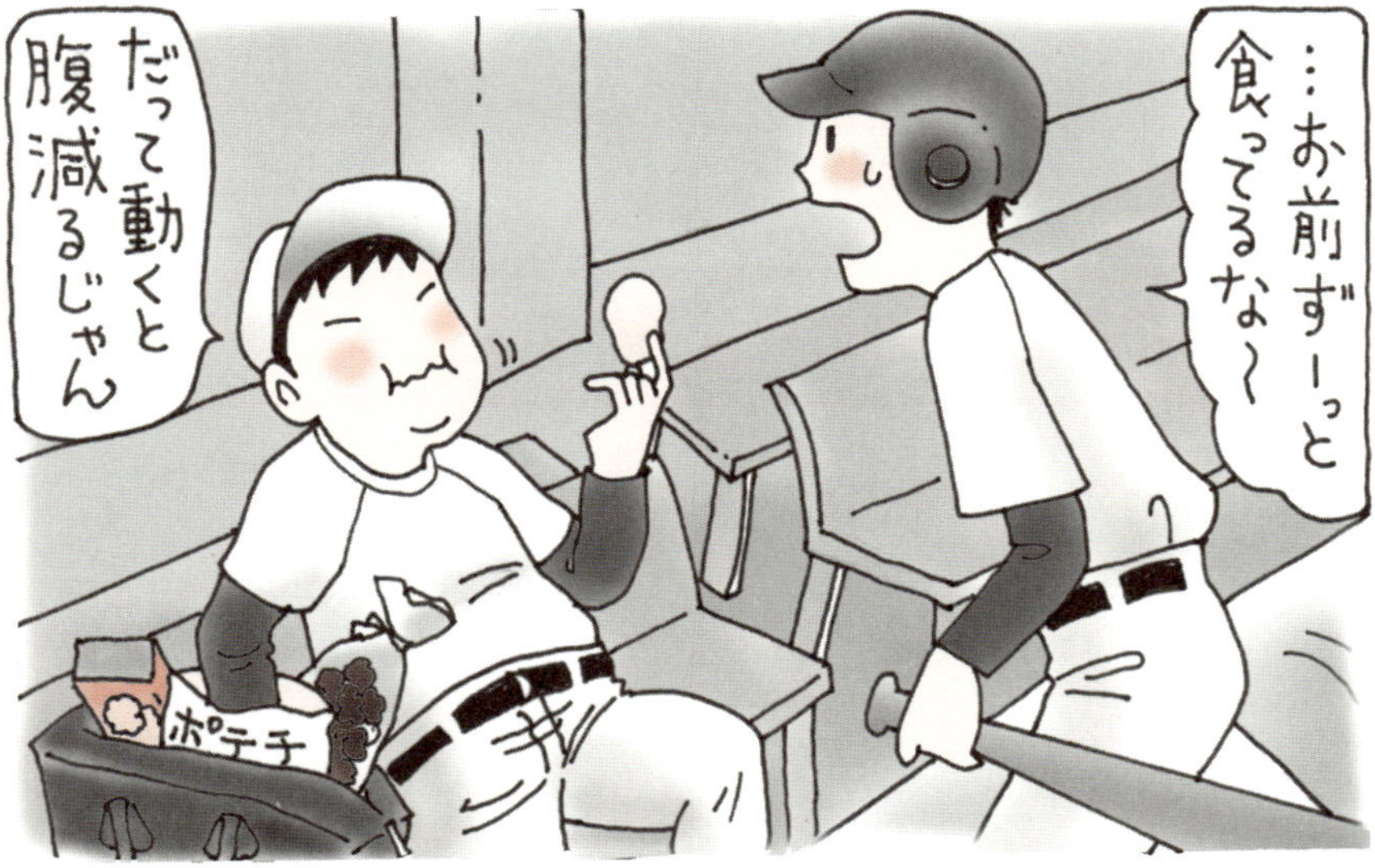
…お前ずーっと食ってるな〜
だって動くと腹減るじゃん
ポテチ

いつも朝食は食べないし、夕食は遅め太る原因でしょうか？

解決！

昼食から夕食の間に間食を取って、空腹時間を短くするようにしましょう。

おそらく夜遅い時間の食事のため、きっと朝にお腹が空かないのではないでしょうか。もしかしたら、まだお腹の中に夜食べた物が残っているような感じがして、食べる気も起きなかったり気持ち悪かったりすることもあるかもしれませんね。昼食と夕食の間が開きすぎて、空腹のあまり夕食の量がかなり多くなることもあるのではないでしょうか？

こういった状況を改善するには、順番としては**夕食の食べ方を考える**ことが先です。遅めの夕食の前に軽くおにぎりなどの間食を取り、そして遅めの夕食時には、ご飯は食べずにおかずのみ。もちろん、脂っこいものは避ける。そうすると、朝もお腹が空いてきます。遅い夕食という生活を変えられなくても、昼食から夕食までの間に間食を挟むことで空腹時間が短くなるので、結果、夜遅い食事でも食べ過ぎることがなくなり、太りにくくなるのです。

空腹時、体の中では何が起こっているのか？

空腹を感じてから食事をするまでの時間が長いと体はそれまで蓄えていたものを消費し、やっと食べられるとなるとマイナスになっていた状態を取り戻そうとする。体は「次にいつ食事ができるかわからない」と判断してしまい、それに備えて多く摂取し、蓄えようとするのだ。これを繰り返していると太ってしまうのは明らか。食事の時間が決まっていれば、体は「○時間後には次の食事」と認識し、その間の必要量を摂取し、消費もしようとするので食べ過ぎることもなくなる。食事は規則性を持って取った方がいいのはこのためだ。

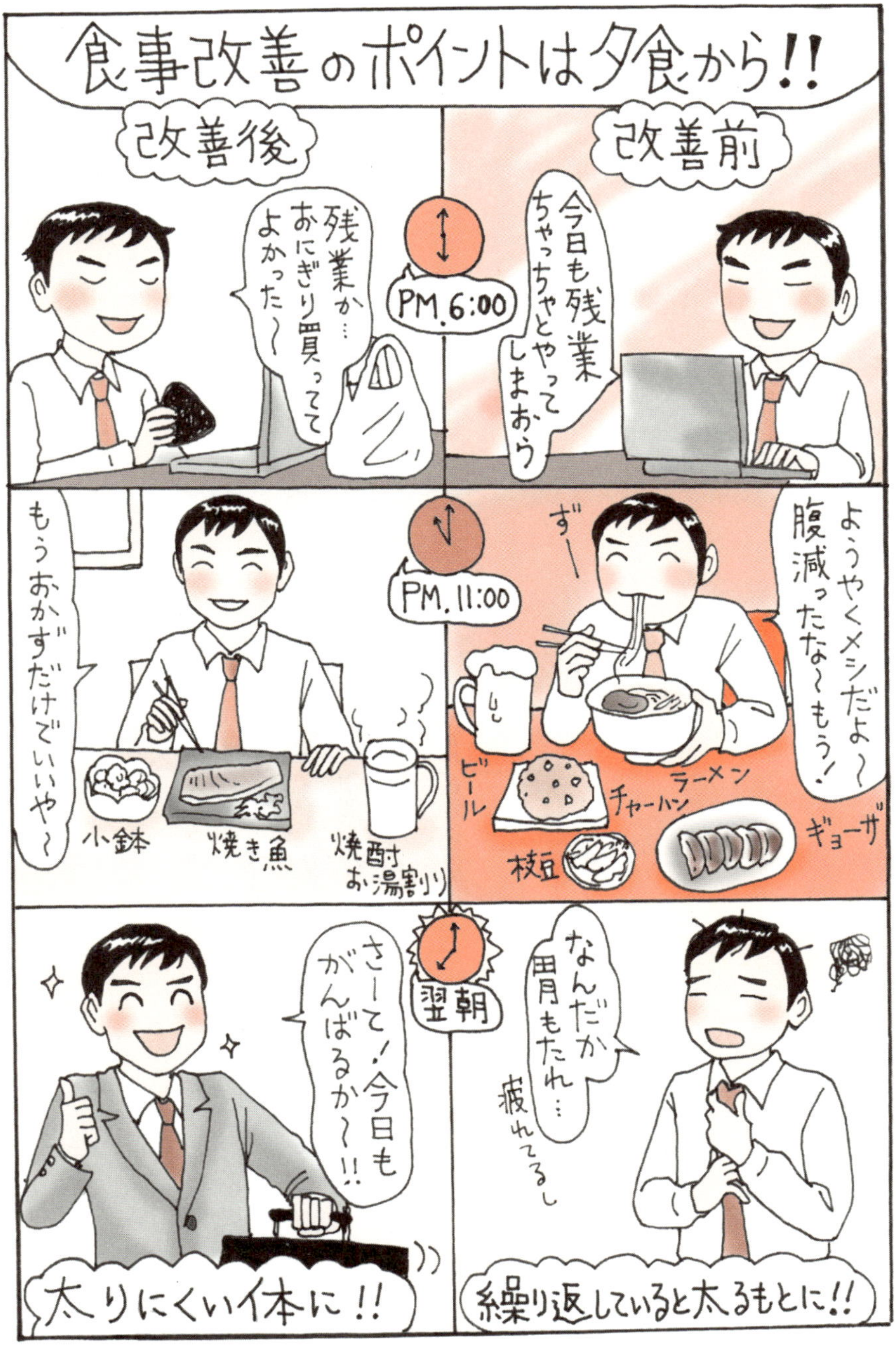
食事改善のポイントは夕食から!!
改善前
今日も残業 ちゃっちゃとやってしまおう
PM.6:00
改善後
残業か… おにぎり買っててよかった~
ようやくメシだよ~ 腹減ったな~もう!
ず~
ビール
チャーハン
ラーメン
ギョーザ
枝豆
PM.11:00
もうおかずだけでいいや~
小鉢
焼き魚
焼酎お湯割り
なんだか 胃もたれ… 疲れてるし
繰り返していると太るもとに!!
翌朝
さーて!今日もがんばるか~!!
太りにくい体に!!

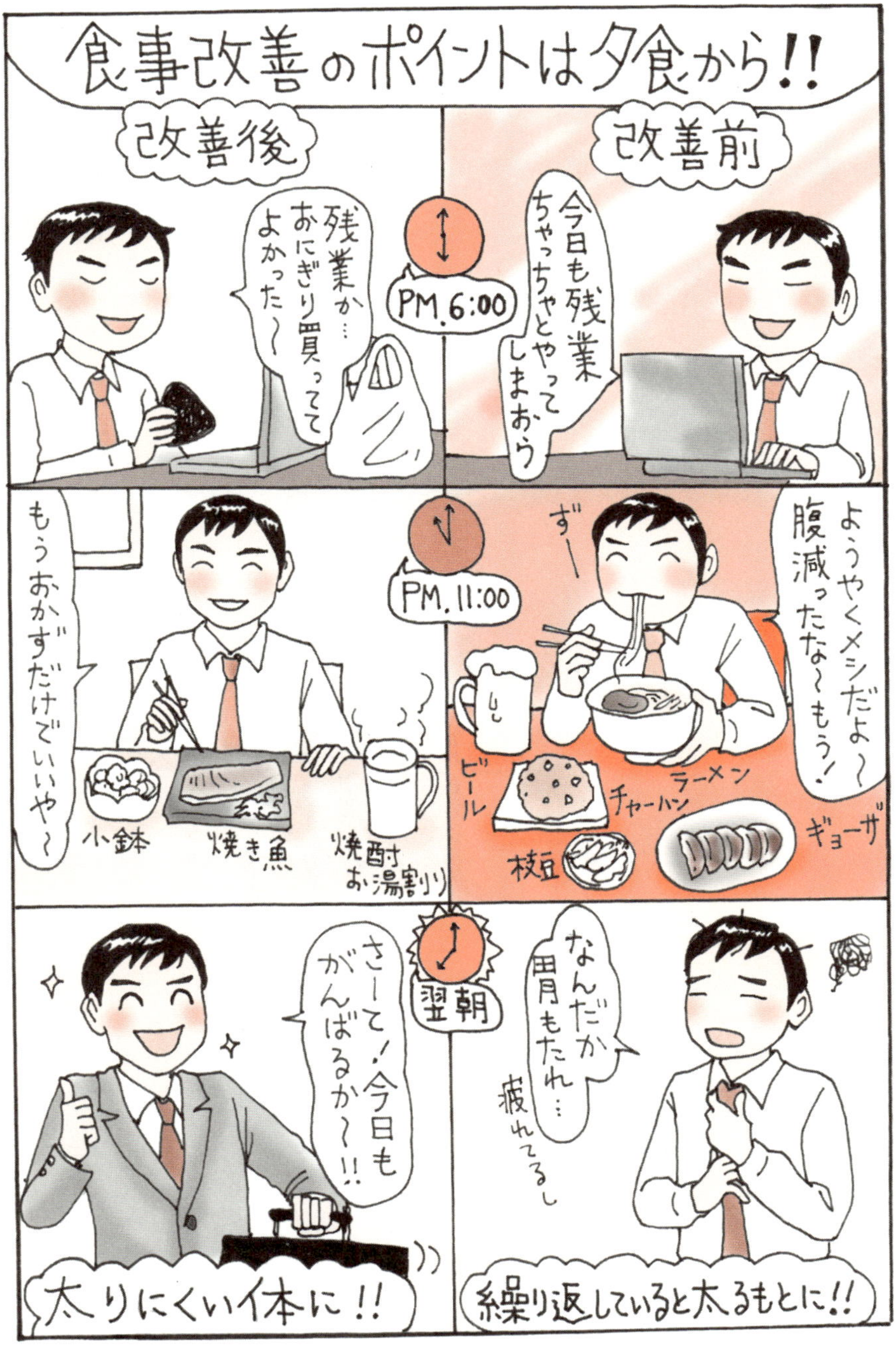

お悩み16

食後眠くなり、横になってしまいます 良くないことでしょうか？

解決！

リラックスした時間を設けることは消化には良いこと。でも、熟睡はしないようにして。

消化のことを考えると、すぐに活動するよりむしろ好ましいことです。**副交感神経優位の状態（リラックスした状態）の方が消化にはいい**からです。

食後は消化のために血液が胃の周辺に集まるので、満腹になると血液が頭にあまり行かなくなり、眠くなってしまいます。でも、食後すぐに運動などで体を動かすと、血液は筋肉の方に多く回るため、胃腸への血の巡りが落ちて十分な消化がなされなくなってしまうのです。

ただし、横になることがいいとはいっても**満腹状態で完全に眠ってしまうのは良くありません**。食後のエネルギー消費量が少なくなり、脂肪を蓄積するリスクが高くなってしまうからです。

食後にリラックスの時間を設けたら、寝るまでの間は、家事などの軽い活動をすると良いでしょう。

食べてすぐ横になると本当に牛になる？

「食べてすぐ横になると牛になる」とは昔からいわれることだが、真意はどういったところなのか。

行儀の悪さを戒める言葉、逆流性食道炎にならないように、また、牛のように太るということではなく牛のような胃になるから…と、さまざまな解釈があるが、いずれも注意を促すもの。消化の面からいうと「食べてすぐ熟睡すると牛になる」と言った方が適切だろう。しかし、当の牛にとっては悪い例に引き合いに出されて迷惑な話だ…。

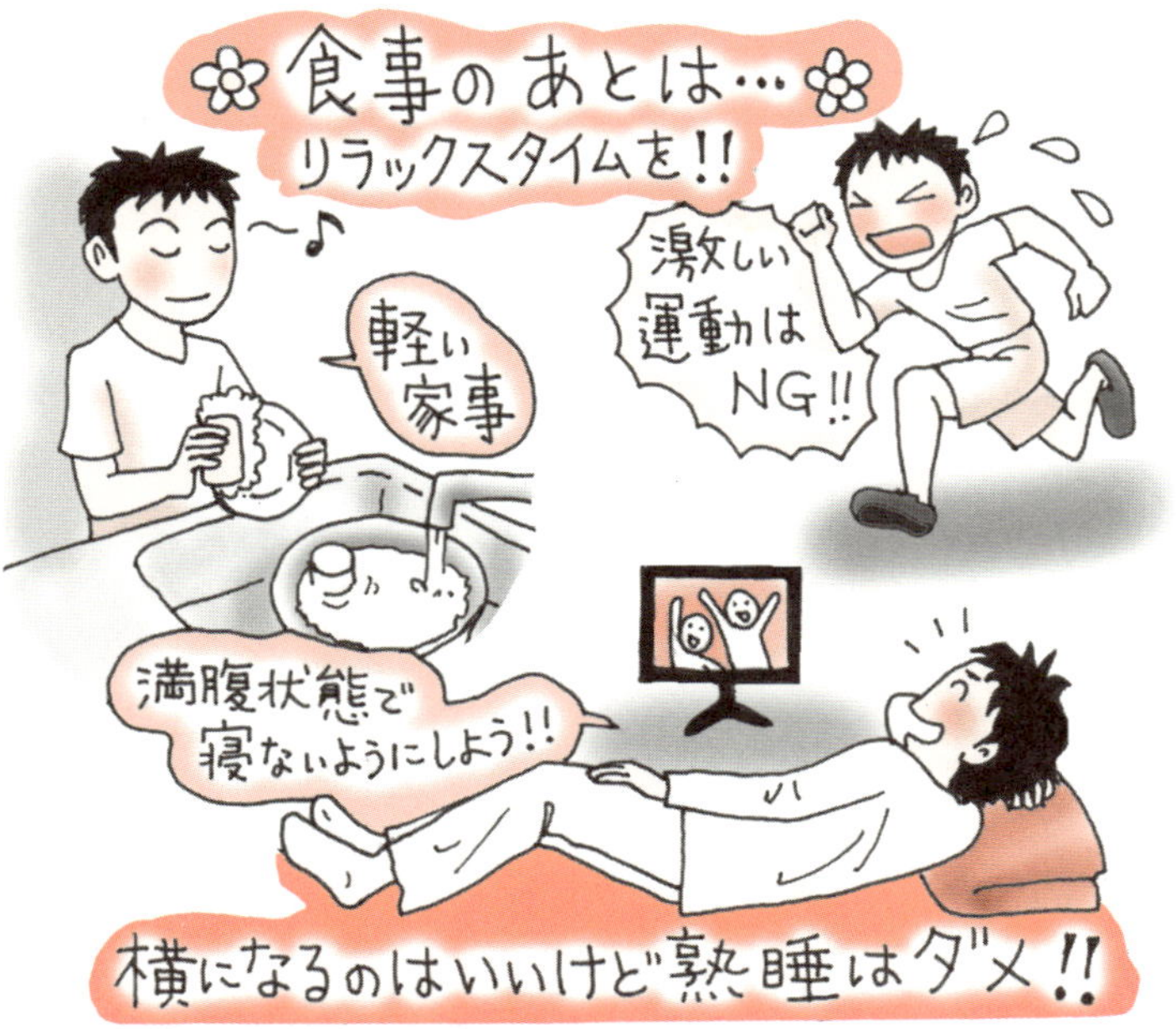
食事のあとは…
リラックスタイムを!!
軽い家事
激しい運動はNG!!
満腹状態で寝ないようにしよう!!
横になるのはいいけど熟睡はダメ!!

神経系

交感神経

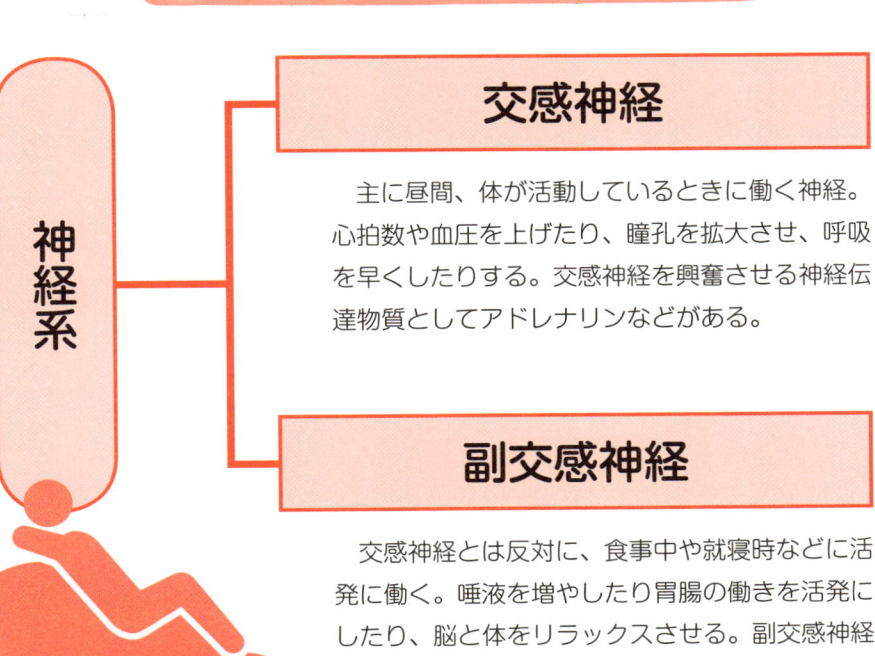

主に昼間、体が活動しているときに働く神経。心拍数や血圧を上げたり、瞳孔を拡大させ、呼吸を早くしたりする。交感神経を興奮させる神経伝達物質としてアドレナリンなどがある。

副交感神経

交感神経とは反対に、食事中や就寝時などに活発に働く。唾液を増やしたり胃腸の働きを活発にしたり、脳と体をリラックスさせる。副交感神経には神経伝達物質アセチルコリンが作用する。

寝付きも悪く、寝覚めも悪い よく眠れる食事ってありますか？

解決！

質の良い睡眠をとるためには、寝る前に交感神経優位にしないことが大事！

「なかなか眠れない」「夜中に起きてしまう」「朝がつらい」など睡眠に関する悩みは意外と多いようです。かなりの空腹状態では、なかなか寝付けないものですし、また、満腹状態で寝てしまうと目覚めも悪くなります。

ダイエット中で食事量を減らしているから、空腹で寝付けない…そんな場合は、ホットミルクなどを飲んで布団に入るとよいでしょう。また、**夜遅く食事をする場合は、「消化の良いもの」を摂るように心掛けること。そして、脂っこいものを避け、火を通した食品を摂るようにするとよいでしょう。**

質の良い睡眠をとるためには、寝る前の準備として交感神経優位（興奮状態）にしないことが大事。**まずはリラックス**することからです。熱いお風呂や寝る前のスマホ使用などを避け、眠るためのゆったりした環境をつくりましょう。

消化の良い食べ物で良質な睡眠を

睡眠中の胃腸は、食べ物を消化・吸収し、体内を修復するために働いている。良質な睡眠を得るためには、消化の良い食べ物をとるようにして、胃腸に必要以上に負担をかけないようにしたい。

消化の良い食品には、豆腐、卵、じゃがいも、かぼちゃ、キャベツ、かぶ、バナナ、リンゴ、鶏ささみ、白身魚、などがある。

メニューとしてはスープ、茶碗蒸し、白和え、鍋料理、うどんや雑炊なども消化がいい。

寝つきが良く、目覚めも良くするには…

空腹で寝る→寝つきが悪くなる
満腹で寝る→寝起きが悪くなる

眠りのための食

睡眠やリラックスと関係の深いセロトニンやメラトニンの材料となるトリプトファンを含む食品をとる

例）ホットミルク（牛乳）、バナナ、しらす干し、たらこ、大豆、ゴマなど

消化のよいものを食べる

脂っこいものを避ける
火を通した食品をとる

眠りのための環境

興奮状態にしない（リラックスできる環境をつくる）
ぬるめのお風呂に入る
寝る前のテレビ、スマホはやめる

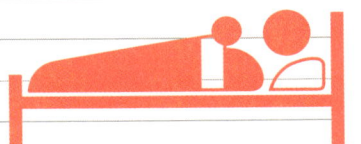

未来の体は今の自分がつくっています

アスリートの食事というのは、競技において最大限のパフォーマンスを引き出せるよう、体の調子を一番いい状態に整えるために考えられています。スポーツ栄養学に基づいているわけですが、「栄養学」というとなんだか少し小難しい感じがしますよね？　でも、これは一般の方々にも十分活用できるレシピや考え方なので、今回はよりわかりやすく伝わるよう、栄養学の話を噛み砕きました。

いろいろなことを学んできましたが、すべては「食事はバランス良く」ということに尽きます。

難しく考えず、未来の自分の体は今の自分がつくっていることを頭に置いてできることから実践し、それを継続させることから始めてみてください。すぐに目に見える結果が得られなくても焦らないで。未来の自分に感謝されるような体を目指していきましょう。

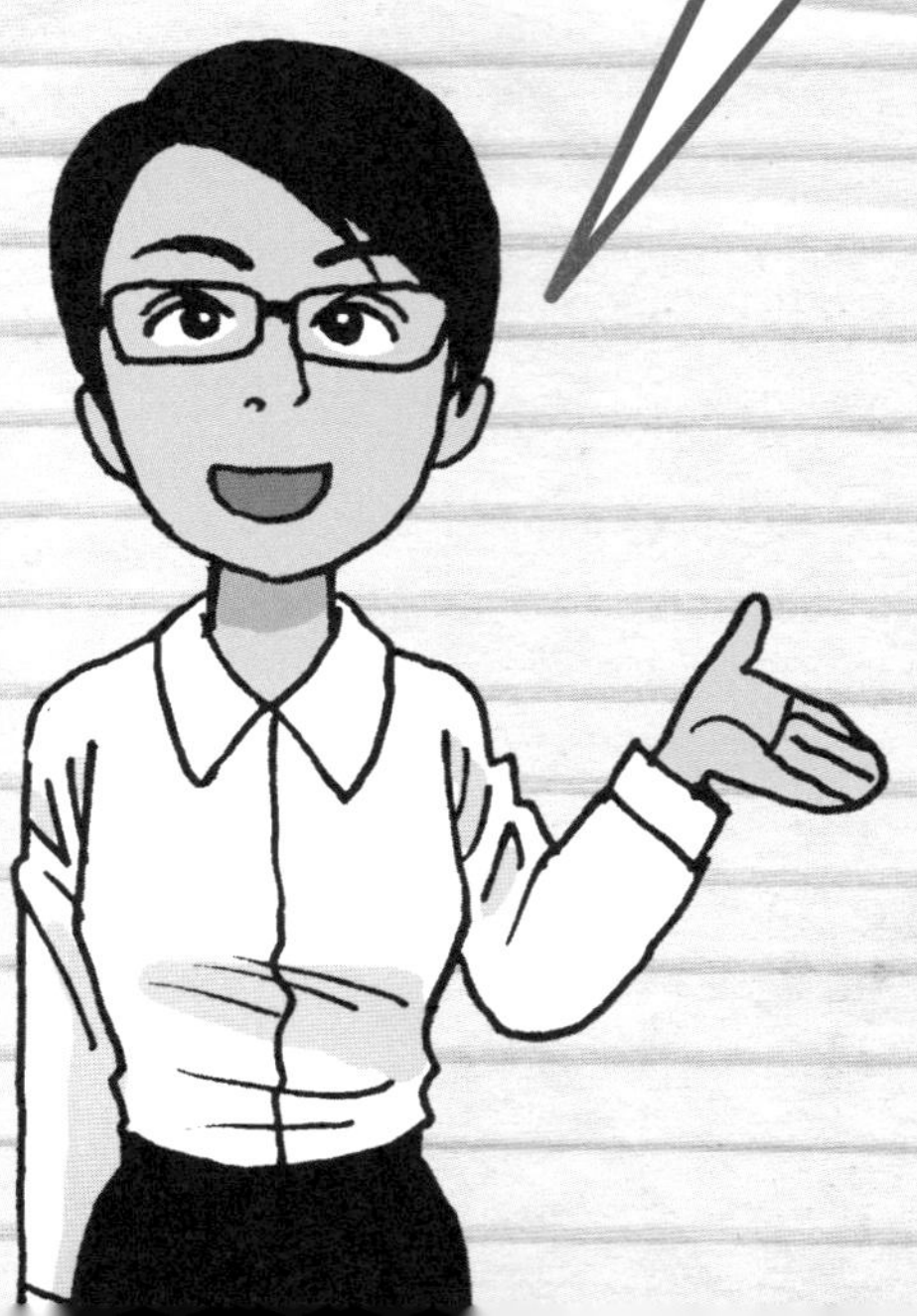

参考文献

『アスリートのための栄養・食事ガイド』
(公財)日本体育協会スポーツ医・科学専門委員会監修　小林修平／樋口 満編著　第一出版　2014

『基礎から学ぶ！ スポーツ栄養学』鈴木志保子著　ベースボール・マガジン社　2014

『Q&Aでわかる 食事・運動指導のエビデンス50』鈴木志保子／宮地元彦編著　中央法規出版　2013

『市民からアスリートまでのスポーツ栄養学　第2版』岡村浩嗣編著　2015

『新版 コンディショニングのスポーツ栄養学』樋口 満編著　市村出版　2012

『戦う身体をつくる アスリートの食事と栄養』
田口素子編著　辰田和佳子／長坂聡子著　ナツメ社　2007

『よくわかるスポーツ貧血』ベースボール・マガジン社　2014

厚生労働省『健康づくりのための身体活動基準　2013』

厚生労働省『高血圧を防ぐ食事』

厚生労働省『食事バランスガイド』

厚生労働省『日本人の食事摂取基準(2015年版)』

厚生労働省『フードガイド』

農林水産省『知っておくと便利です。食品に含まれる成分』

文部科学省『日本食品標準成分表　2010』

日本栄養士会『栄養相談Q&A』

日本体育協会『アスリートの栄養摂取と食生活』

日本体育協会『女性とスポーツ／身体的特徴について』

日本体育協会『スポーツ活動中の熱中症予防8ヶ条』

Sports Nutrition, Ronald J. Maughun, Louise M . Burke, p30 2002
Nutrition for Health, Fitness, & Sport, Seventh edition, Melvin H. Williams, p221. 2005

Wang ZM: The five-level model: a new approach to organizing body composition re-search. Am J Clin Nutr 56: 19-28, 1992.

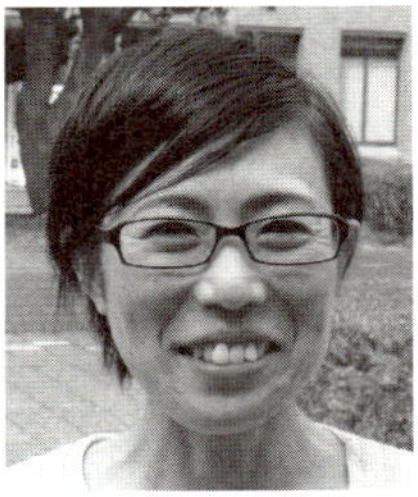

監修者プロフィール

公認スポーツ栄養士
管理栄養士

長島未央子《ながしま・みおこ》

国立大学法人 鹿屋体育大学（鹿児島県・鹿屋市）で『スポーツ栄養学』を通してアスリートのサポートをする傍ら、株式会社バルニバービ・鹿屋体育大学・鹿屋市の「産学官連携プロジェクト」による『鹿屋アスリート食堂』でメニューの監修も手がけている。

STAFF

レシピ・料理制作	鹿児島スポーツ栄養研究会（Kagoshima Sports Nutrition:KGSN） 坂口 望　高井恵理　田畑綾美　横山笑子
カバー・表紙デザイン	CYCLE DESIGN
本文デザイン	澤田千尋　リスタデザイン（本木俊太郎）
イラスト	渋谷花織　若林健次
編集協力	本郷暢子
企画・編集	C&E Store

※本書の内容に関するお問い合わせは、お手紙、FAX、メールにて承ります。
恐縮ですが、電話でのお問い合わせはご遠慮くださいますよう、お願いいたします。
FAX:03-5360-8047　Mail:info@TG-NET.co.jp

鹿屋体育大学スポーツ栄養学講師が教える
なりたい体になれる
アスリートめし

2015年6月1日 初版第1刷発行

監修者　長島未央子
発行者　穂谷竹俊
発行所　株式会社 日東書院本社
〒160-0022　東京都新宿区新宿2丁目15番14号　辰巳ビル
TEL 03-5360-7522（代表） FAX 03-5360-8951（販売部）
振替 00180-0-705733　URL http://www.TG-NET.co.jp

印刷所・製本所　株式会社 公栄社